U0334399

肾癌微侵袭治疗

Minimally Invasive Treatment for Renal Carcinoma

主 审 杨 勇

主 编 张 宁

副主编 徐万海 龚 侃

编 者（按编写章节先后排序）

杨 勇	北京大学肿瘤医院	邱剑光	中山大学附属第三医院
张 宁	北京大学肿瘤医院	朱 刚	中国医学科学院肿瘤医院
陈国伟	新疆生产建设兵团第二师库尔勒医院	吴鹏杰	北京医院
程 浩	新疆和田地区人民医院	张亚群	北京医院
王建伟	北京积水潭医院	王建业	北京医院
许 杰	首都医科大学附属北京朝阳医院	瓦斯里江·瓦哈甫	首都医科大学附属北京朝阳医院
吴安石	首都医科大学附属北京朝阳医院	张 旭	中国人民解放军第 301 医院
宋晓东	华中科技大学附属同济医院	杜 鹏	北京大学肿瘤医院
徐万海	哈尔滨医科大学附属第四医院	关有彦	中国医学科学院肿瘤医院
毕建斌	中国医科大学附属第一医院	李长岭	中国医学科学院肿瘤医院
龚 侃	北京大学第一医院	郝钢跃	首都医科大学附属北京友谊医院
蔡 林	北京大学第一医院	多尔坤·沙依热木	新疆哈密地区中心医院
王 硕	北京大学肿瘤医院	毕新刚	中国医学科学院肿瘤医院
邓小虎	新疆克拉玛依市人民医院	王剑峰	首都医科大学附属北京朝阳医院
安恒庆	新疆医科大学第一附属医院		

人民卫生出版社

图书在版编目（CIP）数据

肾癌微侵袭治疗/张宁主编.—北京：人民卫生出版社,2015

ISBN 978-7-117-21098-0

Ⅰ.①肾…　Ⅱ.①张…　Ⅲ.①肾癌-显微外科学
Ⅳ.①R737.11

中国版本图书馆 CIP 数据核字（2015）第 169742 号

人卫社官网	www.pmph.com	出版物查询，在线购书
人卫医学网	www.ipmph.com	医学考试辅导，医学数据库服务，医学教育资源，大众健康资讯

肾癌微侵袭治疗

主　　编：张　宁
出版发行：人民卫生出版社（中继线 010-59780011）
地　　址：北京市朝阳区潘家园南里 19 号
邮　　编：100021
E - mail：pmph @ pmph.com
购书热线：010-59787592　010-59787584　010-65264830
印　　刷：北京顶佳世纪印刷有限公司
经　　销：新华书店
开　　本：787×1092　1/16　　印张：13
字　　数：308 千字
版　　次：2015 年 9 月第 1 版　2015 年 9 月第 1 版第 1 次印刷
标准书号：ISBN 978-7-117-21098-0/R·21099
定　　价：95.00 元

打击盗版举报电话：010-59787491　E -mail：WQ @ pmph.com
（凡属印装质量问题请与本社市场营销中心联系退换）

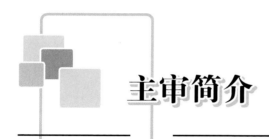

主审简介

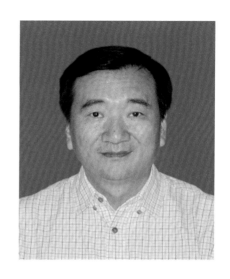

    杨勇 主任医师,教授,博士生导师,现任北京大学肿瘤医院泌尿外科主任。1986 毕业于北京医科大学医疗系。1986 年,考入北京大学第一医院泌尿外科暨北京大学泌尿外科研究所硕博连读研究生,1990 年作为原国家教委联合培养研究生留学于英国爱丁堡大学从事前列腺癌研究。1992 年,获北京大学第一医院泌尿外科暨北京大学泌尿外科研究所博士学位。曾任中华医学会泌尿外科分会尿控学组副组长(1998—2005 年)、国际尿失禁咨询委员会委员(1998—2003 年)。曾参与编写,并担任《吴阶平泌尿外科学》(第 2 版)副主编,卫生部研究生规划教材《泌尿外科学》第 1 版及第 2 版主编。

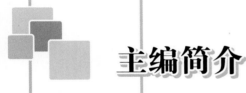

主编简介

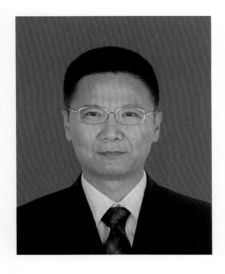

张宁　医学博士,北京大学肿瘤医院泌尿外科主任医师,副教授,硕士生导师。1995 年,毕业于首都医科大学临床医学系。2005 年,获北京大学第一医院泌尿外科暨北京大学泌尿外科研究所博士学位。2008—2009 年于英国 Cardiff 大学外科学系、威尔士大学医院学习,2009 年,于德国慕尼黑大学医院学习。2014 年参加"将才工程"于美国修斯顿德克萨斯大学 MD Anderson 肿瘤中心参观学习。曾担任首都医科大学附属北京朝阳医院泌尿外科副主任,并长期致力于泌尿、男性生殖系统肿瘤以微创为核心的综合性治疗研究。在全国首先应用分体式输尿管软镜诊断病因不明血尿;首先应用输尿管软镜治疗上尿路低分级肿瘤等疾病。先后参加国家和省部级科研课题 15 项,主持国家级和省部级科研课题 4 项。研究成果获得国家教育部科技进步二等奖一项,华夏医学进步奖二等奖一项。发表与泌尿外科肿瘤、排尿功能障碍、微创治疗相关领域论著 40 余篇,其中英文论著 19 篇。担任全国高校临床医学专业"器官-系统"整合课程规划教材《泌尿系统疾病》副主编,参编国家级教材 3 部;主译《前列腺癌的早期诊断与治疗》,参编、参译专著 7 部。

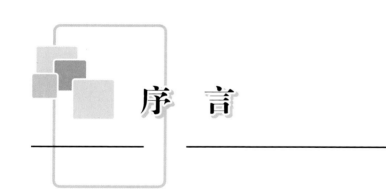

序 言

　　微侵袭治疗,源自英文"Minimally Invasive Treatment"。根据维奇百科定义指相对于开放手术而言采用创伤尽可能小的方法达到同样的治疗目的,而通常实现这种更为创伤小的方法是通过各种腔镜而达到目的;如关节镜、膀胱镜、输尿管镜、血管镜及腹腔镜等。腹腔镜的出现使得微侵袭手术得到长足的发展,不像以前的微创手术需要通过人体某一正常腔道侵入体内进行治疗,而腹腔镜技术的发展使得目前绝大多数传统开放手术均能获得微创治疗的机会,这一点在肾手术表现的尤为突出。

　　传统而言肾疾病的手术为开放手术。随着经皮肾镜技术的发展,复发的肾结石可采用经皮肾镜进行碎石治疗,输尿管镜技术的发展使得输尿管结石也得以获得微创技术治疗。但在肾疾病微创手术发展中,有关肾肿瘤的微创技术发展得到更多的关注,也产生更多的争议。在肾肿瘤微创技术发展应用过程中,肾肿瘤的控制、肾单位保留、肿瘤多中心的可能性及临床意义、出血控制技术、甚至微创肿瘤消融技术的应用等均存在的争议,这些争议在近20年的临床实践中逐渐达成共识。因有关肾肿瘤的微侵袭治疗技术应用引起临床长期的关注,活跃在我国临床一线一批极具创新力的中青年医生在北京大学肿瘤医院张宁教授的组织下,通过多次研讨,决心写出我国第一本全面概括有关肾肿瘤微创治疗临床应用的专著。该书内容丰富,包括了有关肾肿瘤生物学特征、保留肾单位手术的生物学基础、以腹腔镜技术为主的肾肿瘤微创治疗在临床中的应用及肾癌冷热消融技术作为替代微创治疗在临床中的应用。该书不但全面介绍了腹腔镜技术治疗肾肿瘤的现状,也介绍了有关肾癌的复杂生物学特征和保留肾单位手术的生物学基础,以及消融姑息治疗的理念和疗效。相信读者能从该书中全面了解肾肿瘤微创治疗的发展历程、现状和将来发展的方向,不但读者能从中获益匪浅,相信我国的肾肿瘤患者也会因此受益。

北京大学肿瘤医院泌尿外科

杨 勇

2015 年 6 月 15 日

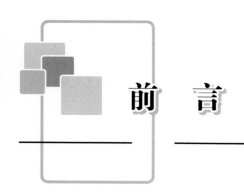

前　言

　　在任何患者走进医院、接受诊断和治疗的过程中，其肉体和精神必将遭受到一定的创伤与伤害。一直以来，"让患者付出尽量小的代价而达到同样良好的效果"是医生和患者永恒讨论与追求的目标。1985 年英国泌尿外科医生 Payne 和 Wickham 在内镜治疗尿石症的报道中首次使用"minimally invasive procedure"一词，中文的词义为"微侵入"或"微侵袭"；也被译为"微创"并被广泛应用。

　　从 1969 年 Robson 及其同事提出根治性肾切除术是治疗肾癌的金标准，到目前治疗低分期肾细胞癌保留肾单位的手术治疗方式，是一种微侵袭治疗的发展；从传统的开放手术到腹腔镜手术治疗肾癌，也是一种微侵袭治疗的发展；从腹腔镜手术到机器人辅助腹腔镜手术，还是一种微侵袭治疗的发展；从手术切除肾肿瘤到经皮穿刺消融肾肿瘤，更是一种微侵袭治疗的发展。技术的发展使得更多的患者从治疗中获益，但是我们也必须清楚地认识到，在治疗过程中需要尽可能全部的清除恶性肿瘤组织的目标和原则仍然没有变化。各种技术都是帮助我们达到治疗目标的一种手段。所以微侵袭也仅仅是治疗的一种工具。在临床中我们应当结合多种技术诊治患者，达到重患者、而不是重疾病，重结果、而不是重技术和过程的目标。

　　在临床工作中，我们需要的是利用各种工具去治愈疾病、并且需要使患者切实获益，而并不是单纯地应用某种特定技术去固化的处理一种疾病。所以医生应当熟练掌握各种技术、了解疾病的本质、而且医生更应当深入了解患者。本书系统地描述了目前各种治疗肾癌的微侵袭方式，从应用基础、到临床实践，从大家关注的腹腔镜手术到新兴的经皮肿瘤消融技术。希望读者通过阅读本书，能够建立肾癌微侵袭治疗的基本概念，并在临床中结合各自的优缺点，合理联合其他治疗技术为更多的患者服务。此外，微侵袭治疗实际上并不排斥其他传统的手术治疗方式，其目的是在努力达到或超过传统手术治疗方式目标的前提下尽可能减少患者的损害，两类治疗方式可以结合，可以转换。

　　最后，在此我衷心感谢每一位编委的支持和努力，感谢每位编委在繁忙的工作之余，仍然为我们使患者最终获益的共同目标而努力。但是尽管每位编委尽了最大的努力，限于我们的经验和水平，难免存在缺点和不足，不妥之处恳请各位同道多提意见和建议，以便及时修改、不断完善。

北京大学肿瘤医院泌尿外科

张　宁

2015 年 6 月

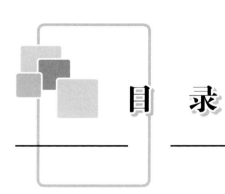

目 录

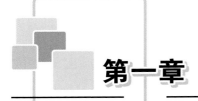

第一章

肾肿瘤微侵袭治疗的生物学基础

广义上,肾肿瘤包括良性、恶性或者是炎性肿瘤;如果按照影像学的表现,又可以分为单纯性囊肿、复杂性囊肿(囊性肾瘤、囊性肾癌、囊肿感染、肾动脉瘤等)、脂肪源性肿瘤(肾血管平滑肌脂肪瘤)和其他肿瘤(肾细胞癌、肉瘤、淋巴瘤、转移瘤等)。而微侵袭治疗的定义也较为广泛,原意指通过尽可能小的创伤途径和方法实施相同目的的外科手术,对于肾肿瘤而言其中包括肾部分切除术、肾肿瘤消融术(其中包括冷冻消融、射频消融、微波消融以及高能聚焦超声消融等);对手术途径而言,主要包括经腹腔镜肾根治性切除术及肾部分切除术,甚至应该包括经腹腔镜或经皮肾肿瘤热消融术等。本章将着重讨论肾肿瘤(尤其是肾癌)保留肾单位术式所面临的问题和一些思考。

第一节 从肾癌的流行病学角度考虑保留肾单位手术

肾细胞癌是肾最为常见的恶性肿瘤,占肾恶性肿瘤的 85%,占成人恶性肿瘤的 2%~3%,是普通泌尿外科肿瘤中恶性程度最高的肿瘤。根据资料统计,30%~40% 的肾细胞癌患者因肾癌死亡,与其相比,前列腺癌和膀胱癌的死亡率仅为 20%。从最新的资料看,肾癌的发生率大约为 7~28/10 万人,男性与女性的比例为 3:2。这种疾病主要发生于老年人群,最典型的年龄为 60~70 岁。大部分患者均为散发性肾癌,仅有 2%~3% 的肾癌患者为遗传性肾癌。自 20 世纪 80 年代开始,由于超声检查和 CT 检查的普遍应用,肾癌的发生率以每年 3% 左右的速度递增。这种发病率的稳步增加与偶发瘤和局限性肿瘤增多、预后好转相关。但是通过 Chow 等研究发现,自 20 世纪 80 年代开始,肾细胞癌患者的死亡率也在稳步升高。虽然每人口单位中进展期肾细胞癌的发生比例降低,但是每人口单位中进展期肾癌患者的绝对值是增加的。所以结果提示,在近几十年中,肿瘤的生物学活性也在不断恶化。这与人们越来越多地暴露于各种致癌因素中更加相关。

关于肾癌致病因素的研究很多,并且也发现一些因素可能与肾癌的发生和发展相关,但是肾癌的确切发病原仍然不清。在研究过程中,确定的危险因素往往被患者的年龄、种族、教育、婚姻状态、吸烟、锻炼、饮酒、阿司匹林和脂肪消耗等因素所干扰。而一些相对确定的危险因素,例如吸烟、肥胖和高血压等也可能会同时发挥作用。目前比较确定的与肾癌发生发展相关的危险因素包括吸烟、肥胖、高血压、肾替代治疗和遗传等。

1. 吸烟(smoking) 在 19 世纪后叶,全球的烟草消耗显著增多。近几十年,在欧美等国家,烟草消耗则降低了 50% 以上。研究显示吸烟与肺癌和消化道肿瘤密切相关。在肾癌方面，一些研究证实吸烟会显著提高肾细胞癌的发生率，与未吸烟者相比较，吸烟者患肾癌的相对风险比为 1.38（男性为 1.54，女性为 1.22）。并且这种患病风险与吸烟的强度和长度密切相关。但是吸烟诱导肾癌的具体机制仍然不详，推测可能与尿液中致突变物质增多相关。此外，戒烟可以降低患肾癌的风险，戒烟 20 年以上，患者的肿瘤发生率与非吸烟者相同。

2. 肥胖（fat） 肥胖也与肾细胞癌发生相关，肥胖的定义为体重指数（body mass index，BMI）大于 30kg/m²。研究发现，随着 BMI 的升高，无论男性还是女性肾细胞癌的罹患风险均升高。与 BMI 正常者比较，肥胖者罹患肾癌的风险比在男性为 1.7，女性为 2.0。所以肥胖影响女性罹患肾细胞癌的风险要高于男性。其具体原因不详，推测可能与一些激素水平的改变相关。例如，肥胖会引起胰岛素、胰岛素生长因子-1（Insulin Growth Factor-1，IGF-1）和雌激素水平升高，胰岛素生长因子结合蛋白（IGFBP）降低。这些因子表达水平的变化会使乳腺癌、前列腺癌和结肠癌发病率增高。还有研究发现 IGF-1 及其相关结合蛋白会上调肾透明细胞癌的发生和发展。肥胖同样会导致血压升高，而高血压也是肾细胞癌的危险因素之一。但是 Chow 等研究发现肥胖与高血压均是罹患肾细胞癌的独立预测因子。所以，高血压和肥胖可能通过不同的机制影响肾细胞癌发生。通过分析上述结果，提示长期维持正常体重可以阻止肾细胞癌的发生和发展。

3. 高血压（hypertension） 高血压也是肾癌发生的危险因子，但是大多数研究认为其与肾癌发生的相关性要低于吸烟和肥胖。推测应用利尿剂（diuretic）降压是高血压与肾癌发生相关的原因。但是研究发现利尿剂可能是肾癌的危险标记而不是危险因子。另

外，我们需要考虑到虽然利尿剂可能会增加肾细胞癌的风险，但是它还可降低大部分人群的卒中、心、脑血管意外。

4. 肾替代治疗 肾替代治疗（renal replacement therapy），包括血液透析、腹膜透析和肾移植，患者的肾细胞癌发生率是正常人群的 40 ~ 100 倍。此外，肾移植术后患者发生肾细胞癌的风险往往要高于接受透析治疗的患者，这可能是由于终末期肾病患者在接受肾移植手术前往往会接受透析治疗。推测肾替代治疗患者肾癌高发的原因主要包括两方面：首先是终末期肾病患者往往会出现获得性肾囊肿，而该病可能是肾癌的前期改变；其次终末期肾病、接受透析的患者总体发生肿瘤的机会增高，尤其是肾癌，这种罹患肿瘤的风险并不依赖于患者接受哪种透析方式，所以认为可能是由于机体尿毒症状态造成的。对于接受肾移植的患者来说，他们罹患肿瘤可能还与患者的长期免疫抑制状态以及持续感染状态相关。但是具体机制目前尚不明确。

5. 遗传（heredity） 机体内生基因的变化可以导致遗传性肾癌，常见的包括 VHL 病相关肾癌、家族性乳头状肾细胞癌遗传性平滑肌瘤、BHD 综合征肾癌和结节性硬化症肾肿瘤等。

6. 其他 与尿路上皮癌不同，一般认为肾癌与职业因素无关，但是目前有些研究发现，长期暴露于金属或者是溶解剂的环境中，有可能会导致肾癌高发。镉是与肾癌发生最相关的金属元素。

此外，解热镇痛药物的滥用也可能与肾损伤和肾癌相关，但是目前的研究结果尚有争议。

再次，还有一些研究发现患者的饮食、所受教育状态、生活方式、社会影响因素等也可能与肾癌的发生相关，但是目前尚无统一的结论。

综上所述，由于全世界范围内影像学的

普遍应用,小肾癌和高龄肾癌患者不断增高,这也正成为了保留肾单位手术的基础。而无论是早期发现肿瘤、还是保留肾单位手术的应用都对改善整体生存率做出了贡献。此外,肾癌发病的具体相关危险因素多样,其中吸烟是最重要的独立危险因素。在治疗肾癌的过程中,控制危险因素对机体的进一步损害也非常重要,另有研究认为在肾癌治疗后控制危险因素可能与患者的预后密切相关。所以,在保留肾单位手术后,让患者严格控制其危险因素,可能对控制肿瘤的复发也有一定的作用。

第二节　肾小实性占位的诊断缺陷及对手术方式的影响

随着影像学检查技术的进步,我们发现了越来越多的肾小实性占位,但是直至目前,我们仍然不能依靠增强 CT 或 MRI 准确诊断相当一部分肾小实性占位的性质,并且,联合临床症状与影像学检查预测肿瘤进展与否的有效性也非常有限,其精确度不超过 60%。一般说来,对于 T1 期的肾肿瘤,大约有 20% 为良性,60% 为惰性的恶性肿瘤,仅仅有 20% 左右为有潜在进展潜能的恶性肿瘤。但是我们在手术获得病理以前往往不能精确地判断。这就造成我们所应用的手术方式对某些患者可能是过度的,但对某些患者来说治疗可能是保守的。

首先,随着影像学检查的广泛应用,使我们发现了越来越多的偶发瘤和局限性肿瘤。而因目前社会人口老化的日益严重,出现伴发严重伴随疾病的患者和慢性肾衰竭患者也明显增加。有研究显示,大约 25% 的肾小肿瘤患者在检查发现时同时伴有三级或以上的慢性肾功能不全。上述现状使得近 20 年来,我们对 T1 期肿瘤的诊断和治疗方式有了很大改变。以前,我们在临床上遇到肾实性肿瘤时,均考虑为恶性可能,治疗也非常积极,一般是应用根治性肾切除术。而现在,随着我们认识到这些肿瘤的生物学特性存在很大差异,并理解了根治性肾切除术可能造成的肾功能损害,深深地影响了这一治疗领域。目前可以采用包括根治性肾切除术、肾部分切除术、热消融治疗和积极等待观察等多种方法来处理这些患者。另外,由于试图尽可能保留患者的肾功能以应对老年人肾功能减退的问题,曾经探讨的肾部分切除等概念目前成为了早期肾癌治疗的主流。并且也有证据提示,根据患者术后的肿瘤学效果和生活质量结果,应用保留肾单位的手术治疗局限性肾癌患者,效果要优于应用根治性肾切除术。

其次,尽管肾癌的预后好于很多恶性肿瘤,但总体而言肾癌不是一种治疗结果比较乐观的肿瘤,SEER 资料库研究显示,大约 5.2% 的肾癌在体积 ≤4.0cm 直径是已经出现远处转移,而且这种远处转移的发生率随着肿瘤直径每增加 1cm 而升高 3.5%。产生这种现象的原因多与肾癌的生物学多样性有关,遗憾的是目前临床尚无有效的诊断技术能在获取患者肿瘤病理之前对肾肿瘤细胞的恶性程度进行相关的判断,而且部分肿瘤的早期转移显然不能作为保留肾单位手术失败的主要原因,因为这类患者即使行肾根治性切除术也同样面临远处转移的风险;或许对这类有肿瘤早期转移的肾癌而言,保留肾单位是否更有利于患者术后辅助的系统治疗也是很值得研究的临床问题。

鉴于现阶段诊断技术的限制,对肾良性肿瘤实施肾根治性切除术尽管在多数情况下能获得患者的谅解,但无论对患者还是医生均可产生较大的负面心理影响。因此,随着肾部分切除术技术的成熟,尤其是腹腔镜在肾部分切除术的应用,同时长期的随访显示了保留肾单位手术的肿瘤治疗有效性及保留肾单位的优势,使得临床医生更多地倾向于保留肾单位技术治疗肾小肿瘤。并且,学者们也试图通过一些方法在术前判断肿瘤的侵袭性,以对不同患者采用更加合理的治疗方式。

首先就是通过肾小肿瘤的直径判断肿瘤的侵袭性。2003 年,Frank 和他的同事们报道了一组数据:在这组研究中,30% 小于 2cm 的肿瘤为良性,在 2～3cm 之间的肿瘤 22% 为良性,在 3～4cm 之间的肿瘤 20% 为良性。仅有 9.5% 的 T_{1b} 肿瘤为良性。而且,恶性肾肿瘤的直径也与肿瘤的生物学活性相关,包括诸如肿瘤的进展性、局部侵犯和不佳的病理类型。小于 4cm 的肿瘤很少有上述特点,在 Frank 等的研究中发现,小于 4cm 的肿瘤仅仅有 1.7% 的肿瘤侵犯了肾周脂肪,0.7% 的患者存在静脉受累,0.6% 的患者存在淋巴结转移、仅有 15% 的患者为高分级肿瘤。但是对 T_{1b} 期肿瘤患者,这类情况则非常常见。另一些研究则认为 3cm 是肿瘤的一个界值,大于 3cm 的肿瘤会显现出更多的组织学侵袭特性。积极监测的结果也证实对于许多小肿瘤来说肿瘤的生长速度和转移风险会更低。其他如年龄、性别、临床症状、吸烟史等因子与肿瘤进展并不相关。此外,研究还发现,对于 T_1 期的良性肿瘤来说,大部分是嗜酸细胞瘤、无症状的血管平滑肌脂肪瘤,甚至比较少见的纤维瘤等,而且这些良性肿瘤的发生率在不同的人群中不同。大约 40% 青年到中年女性的肾实质肿瘤为良性,例如囊性肾瘤、无症状血管平滑肌脂肪瘤,这可能是由于这类肿瘤会受到激素环境的影响。相反,对男性来说,随着年龄的增长,肾实性肿瘤为良性的可能性逐渐升高。

其次,为了在术前进一步明确肿瘤的生物学性质,人们重新开始应用肾肿瘤穿刺活检,目前报道认为肾穿刺活检本身出现的气胸、出血、和肿瘤种植转移等并发症发生率均比较低,总体诊断的精确率大于 80%。所以它可以精确地评估肿瘤的组织学类型、病理学分级,并据此制订合理的治疗策略。但是以往研究则认为肾肿瘤穿刺活检的假阴性率高达 15%,并且,对于一个可能治愈的患者来说,即使是 1% 的肿瘤种植率可能也是不值得的。所以目前对于年轻、身体健康、不愿意接受不确定穿刺活检风险的患者可按照临床和影像学的诊断进行治疗。但是对于身体衰弱、老年、外科手术风险高、怀疑为脓肿、转移瘤、淋巴瘤的患者,先行肾穿刺活检后再确定进一步治疗方式才可能会为患者带来更多的益处。

综上所述,由于目前在诊断肾小肿瘤的技术方面限制,以及人口老化所带来的患者伴随疾病增多,均会使我们更倾向于应用保留肾单位的手术术式。另外,在临床实践中我们需要意识到,我们使患者最终受益的方式并不仅仅是通过手术达到的,所说对不同的患者进行分组,例如根据患者的年龄、预期生存时间、肿瘤可能的生物学特性等,应用根治性肾切除、肾部分切除、肾肿瘤消融,乃至等待观察等不同方式,治疗肾肿瘤、使患者最终受益才是我们最终的目的。

第三节　肾癌的多中心性

一、多中心肾癌的发生率

多数肾癌是散发性和单中心性的,但是同步和非同步的多中心肾癌(multifocal renal cell carcinoma)并不罕见。根据文献报道,多中心肾癌的发生率约为 4.3%～25%。对于多中心肾癌发生率报道的巨大差距,也反映出目前尚没有对多中心肾癌的确切定义。此外,由于在一些研究中并没有区分散发性肾癌还是遗传性肾癌、有些研究仅仅依靠不同形式和水平的影像学结果、不同研究的病理学评估标准(对仅见组织进行病理检测或对肾全部进行病理检测)不同也是多中心肾癌发生率报道差异的原因。

如果以≥两个的肿瘤在一侧肾内同时出现,不考虑肿瘤的病理类型、是否同步等因素时,临床散发性多中心肾癌的发生率约为6.8%(3%~11%)。根据病理学研究显示,一般的病理学检查会漏掉75%左右的多中心肾癌,而对全肾严格的病理学评估,多中心肾癌的发现率大约为25%。

早在1988年以色列学者就报道了66例肾癌根治性标本中发现13例存在星状肾癌病灶,发生率约为19.7%,而星状病灶平均直径为1~15mm。对于如此小的多中心病灶,即使采用目前最为先进的影像学诊断设备也难以获得准确的诊断。1991年梅约医学中心报道了来自1987—1989年三年间100例肾癌术后多中心病灶研究结果,所有肿瘤直径均小于80mm,平均直径51mm;结果显示发现肾小实性占位为13%,病理证实为肾癌多中心性病灶者为7%。以上研究尽管显示了肾癌多中心性存在一定的比例,但在临床应用中仍存在很多困惑:①首先是多低的多中心性百分比是临床可以接受的风险?②不同肿瘤体积其百分比的差异?③多中心性病灶的存在一定会变为临床显现的肾癌,或一定会影响患者的总生存期吗?对于以上问题的认识应该会直接影响肾癌手术治疗的选择。

1995年,梅约医学中心再次报道了对100例因肾癌行肾根治性切除术的标本进行逐步切片的分析结果,入组肾癌分期为pT1N0M0-pT3bN0M0,逐步切片距离为3mm。结果显示16%(16/100例)肾癌呈多中心恶性病灶,乳头状肾癌或混合病理类型肾癌的多中心病灶发生率明显高于其他病理类型,在以上分期范围内,作者并未发现多中心病灶与肿瘤分期、肿瘤体积或直径、病理分级及DNA倍数成相关性;但随着癌细胞分级的增加,多中心病灶数目也明显增加。作者最后认为肾癌保留肾单位手术复发的可能原因应与多中心病灶有关,但时至今日对于肾癌多中心病灶的自然病程和生物学特性仍了解甚少,因此无论采用何种手术方式的肾癌保留肾单位手术,长期甚至终生随访可能是必要的。

1998年,日本神户大学医学院报道了64例肾癌肿瘤直径小于5mm的多中心性研究结果,逐步切片距离仍以3mm为标准,结果显示15.6%(10/64)肾癌患者患肾有肾癌多中心病灶,该研究发现多中心病灶并非均在原发肿瘤附近,而且原发肿瘤有血管浸润者,多中心病灶发生率明显升高,作者最后指出,尤其对有血管浸润的患者,保留肾单位手术后需要长期的随访。

2004年,美国纪念斯隆凯特林癌症中心报道了1071例肾癌标本的多中心病灶研究结果,大约5.3%(57/1071)存在多中心病灶,其中只有3.5%(38/1071)术前未被影像学发现,进一步分析显示,双侧肾癌、乳头状肾癌、肿瘤分期及淋巴结转移与肾癌多中心病灶发生率有明显相关性,结果还显示无论是否存在肾癌多中心性病灶,肾根治性切除术后患者的无疾病生存期和总生存期并无明显差异。该研究是迄今为止少见的大宗病例临床研究,其报道的多中心病灶发生率比较接近目前有关肾癌保留肾单位手术的复发率,但也为临床提出了新的问题,即在临床诊断中需要加强影像学的诊断,才能进一步提高术前肾癌多中心病灶的发现率,也为临床开展肾癌保留肾单位手术提出了新的要求。

此外,当发现一例多中心肾癌时,我们还需要考虑的是患者是否为双侧肾癌、是否为遗传性肾癌。对于双侧肾癌来说,多中心肾癌是指至少一侧肾存在多中心肾肿瘤,可以为同步性,也可以非同步出现。虽然双侧肾癌和多中心肾癌并非同一种情况,但是它们确实经常同时出现。90%的多中心肾癌患者最终发展为双侧肾癌,而双侧肾肿瘤的多中心肿瘤发生率在50%以上。对于遗传性肾癌,其遗传性、双侧性、多中心性及反复复发性则是由其基因编码的改变决定的。遗传性肾癌患者在其一生中,往往会因双侧肾癌和多中心肾癌接受多次手术治疗。所以在发现多中心肾癌和双侧肾癌时,我们都需要考虑现存的各种遗传性肾癌。由于我们对一些遗传性肾癌尚不了解,所以在临床实践中需要注意这类疾病不同的危险因素。例如根据目前的研究显示,在46岁以前发生的肾细胞癌均有可能来自不清楚的基因学突变。

二、对多中心肾癌治疗的认识

在治疗肾癌的过程中,明确肾癌是否为多中心性尤为重要,因为这对患者今后的治疗策略、治疗时机均有帮助。对于泌尿外科医生来说,遗传性肾癌和多中心肾癌的治疗是一个挑战,这不仅需要提高明确诊断的能力和外科技术,尚需要在控制肿瘤和保护肾功能之间做出良好的平衡。肾部分切除术对于小肾癌来说是一种成形的手术,对于双侧多中心肾癌(bilateral Multifocal renal tumors,BMF)、孤立肾癌(solitary kidney tumor)以及遗传性肾癌(hereditary renal cancer syndrome)来说,肾部分切除术更有着重要的作用。但是为了更好地治疗多中心肾癌,合理地平衡控制肿瘤和保护肾功能的关系,在治疗过程中我们还需要联合泌尿影像、肾病、基因学家、麻醉学家和社会工作者一起,来帮助建立一个多学科合作的团队共同解决这一问题。

首先我们回顾一下目前治疗遗传性肾癌方面的一些报道。总体来说,遗传性肾癌大约占所有肾癌的4%,如von-Hipple-lindau(VHL)、Birt-Hogg-Dube(BHD)、遗传性肾平滑肌瘤和肾细胞癌(hereditary leiomyomatosis and renal cell carcinoma,HLRCC)、遗传性乳头转肾细胞癌(hereditary papillary renal cell carcinoma,HPRCC)及一些新发现的遗传性肾癌。

VHL病(von-Hipple-lindau,VHL),是目前的研究热点且发病率最高的遗传性肾癌综合征,其基因突变发生在3p25.1,患者在40岁左右发病,肾癌发病率约为25%~60%。其恶性程度同普通肾透明细胞癌,一般来说,可以积极监测,直到肾肿瘤大于3cm时再及时手术治疗,以阻止转移的发生。

Birt-Hogg-Dube综合征,其基因突变发生在17号染色体,FLCN基因,发生率约为1/200 000。该病患者多中心肿瘤的发病率同样增高,同时还包括多发性纤维毛囊瘤、毛盘瘤、软垂疣、肺囊肿和自发性气胸等。肾肿瘤病理类型多变,包括混合嗜酸性细胞瘤(50%),嫌色细胞癌(35%)和肾透明细胞癌。处理方式同样遵循"3cm原则"。

遗传性乳头状肾细胞癌,为常染色体显性遗传肿瘤综合征,I型肾乳头状肾细胞癌,仅仅表现为肾细胞癌,基因突变位于7p31,该基因编码酪氨酸激酶受体,相对罕见,目前仅报道约20个家系(至2014年)。处理方式同样遵循"3cm原则"。

Cowden综合征,是由PTEN基因突变引起的一种常染色体显性病变。其特征是多发的错构瘤,并对乳腺癌、子宫癌和非髓性甲状腺癌有高度危险度。PTEN基因突变还可以使肾癌发病率升高。处理方式同样遵循"3cm原则"。

遗传性平滑肌瘤和肾细胞癌(HLRCC),患者易发生皮肤和子宫的平滑肌瘤病及肾癌。基因突变位于1p42,与BHD综合征相似通常因皮肤病而发现肿瘤。但是与其他的遗传性肾癌不同,HLRCC特征为乳头状肾细胞癌2型,这种肿瘤特点是早期穿透肾实质,肿瘤很小时,就容易发生远处转移。所以3cm原则不适用于HLRCC。其原则是早期手术干预,扩大切除和每年均需应用增强 CT 检查。

琥珀酸脱氢酶 B、C、D 缺乏肾癌(SDH),与 HLRCC 相似,在肾肿瘤很小时,就容易发生远处转移,侵袭性强,所以推荐早期手术。其中 SDHB 缺乏肿瘤为嗜酸细胞组织类型,SDHC 和 SDHD 缺乏肿瘤为肾透明细胞组织类型。但是不同的组织类型的 SDH 肾癌表现出同样的侵袭性。

此外,还存在一些其他类型的遗传性肾细胞癌,例如 BAP1 和 MITF 基因突变相关性家族遗传性肾癌,该病患者同时易患黑色素瘤。但是根据总体的文献报道,对于遗传性肾癌患者,进行多次肾部分切除术的肿瘤学预后与根治性肾切除术一致。

而对于散发性多中心肾癌的治疗,迄今也未能获得共识,NCCN 也没有对多中心肾癌的治疗制定指南。但是在讨论对多中心肾癌的治疗策略时,我们必须考虑到以下几点:首先如果对患者进行肾部分切除术的话,我们就要承担同侧肿瘤复发、肿瘤远处转移等的风险,但是从目前的临床研究看,保留肾单位手术的疗效并不差于肾根治性切除术,但目前的研究也存在明显的缺陷,即对于肾癌手术后患者的随访多限于 10 年以内,对于肾癌这种多属于惰性的恶性肿瘤来说,可能需要更长的时间随访才能获得可靠的临床证据;其次,如果应用根治性肾切除术,虽可以避免今后同侧肾肿瘤的复发,但是根据目前的研究,根治性肾切除术后患者不仅肾功能不全发生率升高,与肾部分切除术相比较,更有可能死于非肿瘤性原因,例如心血管疾病。最后,如果在没有基因学证据的情况下,多中心肿瘤术后同侧肾或对侧肾肿瘤再次发生时,目前更认为是新发的微卫星病灶,而不是源于原肿瘤的转移。2011 年,Singer 等报道 128 多中心肾癌,平均三次手术,随访 10 年,最终均为双侧肾癌。在随访 6.2 年时,70%需要再次手术。总生存率为 88%,RCC 特异

性生存率,16 年时为 97%。随访期间,少于 5%的患者需要透析。综上所述,目前对于多中心肾癌的治疗好像更偏向于肾部分切除术,而非根治性肾切除术。

三、多中心肾癌患者肾部分切除术的要点探讨

但是由于多中心肾癌患者行多次肾部分切除术的可能,所以在治疗多中心肾癌、双侧肾癌以及遗传性肾癌过程中预防肿瘤转移、尽量延长患者到肾透析的间隔时间,减少手术次数和并发症发生率成为了治疗的中心问题。这与传统的双肾切除、继而行肾透析治疗、在适当时机进行肾移植术完全不同,虽然这也是上述患者的一种治疗方式,但是无疑可能会造成患者因非肿瘤原因死亡率的升高和生活质量的降低。

在临床上发现多中心肾癌后,如果对于患者的肿瘤学状态不清楚,进行基因学检测和指导非常重要,所以对这些肿瘤患者进行术前肾穿刺活检,获得基因学证据,进一步指导治疗是有意义的。但为了延长多次手术之间的间隔时间,应用 3cm 原则处理肿瘤非常重要。对于散发性多中心肿瘤小肾癌,保留肿瘤的切缘阴性非常重要,所以应用肾部分切除非常重要。但是对于可疑遗传性肾癌,由于新发肿瘤或肿瘤复发的风险可能要远高于散发性肾癌,所以保留未受损的肾皮质功能则是更重要的临床问题,在这种情况下肿瘤剜除同样是安全的。从技术上来说,对于多发遗传性肿瘤,获得一个更广泛的安全切缘也要比普通的患者更困难。此外,对于 VHL、HPRC 和 BHD 综合征来说,可以应用 3cm 原则,但是对于 HLRCC 和 SDH 相关肾癌来说,不推荐应用积极等待观察,应当早期广泛切除肾肿瘤,对于它们,术中冷冻切片确定切缘阴性非常重要。并且,对于这类肿瘤,不推荐进行穿刺活检。

此外,考虑到今后多次肿瘤的可能性,在

技术方面,手术最好经腰入路进行,这样可以保护腹膜的完整性,对降低并发症、进行反复手术会有帮助;其次,尽量不完全阻断肾蒂,因为多中心肾癌手术多复杂,时间长,完全阻断肾蒂会导致肾功能受损严重,而且多次的暴露肾蒂也会增加手术的风险和难度;第三,

尽量恢复肾周脂肪囊和 Gerota 筋膜的解剖,这样可以保护周围组织,降低术后粘连,帮助控制术后出血和漏尿,提供再次手术时良好的解剖标志。最后,建议使用术中 B 超,仔细检查可能存在的肿瘤,以降低再次手术的风险或延长手术的间隔期。

第四节　肾癌肿瘤大小对保留肾单位手术的影响

有关肾癌肿瘤体积对保留肾单位手术的影响一直存在争议。实际上当我们应用保留肾单位手术的时候,我们就应当思考三个问题:首先是肿瘤体积大小与肾癌恶性程度及多中心病灶的关系,从目前的研究分析,肾癌多中心病灶并非能通过目前的手术技术来解决;其次是肿瘤体积大小与保留肾单位的手术后残存正常肾组织所保留的肾功能是否有价值;最后是手术技术的问题,包括术者的经验和手术切除的范围等。实际上这几个问题也涉及上面已经讨论过的内容,其最终结果还是要在实施保留肾单位的手术同时,达到肿瘤学控制、肾功能保护和降低手术风险的目的。

在 2004 年美国纪念斯隆凯特林癌症中心有关 1071 例肾癌标本的多中心病灶研究分析了肿瘤多中心病灶与肿瘤体积的相关性,结果显示肿瘤直径≤2.0cm 者多中心病灶发生率为 7.4%(4/54),肿瘤直径在 2.1～30cm 者为 7.6%(9/118),肿瘤直径在 3.1～4.0cm 者发生率为 6%(9/150),肿瘤直径在 4.1～5.0cm 者发生率在 5.6%(8/141),肿瘤直径大于 5cm 者多中心病灶发生率为 4.4%(27/608),根据肾癌分期分析,pT1a 多中心病灶发生率为 4.9%(13/266),pT1b 多中心病灶发病率为 3.8%(10/258),分期在 pT2 以上者多中心病灶发生率为 6.5%(34/527)。从以上数据分析,多中心病灶的发生率与肿瘤的分期并无明显相关性,可能与肿瘤的病理特征有关,该研究显示双侧肾癌、肾

乳头状癌及淋巴结转移与多中心病灶有明显的相关性。该研究显示,无论肿瘤直径大小或分期高低均存在大致为 5.3% 左右的多中心病灶,其中不被术前影像学诊断的多中心病灶为 3.5%,这可能是保留肾单位手术(无论是开放、腹腔镜或机器人辅助)疗效与肾根治性疗效区别的主要原因之一。对于大致 5.3% 的多中心病灶发病率在多大程度影响了保留肾单位手术后的肿瘤治疗疗效仍未能确定。

其次,目前对于 T1a 期肾癌,保留肾单位的手术治疗已经成为了金标准。近期的研究资料显示,对于 T1b 期肿瘤的保留肾单位手术,其肿瘤学效果与根治性肾切除术一致,而其长期预后可能更优于根治性手术。但是随着保留肾单位手术切除肿瘤体积的增大,实际上我们所希望残存的正常肾组织也越来越少。根据对孤立肾肾癌进行保留肾单位手术的经验,Fergany 等报道,患者术后经历暂时或长期透析的比例分别为 3.5% 和 0.5%。另一项对 400 例孤立肾患者保留肾单位手术后 3.6 年的随访结果显示,最终因终末期肾病需要透析的患者比例为 4.5%。同样 Ghavamian 和他同事报道,孤立肾保留肾单位手术后急性肾功能不全的发病率为 12.7%。根据孤立肾保留肾单位手术的数据,在术中至少要保留 20% 以上的正常肾组织才可以避免终末期肾病。这也就是说,如果手术中切除的组织过多,残余的正常肾组织无法单独负荷身体代谢所需,那么就可能失去了保

留肾单位手术的意义。

最后，从肿瘤体积上来说，手术技术对保留肾单位手术的影响主要是从手术切缘阳性率上判断的。Gill等报道手术切缘阳性率开放保留肾单位手术者大约为1.3%，而腹腔镜手术者大约为2.8%。2012年，欧洲多中心研究显示，近期随访并未显示手术切缘阳性率可导致局部复发的发生率明显增加，但高级别肿瘤加之手术切缘阳性率可明显增加局部复发的发生率，也可明显影响患者生存期；目前还难以获得长期随访(10年以上)资料，因此建议对高级别肿瘤手术切缘阳性者应行补救根治性切除术，而对低级别肿瘤应长期严密随访。

肾癌的保留肾单位手术随着腹腔镜等微创技术的普及，逐渐成为早期肾癌手术治疗的主流术式。但应该认识到目前肾癌的分期是基于肾根治性切除术的疗效作为依据，而保留肾单位手术的疗效是否与肾根治性切除术相当，仍存在很多尚未解惑的问题，需要临床的长期随访以获得更为可靠的证据。因此在开展保留肾单位手术，无论是开放还是经微创治疗，需告知患者可能存在的相关风险和益处，共同商定手术治疗方案，才能有效避免可能存在的医疗风险，无论医生还是患者

其权益和义务才能得到更好的体现。

（杨　勇）

参 考 文 献

1. Lungberg BC, Campbell SC, Choi HY, et al. Etiology and epidemiology. In: Kirkali Z, Mulders P, editors. Kidney cancer. Paris, France. International Consultation on Urological Diseases-European Association of Urology, 2011.

2. Nguyen MM, Gill IS. Effect of renal cancer size on the prevalence ofmetastasis at diagnosis and mortality. J Urol, 2009, 181:1020-1027.

3. Giuseppe Martorana, Alessandro Bertaccini, Sergio Concetti, et al. Nephron-Sparing Surgery for Renal Cell Carcinoma: State of the Art and 10 Years of Multicentric Experience. European Urology supplements, 5, 2006, 600-609.

4. Gill IS, Kavoussi LR, Lane BR, et al. Comparison of 1,800 laparoscopicand open partial nephrectomies for single renal tumours. J Urol, 2007, 178:41-46.

5. Marszalek M, Carini M, Chlosta P, et al, Van Poppel H. Positive surgical margins after nephron-sparing surgery. Eur Urol, 2012, 61:757-763.

6. Gohji K, Hara I, Gotoh A, Eto H, et al. Multifocal renal cell carcinoma in Japanese patients with tumors with maximal diameters of 50 mm. or less. J Urol, 1998, 159:1144-1147.

第二章

腹腔镜和机器人手术概述

第一节 腹腔镜的发展史和现状

在800万年前,自从人类的祖先走出东部非洲,曾经到过世界上许多地方,但因为地球环境、气候、天敌等各种因素的侵害,大多成了散落各处的零星化石。只有当今人类共同的祖先——现代智人,通过制造和使用工具,并在劳动中产生了人类特有的意识,从而不是单单通过基因的改变以及适应现存的环境,而是通过思想意识的不断进步和改变环境,才使我们存在并不断发展到了今天。

人类医学的历史同样也是这样适应与改变的历史,从最初的宗教、巫医、传统的朴素医学、直至当代以分子、现代化科技为基础的医学,人类与疾病抗争以及探索自身奥秘的过程从未停止过,每次的探索或多或少均促进现代医学的进步。其中"让患者付出尽量小的代价而达到同样良好的效果"是医生和患者永恒讨论与追求的目标。微创"minimally invasive procedure"一词虽然是在1985年首次为英国医生所使用,但实际上,历代医学工作者从没有放弃过微创的努力。

古希腊医学之父——希波克拉底(Hippocrates)(图2-1)就曾经描述过一种直肠诊视器,该诊视器与我们今天所用的十分相似。我国古代著名中医药学家孙思邈(图2-2)在《备急千金要方》中曾经记载过切下细葱尖头,将葱管小心翼翼地插入"尿闭症"患者的尿道,使尿液从葱管里缓缓流出来,也是世界

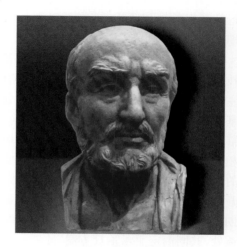

图2-1 希波克拉底像

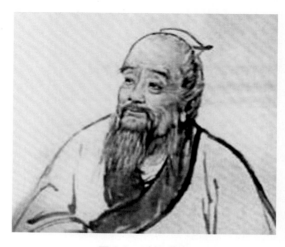

图2-2 孙思邈像

上最早对导尿管的描述。由于泌尿男生殖系统存在天然的管道，也使得这种微创的尝试成为整个医疗领域的先驱。在 1806 年德国法兰克福的 Bozzini（图 2-3）制造了一种以蜡烛为光源的用于观察膀胱内部的器械（图 2-4），该器械由一花瓶状光源、蜡烛和一系列镜片组成，他将其称为"LICHTLEITER"，Bozzini 也因此被誉为第一个内镜的发明人。1870 年，Kussmaul 将一直的金属管放入一演艺者的胃内来观察胃内情况，这样第一台食管胃镜也问世了。1867 年，来自波兰弗罗茨瓦夫的牙医 Bruck 用电流使铂丝环过热发光并以之作为光源来观察患者的口腔，使他成为使用内光源的第一人。之后，Bruck 又设计了一种通过水冷装置以避免铂丝过热而损伤组织的装置。1879 年，柏林泌尿外科医生 Nitze（图 2-5）制成了第一个含光学系统的内镜（即膀胱镜），该内镜借用的是 Bruck 的照明方式，同"LICHTLEITER"一样，该内镜仅被用于泌尿系统。Nitze 在膀胱内循环冰水以避免组织热灼伤，由于该内镜可以获得较清晰的图像，Nitze 还利用它拍摄照片。后来 Nitze 在他的膀胱镜中引入了操作管道，通过该管道还可以插入输尿管探针进行操作。使得腔内技术不再仅仅限于观察，而且逐步进

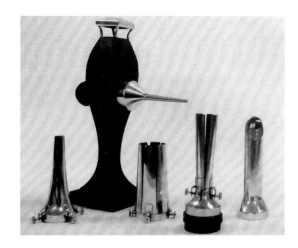

图 2-4　维也纳 Nitze-Leiter 博物馆的
Bozzini 膀胱镜

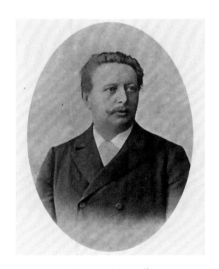

图 2-5　Nitze 像

军到治疗领域。

　　随着科学技术的发展和人们微创理念的提升，除了利用人体的自然通道，在没有自然通道的情况下是否可以建立人为的通道从而对疾病进行诊治呢？

　　1901 年，德国医师 Georg Kelling 在德国汉堡生物医学会议上报道了在活狗腹腔内充入气体后（图 2-6），用膀胱镜对狗的腹腔内进行检查，开始了腹腔镜起源。腹腔镜（laparoscopy）来源于两个希腊文，其意思分别为"侧腹部和内部"。所以实际上应用体腔镜

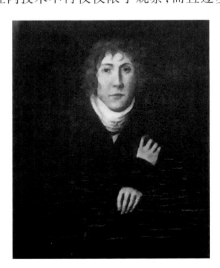

图 2-3　Bozzini 像

（celioscopy）来描述这种检查和手术可能会比应用腹腔镜更为适合。1910 年，Jacobaeus 开始将腹腔镜用于诊断腹腔脏器疾病。但此后，由于手术器械的限制使腹腔镜的发展进入停滞状态，腹腔镜技术一直限于单纯的诊断水平。1976 年，Cortessi 首次将腹腔镜技术应用于泌尿外科临床，用于体检未发现隐睾患儿的腹腔镜探查。但是直至 20 世纪 80 年代中期，随着光学、摄像、电子、计算机、材料技术的进步，才使腹腔镜的应用得到了长足发展，改变了以往腹腔镜仅仅作为一种检查手段的现状。

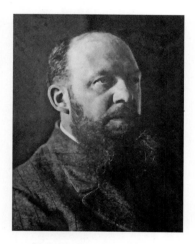

图 2-6　Georg Kelling 像

　　1991 年，Clayman 等报道了第一例腹腔镜肾切除术，在术中，他将肾在腹腔内切碎，从穿刺通道将标本移除。1997 年，Nakada 及其同事报道了第一例手助式腹腔镜肾切除术。目前腹腔镜根治性肾切除术已经成为了一种标准的手术术式为大家所接受。

　　1991 年，Schuessler 等还报道了因前列腺癌而进行的经腹腔盆腔淋巴结清扫术。该种简单、易行、可靠，易于掌握，成为了腹腔镜淋巴结清扫的先驱。

　　1992 年，Hagood 报道了腹腔镜下精索静脉曲张的手术。由于这种手术简单易行，易于教学，成为腹腔镜教学中的常用手术。同年，

Winfield 等报道了第一例因良性肾肿物而进行的肾部分切除术。1993 年，Schuessler 又报道了第一例肾盂成形手术。此后肾上腺手术、后腹膜淋巴结清扫、活体供肾、肾移植、根治性前列腺切除、根治性膀胱切除乃至腔镜下腹股沟淋巴结清扫等手术已经广泛应用于泌尿外科。与传统开放手术相比，腹腔镜手术的优势包括：①腹腔镜手术通过腹部小创口将操作器械置入腹腔，将腹腔内脏器放大进行检查、诊断与治疗，对患者身体的创伤小、干扰少，使患者痛苦减小、恢复快。②不用开腹，腹壁创伤小，术后切口出血、感染、裂开的概率小。腹腔镜图像可放大微小的血管、神经，不容易误伤，术中出血少。③腹腔镜术后患者的胃肠功能恢复快。一般术后第二天即可恢复进食并下床适度活动，减少了术后肠粘连、肠梗阻、肺部感染、深静脉血栓形成及尿潴留等并发症的发生。住院时间明显缩短。④腹腔镜术后伤口瘢痕较小，更加美观。所以该项技术得到了越来越多的认同，成为现代泌尿外科微创领域的代表，其未来也使大家充满希望和更加期待。

　　腹腔镜技术的发展离不开现代的科学技术，光导纤维可以让我们将光源安全可靠地引入体内，摄像系统让我们方便地直视人体腔内脏器，成功模拟双眼双视使我们获得了三维的图像，各种先进材料使我们的操作器械可以按照我们的设想来设计，所以腹腔镜技术的发展也从整体上反映了科学技术的进步。甚至，目前科学的发展实现了以往科幻小说中的描述。

　　1920 年，捷克的作家 Karel Čapek 第一次在其科幻小说中提到机器人概念。机器人的英文"robot"实际上来自捷克语"robota"，意思是强迫的劳动力。1985 年，洛杉矶纪念医院的 Kwoh 教授将 Unimation 公司 PUMA-200 型机器人第一次用于外科手术。目前外科机器人可分为 3 类：全自动：指在操作者的监督下，机器人自动完成整个任务；半自动：指整

个过程需医生和机器人共同参与,相互配合;主-仆系统:操作者通过操作系统完全指导机器人完成每一步,机器人无法单独执行。

在泌尿外科领域,机器人主要用于腔道泌尿外科和腹腔镜手术。1989年,英国帝国理工学院的机械工程学院最早将机器人用于泌尿外科手术中。他们证实机器人能够精确的、可重复的、可控的完成经尿道前列腺切除术。1993年法国里昂Edouard Herriot医院的泌尿与移植科利用自动化装置对前列腺癌患者的肿瘤组织进行热消融治疗。1995年,意大利的研究者利用SR 8438 Sankyo Scara机器人行前列腺组织活检。

自20世纪90年代早期,机器人辅助腹腔镜手术越来越受到人们的关注。1994年,第一代持镜机器人(AESOP-伊索系统)通过美国食品药品监督局(food and drug administration,FDA)批准应用于临床,其可完全取代扶镜者的工作,通过术者语音命令的识别自动调节手术视野,比助手扶镜更加稳定,避免了视野的颤动,便于精细操作。随着机器人中主-仆操作系统的出现,其设计理念倾向于远程手术。美国五角大楼及美国国家航空和航天局也考虑机器人远程手术的可行性。

1995年Fred Moll和Robert Young设计了"MONA"机器人原型,两年后,在比利时的St. Blasius医院作了历史上第一例机器人辅助下腹腔镜胆囊切除术。1998年,第一代操作机器人(ZEUS-宙斯)面世,后来被达芬奇公司所收购。目前主流的达芬奇系统(da Vinci)就是基于"MONA"系统升级而成。

达芬奇机器人手术系统以麻省理工学院(原名斯坦福研究学院)研发的机器人外科手术技术为基础。Intuitive Surgical随后与IBM、麻省理工学院和Heartport公司联手对该系统进行了进一步开发。FDA已经批准将达芬奇机器人手术系统用于成人和儿童的普通外科、胸外科、泌尿外科、妇产科、头颈外科以及心脏手术。达芬奇外科手术系统是一种高级机器人平台,其设计的理念是通过使用微创的方法,实施复杂的外科手术。达芬奇机器人(图2-7)由三部分组成:外科医生控制台、床旁机械臂系统、成像系统。

外科医生控制台:手术医生坐在控制台中,位于手术室无菌区之外,使用双手(通过操作两个主控制器)及脚(通过脚踏板)来控制器械和一个三维高清内镜。正如在立体目镜中看到的那样,手术器械尖端与外科医生

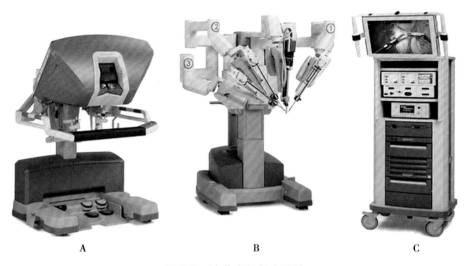

A   B   C

图2-7 达芬奇机器人系统
A. 外科医生控制台;B. 机械臂系统;C. 成像系统

的双手同步运动。机器人辅助腹腔镜手术器械可在体内自由旋转,增加了手术的灵巧性;此外,计算机系统可以将手术医师的手部抖动信号自动过滤,配合稳定的摄像系统,对于精细操作非常有利;再次术者坐于主控台前操作,其手臂可以置于托架上,这使得医师操作起来更省力并不易疲劳,对于耗时较长的手术非常有利。

床旁机械臂系统(patient cart):是外科手术机器人的操作部件,其主要功能是为器械臂和摄像臂提供支撑。助手医生在无菌区内的床旁机械臂系统边工作,负责更换器械和内镜,协助主刀医生完成手术。为了确保患者安全,助手医生比主刀医生对于床旁机械臂系统的运动具有更高优先控制权。

成像系统(video cart):内装有外科手术机器人的核心处理器以及图像处理设备,在手术过程中位于无菌区外,可由巡回护士操作,并可放置各类辅助手术设备。外科手术机器人的内镜为高分辨率三维(3D)镜头,对手术视野具有 10 倍以上的放大倍数,能为手术医生带来患者体腔内三维立体高清影像,使手术医生较普通腹腔镜手术更能把握操作距离,更能辨认解剖结构,提升了手术精确度。

总体来说,机器人手术系统的机器臂非常灵活,而且具有无法比拟的稳定性及精确度,能够完成各类高难度的精细手术,手术微创,大大减少了患者的失血量及术后疼痛,住院时间明显缩短,利于患者术后康复。此外,还使医生在长达几个小时的手术过程中节省了体力、延长了外科医生的职业生命。机器人手术更可以通过远程遥控系统进行远程手术,对于疑难复杂的手术可以让远在万里之外的专家为患者亲自实施手术。

适应环境,改变环境,随着不断发展的科学技术,目前的各种微创技术使传统医学和技术发生了翻天覆地的变化。所有医疗工作者无不惊叹科学技术在近年来对人类医学历史的进程、对每一个患者的深刻影响。科学技术是当代社会历史发展中最活跃的因素。现代科学技术的创新与进步,已不再像 18 世纪以前那样,仅依赖为数甚少的独立科学家或工程师的个人兴趣,已经成为全人类的事。科学技术的发展不仅极大地改变了医疗工作领域的工作方式,还改变着人类的生产方式和生活方式,影响着世界格局和人类社会的发展进程。在现在和未来的医学发展中,关键要素就是人的素质和科学技术的提高。如何应用这个前所未有的良好发展基础,迎接新的科技革命挑战,依靠科学技术,加快医学发展,在现有基础上不断进步,应该是我们严肃思考、认真对待的问题。

第二节　腹腔镜手术基本设备

腹腔镜手术是将腹腔镜镜头及手术操作器械通过固定于体表的穿刺套管针(trocar)置入人工或天然的腔内,持续应用二氧化碳制作压力,在冷光源照明的情况下,运用数字摄像技术使腹腔镜镜头拍摄到的图像传导至后级信号处理系统,实时显示在监视器上,然后医生根据监视器所显示腔内脏器的情况对患者的病情进行分析判断,并在腔内进行相应操作的手术。所以在腹腔镜手术过程中至少需要腹腔镜摄像系统、气腹系统、操作器械以及为交流和教学需要的影像记录系统。为更好地手术,手术医生必须熟知这些器械的特点,下面仅作简要描述。

一、腹腔镜摄像系统

腹腔镜摄像系统一般包括腹腔镜、光源、摄像系统、监视器和信号转换器五个部分。

腹腔镜:应用于腹腔镜手术的内镜要产生明亮清晰的图像且不失真。目前应用的硬管型内镜,为柱状成像系统,其视角宽阔,图像明亮清晰,分辨率高。用于诊断和手术的腹腔镜有各种不同的尺寸和广角镜头。镜体长度一般为 280～300mm,直径有 2mm、3mm、5mm、7mm 和 10mm 不等的型号。10mm 腹腔镜传递的光线强度比 5mm 腹腔镜强 5 倍,能提供较大的视野和更好的放大倍数,适合开展较复杂的手术,5mm 腹腔镜视野较小、光线偏暗,但更具微创特点,适合诊断或简单手术。镜面视角(内镜轴方向与视野角中分线所成角度)一般有 0°、30° 和 45° 等。0° 为前视镜,镜视野小,方向固定,操作时不需要旋转镜身,适合初学者应用;30° 镜为前斜视镜,视野大,其视野不在镜头的正前方,而与镜身长轴有一定的角度,可通过镜身改变视野方向,适合开展比较复杂的腹腔镜手术。为消除腹腔镜对影像吸收的减弱效应,目前有将超微摄像头连接在棒状传导束上(图 2-8),并且棒状传导束还可以 360° 旋转,而观察各个方向的情况,称为 Chip on tip。

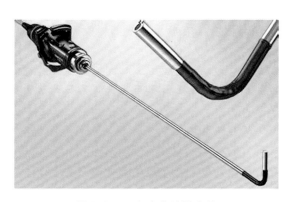

图 2-8 可弯式腹腔镜内镜

光源:现均为冷光源,其基本设备包括冷光源机和冷光源线(导光束)。冷光源为腹腔镜系统提供照明,因其灯泡使用卤素或氙气充填,色温高,能量分布集中,蓝辐射比例增加,光线颜色偏冷故而称为冷光源。目前有卤素灯、金属卤化物灯和氙灯 3 种光源。氙灯光源因其亮度高、其光线更接近自然光,是比较理想的光源,氙灯利用两极之间放电产生电弧而发光,色温高,使用寿命长。300W 氙气灯泡已成为多数腹腔镜手术用的标准光源。导光束通常有玻璃纤维和液态水晶两种类型。

摄像系统:摄像机由摄像头、摄像电缆及信号转换器组成。摄像头与腹腔镜目镜相接,根据光学原理将光学图像转换成电信号,摄像头产生的电讯号经摄像电缆传至信号转换器。摄像机是外科医生的"眼睛",高质量的摄像系统是为手术者提供清晰手术视野的关键。CCD(电荷耦合器)芯片的发明,解决了摄像机微型化问题。将摄像机接口连接到腹腔镜目镜端并和监视器相连后,可以将腹腔内的图像清晰地呈现在屏幕上,这对于进行腹腔镜手术尤为重要。目前有单晶片 CCD、三晶片 CCD 摄像系统。单晶片 CCD 约有 38 000～410 000 个光敏元件组成,能达到 300～450 线(摄像机的清晰度由显示屏水平线的数量表示)的分辨率,而三晶片 CCD 可达 750 线分辨率。故三晶片 CCD 摄像机图像质量明显优于单晶片摄像机。为适应现代外科无菌手术需求,摄像头可高温高压灭菌,更可扩展为电子腹腔镜及三维立体腹腔镜。

电子腹腔镜(图 2-9)则可以把上述的内镜光源和摄像系统整合在一起,通过数字摄像技术使腹腔镜镜头拍摄到的图像通过光导纤维传导至后级信号处理系统,并且实时显示在专用监视器上。信号比常用的光学腹腔镜更加清晰。

显示系统(监视器):医师通过观察监视

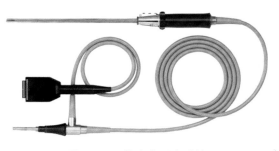

图 2-9 一体式电子腹腔镜

器图像进行手术操作。腹腔镜手术所用监视器应按摄像系统的分辨率选择,但关键是能够再现所用摄像机的质量,监视器水平线的数量至少必须与摄像机提供线的数量相等,最好是大于摄像系统的分辨率。目前使用的腹腔镜显示系统多为平面显像,随着技术的改进,3D腹腔镜已迅速应用于临床。

信号转换器(图2-10):将摄像头传入的电信号转换为视频信号,输出到监视器或录像机上。信号转换器配有色彩调谐和增强功能,预先将进行白平衡调节,使白色背影带有柔和浅绿色为最佳。

信号转换器

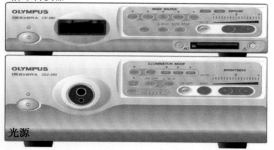

光源

图2-10 信号转换器和光源

二、腹腔镜的气腹系统

腹腔镜手术时需要在人工或自然腔隙中建立手术空间,这就需要向腔内灌注气体使腔隙扩大,获得良好的视野以利于器械的操作。二氧化碳(CO_2)是目前用于建立和维持气腹的主要气体。一旦将其注入人体内,CO_2很快通过腹膜被吸收入循环系统,而这种状态会被体内循环系统所稀释和缓解,但是如果手术之间过长,循环系统饱和则会产生高碳酸血症和呼吸性酸中毒。此时则需要肺脏从循环系统中吸收和排出CO_2。气腹压力会造成腹内压升高,心输出量降低,降低下肢动脉血流和静脉回流,降低肾灌注和术中尿量,降低呼吸顺应性和气道压力,增加颅内压,而术中这些指标的变化,都需要麻醉医师予以关注和调节。

气腹机(图2-11)是建立和维持气腹必不可缺少的设备。腹腔镜手术需要有恒定的气腹条件才能顺利进行,全电脑控制的二氧化碳气腹机对镜下手术时气腹的产生和维持起了保障作用。一般气腹压力维持稳定在1.6～1.8kPa为宜。随着手术时间的延长,部分气体会被吸收掉或者由器械的装配处、腹壁的切口处泄露出去,因此需要有高流量的气体马上补充进去。目前所用气腹机充气速度多达到15L/min以上,最高达到40L/min,能够自动调节,当腹内压力超过预先设计的压力时,安全警报装置会报警并自动减压。有些气腹机还有气体加温功能,以减少腹腔镜镜头气雾的形成,保持术野清晰。

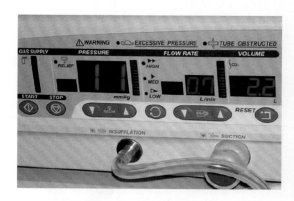

图2-11 气腹机

建立气腹的方法有两类:①封闭式入路:这种气腹建立方法是靠气腹针进行,通过气腹针插入腹腔,然后将二氧化碳气体经由气腹针注入腹腔内,从而建立气腹,是一种盲穿技术,腹腔镜手术医生应用最为广泛。②开放式入路:通过切开腹壁,将Trocar直接放入腹腔内,将二氧化碳经过Trocar注入腹腔内。有很多不同的开放式入路技术,像Hassons技术、Scandinavian技术、Fielding技术等,依据手术者所喜好的方式而不同。

三、腹腔镜操作器械

开放手术的所有设备均可以模拟到腹腔

镜器械中,但是由于腹腔镜的特殊性,其整体器械较开放手术设备长,但是操作端长度有限。手术器械直径自 2～12mm 不等,以适应通过不同直径的 Trocar。为适于在操作腔隙内调节工作端方向,器械头端一般均可 360°调节方向。简述一些常用器械如下:

（一）气腹针（endopathultra veress insufflation needle）

气腹针长 12～15cm,外径 2mm,针芯前端圆钝、中空、有侧孔,可以通过针芯注水、注气和抽吸。针芯的尾部有弹簧保护装置,穿刺腹壁时,针芯遇阻力回缩针鞘内,针鞘刺入腹腔内落空、阻力消失,针芯因弹簧作用再突入腹腔,圆钝针芯有助保护腹腔内器官组织（图 2-12）。

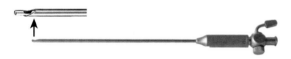

图 2-12 气腹针

（二）套管针与转换帽

套管针由穿刺锥和套管鞘组成。根据制作的材质不同可分为两类:一种为金属套管针,经严格消毒后可反复使用,另一种为一次性使用塑料套管针。套管鞘的前端有平头和斜头两种。手术中套管鞘不慎脱出时,斜头套管容易重新插入腹腔。套管鞘还可以分为带螺纹及不带螺纹两类,前者穿刺后易于固定,后者有滑脱风险。穿刺锥有圆锥型和多刃型,各自有优缺点:圆锥形穿刺锥在穿刺时不易损伤腹壁血管,但较钝,穿刺时较费力;多刃型穿刺锥在穿刺时省力,但对腹壁损伤较大。为了避免"盲穿"时的损伤,目前还设计出了在套管针尾端放置 0°观察镜,直视下穿刺的套管针。套管针尾端有自行关闭的阀门防止漏气,同时可通过此阀门向腹腔注气,维持气腹。腹腔镜手术最常用的套管针包括 5mm、10mm 和 12mm 几种。由于腹腔镜操作器械的直径以 5mm 为多见,所以在应用不同

直径的套管鞘时尚需要应用转换帽。但目前的一次性套管针,在尾端有防漏气装置,所以在更换不同直径的器械时,不需要更换转换帽。

（三）腹腔镜下能量工作系统

应用其目的是为了便于腹腔镜下止血、切割和消融组织。目前可以应用的能量方式很多,例如高频电刀、超声刀、热能刀等。并且现存的所有能量方式,例如激光、等离子、高压水刀、微波、射频等也均可以与腹腔镜联合应用,以到达多种手术目的,下面仅就常用的能量技术进行简要介绍。

1.腹腔镜下高频电刀（图 2-13） 高频电刀是一种取代机械手术刀进行组织切割的电外科器械。他通过有效的电极尖端产生的高频高压电流与机体接触时对组织进行加热,实现对机体组织的分离和凝固,从而起到切割和止血的目的。高频电刀自 1920 年应用至今,已经有 70 多年的历史了。其经历了火花塞放电、大功率电子管、大功率晶体管、大功率 MOS 管四代的更变。

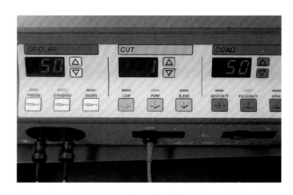

图 2-13 高频电刀

高频电刀有两种主要的工作模式,即单极和双极。在单极模式中,用一完整的电路来切割和凝固组织,该电路由高频电刀内的高频发生器、患者极板、接连导线和电极组成。在大多数的应用中,电流通过有效导线和电极穿过患者,再由患者极板及其导线返回高频电刀的发生器。能摧毁病变组织的高

频电刀的加热效应,并不是由加热电极或刀头造成的,像电烧灼器那样。它是将高电流密度的高频电流聚集起来,直接摧毁处于与有效电极尖端相接触一点下的组织。当与有效电极相接触或相邻近的组织或细胞的温度上升到细胞中的蛋白质变性的时候,便产生凝血,这种精确的外科效果是由波形、电压、电流、组织的类型和电极的形状及大小来决定的。为避免在电流离开患者返回高频电刀时继续对组织加热以致灼伤患者,单极装置中的患者极板必须具有相对大的和患者相接触的面积,以提供低阻抗和低电流密度的通道。某些用于医生诊所的高频电刀电流较小、密度较低,可不用患者极板,但大多数通用型高频电刀所用的电流较大,因而需用患者极板。与地隔离的输出系统使得高频电刀的电流不再需要和患者、大地之间的辅助通道,从而减少了可能和接地物相接触的体部被灼烧的危险性。而采用以地为基准的系统,灼伤的危险性要比绝缘输出系统大。

在双极模式中,通过器械两个尖端向机体组织提供高频电能,使双极镊子两端之间的血管脱水而凝固,达到止血的目的。它的作用范围只限于镊子两端之间,对机体组织的损伤程度和影响范围远比单极方式要小得多,适用于对小血管(直径<4mm)的封闭。适当的使用双极模式,在腹腔镜手术中可以达到无出血的效果。

高频电刀产生的高频高压电流通过高阻抗的组织时,会在组织中产生热,导致组织气化或凝固。在电外科使用过程中,电阻从100～2000欧姆不等。随着组织的凝固,细胞中的水会发生气化,使组织干燥,导致电阻不断增加,最后电流完全停止。一般说来,在腹腔镜手术中应用高频电刀时,切割和凝血效果比较肯定,但是产生的烟雾比较多,容易妨碍观察视野,其次,如果器械与组织接触时间过长,容易使组织粘连于器械头端,造成不

便。此外,带有心脏起搏器的患者一般不能使用高频电刀,因高频会干扰心脏起搏器,使之工作不正常甚至停搏。如一定要使用高频电刀,则必须按起搏器的使用说明书规定,采取必要而有效的预防措施。

2. 电脑反馈控制双极电刀系统(feedback-controlled bipolar, Ligasure) Ligasure(图2-14)是对双极电刀系统改进的成果。通过 Ligasure 刀片之间的电压大大低于传统双极电刀的电压,但 Ligasure 刀片与组织接触的面积明显大于传统的双极电刀,因此,可以容许更大的电流通过。主机可以通过反馈控制系统感受到刀片之间靶组织的电阻抗,当组织凝固到最佳程度时,系统自动断电。可用于安全闭合 7mm 以内的血管,韧带和组织束。Ligasure 切割闭合系统是应用实时反馈和智能主机技术,输出高频电能,结合电刀片之间的压力,使要切割的血管胶原蛋白和纤维蛋白熔解变性,血管壁熔合形成一透明带,产生永久性管腔闭合。Ligasure 的优点包括:闭合组织中的血管时不需要过多分离、形成的闭合带可以抵御超过三倍正常人体收缩压的压力、闭合速度较快、无烟雾、不影响手术视野、闭合时无异味、不产生炭化、闭合时局部温度不高,热扩散少,热传导距离为1.5～2mm,对周围组织无损伤。与传统双极电刀相比,效能更高,大大提高了手术的安全

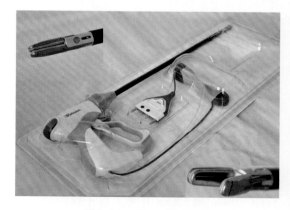

图 2-14　10mmLigasure

性。腹腔镜下的工作刀头有 5mm 和 10mm 两种。但是其尖端体积大，精细解剖困难。

3. 超声刀（图 2-15）　是 20 世纪 90 年代设计的一种兼有凝固和切割功能的新型手术器械。主要由发生器、手柄、可供选择的器械和脚踏开关等部分组成。通过发生器产生高频电流、手柄中的换能器将电流转换为超声振动并输送到超声刀系统。刀头远端的工作端与组织接触摩擦发生凝固或切割作用。能量转换器是超声刀的关键部件，它将高频电流转换成高频的机械振动。发生器的能量输出分不同级别。用于凝固可选择较低能量输出，用于切割则需要选择高能量输出。工作频率一般为 55.5kHz，刀头振动幅度 50 ~ 110μm 左右。超声刀头有不同的形状，以便于不同手术应用，如超声剪、钩形刀、凝固球、弯刀等形状。一般说来，可以安全的用于 1 ~ 3mm 的血管凝固、对直径小于 0.5mm 的血管凝固和切割同时进行。超声刀工作时周围热传导范围平均为 1.351mm，由于多余的热量，也会造成邻近组织的损伤。

在工作时，由于超声振动使细胞内蛋白结构的氢键断裂，导致蛋白多糖及胶原质纤维变性形成胶样物质或凝结物封闭血管，从而起到凝固作用。另外高速的机械振荡产生组织摩擦使组织温度升高，超声刀工作时的组织温度一般高达 80 ~ 100℃。后者可以使凝固作用达到深部组织。超声刀除有凝固功能外，也有切割功能。超声刀的切割作用有以下两种机制，第一种机制是刀叶高频振动对组织的机械性切割作用。第二种机制是由于刀叶振动产生低压带引起的局部低压使细胞内水分在 37℃ 状态下汽化，产生与电手术或激光切割同样的细胞爆裂作用，这种切割机制认为是在含蛋白质低的组织，如肝实质及脂肪组织的切割中起主要作用。但同样由于产生水汽，进行后腹膜腔隙手术时，所产生的雾气，可能会影响手术视野，但目前已经设计出与超声刀做工时同时进行负压吸引的装置，可以降低雾气存留，保持视野的清楚。

总体说来，由于超声刀兼顾凝固和切割功能，手术过程中不需更换器械，使手术更加方便灵活。

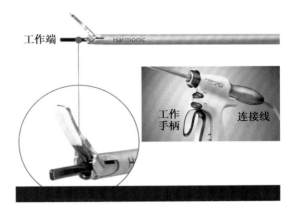

图 2-15　5mm 超声刀，工作端为超声发射端

4. 热能刀（电热能手术系统）　是一种新型的使用热能和压力同时切割和封闭血管或其他组织的手术设备，由美国哥伦比亚大学手术系和美国 starion instruments 设备公司开发制造（图 2-16）。该设备采用铰链式双轨刀头设计，中心为高温镍镉合金发热阻丝，两侧为铰链式低温电阻片，背侧为硅胶隔热外套。中心切割区有效切割温度可达 300 ~ 400℃，能量集中，作用快，聚焦热切割使组织内的蛋白质变性，从而封闭血管和分离组织、气化组织。两侧消融区温度在 60 ~ 100℃ 之间，能够充分的闭合血管。它可以封闭 10mm 以下、或压力高达 1500mm 汞柱的血管。这

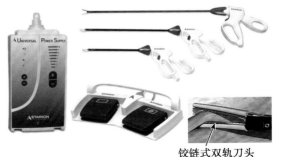

图 2-16　热能刀及其双轨式铰链刀头设计

种手术设备高效的直热式技术可以作为止血和切割方式进行应用,特别是用于需要减低对周围组织损伤的情况。与高频电刀比较,热能刀组织损伤小(热传导小于0.861mm),没有电流通过手术部位,无粘刀、炭化、焦痂、无烟雾、视野清晰。

5. 能量平台　能量平台一般是指将电外科单双极切割、凝血和Ligasure组织闭合功能等集于一身,配合腹腔镜手术应用(图 2-17)。由于该设备集中了多种能量系统,可以同时进行切割、电灼、喷凝等工作。并根据不同模式下敏锐感应组织变化,实时调整能量输出,以达到最佳组织治疗效果,减少热损伤。在该理念的影响下,目前研究者又逐步推出了不同的能量联合系统,例如联合超声刀与双极电凝功能的能量设备。这些多种能量方式的联合应用,使得手术更加安全、简便、易行。

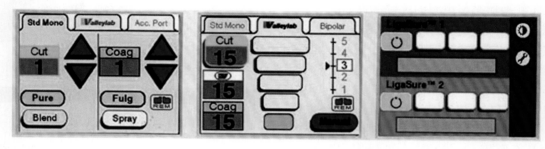

图 2-17　能量平台的多能量联合工作模式

(四) 常用手术器械

1. 手术钳　长度320mm,按其功能可分为分离钳、抓钳。分离钳有直头与弯头两种。钳杆及柄绝缘,尖头及尾端导电,不通电时作组织分离用,通电时可用作电凝止血。分离钳主要用于分离、止血、牵引及缝合打结。外径5mm,一般可作360°旋转。抓钳根据对组织抓持损伤程度,可分为有创和无创两类,外径有5mm和10mm两种。常用有锯齿形抓钳、鼠齿形抓钳、匙形咬口抓钳。器械手柄处有棘轮结构状锁扣,有助减轻手术时手控疲劳。抓钳用于对组织的钳夹、牵引及固定(图 2-18)。

2. 持针器　分直头和弯头两种,通过被动关闭系统、弹簧控制或齿轮运做夹持缝合针。一般外径5mm,长度450mm,不带绝缘层,夹持面有罗纹(图 2-18)。

3. 剪刀　手术剪外径有5mm和10mm两种,一般都带有绝缘层和电极头,可同时止血。常见有直头剪、弯头剪、钩形剪,弯头剪有左弯剪、右弯剪,大多可360°旋转。其中

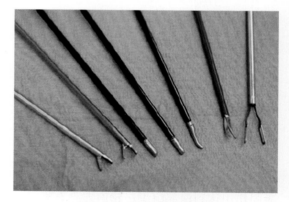

图 2-18　腹腔镜常用器械

直头剪双叶均可活动,便于分离,单独一叶固定的直钳更便于进行细微的剥离。弯头剪剪叶的弯度可接触90°角的组织,克服了腹腔镜单视角的缺点。钩状剪适合剪断缝线和纤细组织,不适于剥离。

4. 冲洗吸引器　为保证手术视野清晰,腹腔镜手术中必须要有良好的冲洗吸引设备。冲洗吸引系统包括冲洗吸引装置和冲洗吸引管。冲洗吸引机具备自动冲洗和吸引功能。吸引器手柄分为按压式和推拉式两类,

有些吸引器带有绝缘层和电极头,吸引时同时止血。

5. 腹腔镜牵开器及拉钩 腹腔镜手术时,为使某些组织器官显露,人们设计了各种不同类型的牵开器与腹腔镜拉钩。例如扇形牵开器可用于牵开手术野的肝脏、结肠、大网膜等脏器;带翼牵开器则适合在食管下段或胃近端手术中用来牵开肝左叶。

6. 血管夹与施夹钳 在腹腔镜微创手术中,对血管组织的闭合处理结扎夹是不可缺少的,根据材质和用途,可分为金属钛夹、Hem-o-Lok 聚合物塑料夹、可吸收生物夹(图2-19)。腹腔镜手术的血管、输尿管等均可用血管夹夹闭后离断,以替代结扎。金属钛夹由于其金属材质特性使得其在使用后会带来褚多弊端。例如:术中碰到使用电凝器电凝时容易传导电流,损伤组织;术后被夹闭组织水肿逐渐消退,结扎夹容易出现松动、游移、过早脱落等现象。塑料夹 Hem-o-lock,有锁扣可扣死,不可吸收,对动脉的处理是比较安全的,但对于静脉,特别是壁比较薄的静脉要小心脱落的风险。可吸收生物夹能分解,对机体的影响小。各种血管夹的大小有不同型号,可根据组织类型、宽度灵活选用。利用血管夹夹闭血管,不需要缝合打结,因此更方便快捷。

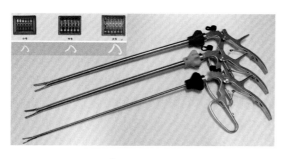

图 2-19 腹腔镜常用 Hem-o-lock

7. 腹腔镜线型切割吻合器 是腹腔镜手术的重要工具,对于腹腔镜胃肠手术和其他一些复杂腹腔镜手术来讲,没有它,很多手术是不可能在腹腔镜下完成的,如用来切割和关闭胃和肠管,切割大的血管,行吻合手术等,使吻合过程更加迅速,可以减少器官的缺血时间。可打出相互咬合成排的钉子,每侧二排或三排互相错开,在钉合时中间的刀片同时将中间切开。钉子的高度为 2.5mm、3.5mm、4.8mm 不等,钉仓的长度有 35mm、45mm、60mm 不等、可根据组织的厚度与宽度灵活选用。部分腹腔镜用线型切割吻合器前端可部分弯曲。

8. 缝线 腹腔镜手术中使用的缝合线最好具有张力足够,抗菌,可吸收/不可吸收,免打结等要求。对于缝针来说,则需要针体纤细、抗弯性强、持针稳定。近年来推出的免打结、倒刺、可吸收缝线大大降低了腹腔镜手术中缝合的难度、提高了缝合的可靠性。这类缝线一般会在整根缝线上设计出 360° 螺旋型倒刺,每厘米内有多个倒钩,尾部可有固定环,从而避免打结,在保证缝合张力的前提下增加了缝合速度(图 2-20)。

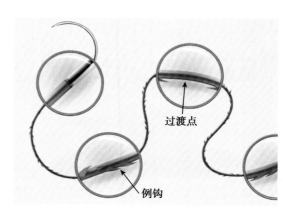

过渡点

例钩

图 2-20 倒刺缝线基本结构

9. 标本袋 腹腔镜手术标本取出时为避免污染腹腔,需要装进标本袋,便于取出。理想的标本袋应不透水、够结实。一次性标本袋有不同型号,有时也可根据手术标本大小用安全套、塑胶手套、一次性尿袋、普通塑料胶袋等自制。

10. 影像记录系统 也叫做影像工作

站,实际上就是通过监视器将视频输出到电脑上,应用特定的软件将输出的视频转化为电脑上的可执行程序,从而满足总结手术经验、交流和教学的需要。

第三节　腹腔镜手术室的构建

手术室是外科医生的工作舞台,随着腹腔镜手术的飞速发展,传统手术间的设备配置,已经不能满足手术的需要,也给手术室带来了很多问题。手术台周围布满了各种各样的设备,患者进入手术室的通道可能被阻塞;调配及准备各项设备费时费力;外科医师不得不依赖其他医护人员,来监控大量设备;手术时间和手术室周转时间延长,严重影响了接受治疗的患者人数;设备台车的使用、手术观摩人员的增加,在术中占据了无菌区有限的使用空间,为了解决这些问题,就需要合理安排手术室的空间,以适应腹腔镜手术的需要,而在此基础上,"一体化手术室"(图2-21)也应运而生了。

首先对于腹腔镜手术室来说,最基本的

需要是将上两节所提到的设备、器材以及麻醉设备、常规手术和护理设备整合到一起。此外,还需要合理安排位置、避免影响手术操作和运送通道。其次,如果在手术时可以将手术的整体情况通过集中控制系统、影音管理系统、手术室存储系统和交互式示教系统收集到一起,就可以更加便利地进行手术、总结经验、进行交流和教学的活动。整体化手术室就是基于上述概念而建立的。

一体化手术室,可以帮助医护工作人员,在无菌区内通过一个触摸显示屏,或在消毒区通过操作平台,轻易地控制手术室内的所有设备,并通过数字信息传输及存储中心,与医院内的信息网络连成一体,从而相互共享影像和数据,且可通过交互式资讯控制中心,与外界进行交互式交流。

首先是集中控制系统,它的概念就是通过计算机控制手术室的任何设备,如R232及红外控制设备,都可能被整合起来,且按照个性化的需要装配;所有设备的功能,可以在无菌区域或消毒区域内集中控制,由医生和护士方便地用同一个显示屏统一控制;所有参数,在术中都可以在屏幕上进行监控。

其次是影音管理和交互式示教系统,它们是将微创手术和现代开放手术所需要的各种仪器和影像,在手术过程中同步显示在各种显示器上,以提高手术的质量。另外,现代手术室已不再是一个孤独的世界,很多情况下,都需出入交流、教学、示范,或者寻求协助和指导,所以手术过程需要实时传送到手术室外的任何地方。交互式示教系统,可与手术室外的对象,或千里之外的专家建立联络,通过触摸屏,在几秒钟内,就可以使手术室与整个医疗系统、大学甚至全球医疗机构取得

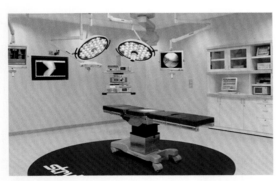

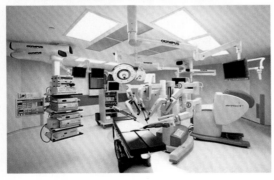

图2-21　一体化手术室示意图

联系,以便于传送数据、开影像会议、转播手术过程,或在互联网上开咨询、教学和研究性的研讨会。

最后是数字存储系统,在手术过程中需要保存的资料,无论是动态的影像、静态的照片,还是声音、文字和手术内镜图像,都可以多种格式与患者个人数据单元联接。数字信息传输及存储中心,可以将资料以高质量的格式存储在 DVD、CD、计算机硬盘或者医院服务器等多种存储介质上。而且,可以在上述同一个显示屏上完成,不需要到另一个单独的录像设备上去,也不需要让专门人员协助。在数字存储系统的帮助下,可以在任何时候,方便地进行各种操作,如提高图像的亮度和对比度,在图像上加注释,或给重要部位加标志等。相关图像信息,均可以加入医生报道中,或有关治疗过程的科研文件中。

1992 年,史赛克设计了第一套 Endosuite 手术室供多科室微创手术(MIS)使用,开始了一场先进手术室的革命。之后,Olympus、Karl Storz 公司均设计了相应的手术室,这类新型的手术室很快获得了成功,因为它能够提高效率,改善人体工程学条件。历经十几年的发展,由于各科手术的特殊设备要求和信息集中的需要促进了特殊手术室的快速发展:EndoSuite™ OR、CVSuite™ OR、NavSuite™ OR 以及 OrthoSuite™ OR。EndoSuite™ OR 整合了医学内镜视频设备以及安装在顶棚上的吊臂系统,提高了手术室的效率,改善了手术室的人体工程学条件。今天,它已经成为最先进的微创外科(MIS)手术室,提供了声音控制和图像管理解决方案,并且可以与同医院各部门以及世界各地区相连。其他三类手术室则分别适合心脏外科、脊柱外科和关节外科。

一体化手术室的整合,对手术室仪器的利用,医生以及患者带和医院来了切实的利益。它更有利于仪器的使用,一体化手术室的每个部分互相整合使得手术室的仪器更有效,它将影像检查、手术导航等医学影像集中或有选择地显示于手术视野范围之内,并将数字动态视频和静态影像档案集成到网络并连接其他区域的远程医疗、会诊、监控和远程会议设备。同时免除了台车、电线和电缆的使用,增加了手术室环境的安全性并将设备固定在所需位置,减少了设备磨损,降低了维修费用。最终优化医生和护士的时间;加速了手术和周转时间。对于医生来说,一体化手术室也为医生带来方便:能够为不同的手术医生和手术快速布置设备,创造高效工作环境,工作量的减少(比如病案的文字处理工作);手术环境更舒适整洁,操作配合得心应手;整合后,加强了手术间的整体控制,拓宽了医护人员的工作范围,提高手术室内的控制和通信,提高医院内外的交流通信;能够使工作人员充分发挥技术;提高工作满意度,更有利于身心健康。同时也更有利于患者。一体化手术室能够使患者快速进入手术室,接受治疗,尤其是在情急之下;使得工作人员将注意力集中在患者身上,而不是手术室;并且能够在手术室内与其他专家进行远程咨询会诊;同时能够进行更多的内镜检查,最终使患者和医院受益。

虽然先进的手术室设备和手术室为手术的顺利进行提供了保障,但是医生、护士、患者三者间的合作与沟通,完善的术前准备、术中合作、术后随访仍然是保证手术成功的关键。任何手术、尤其是腹腔镜技术的发展不但依赖于良好的设备,还需要建立一个优良的团队以及专业麻醉人员的协同配合。

(张宁　陈国伟　程浩)

参 考 文 献

1. Gilbert D, Abaza R. Robotic excision of recurrent renal cell carcinomas with laparoscopic ultrasound assistance. Urology, 2015, 85(5):1206-1210.

2. Alwaal A, Al-Qaoud TM, Haddad RL, Alzahrani TM, Delisle J, Anidjar M. Transfer of skills on LapSim

virtual reality laparoscopic simulator into the operating room in urology. Urol Ann,2015,7（2）:172-176.

3. Schmid M,Meyer CP,Trinh QD. The need for standardised reporting of complications Re:Minimum 5-years follow-up of 1138 consecutive laparoscopic radical prostatectomies. BJU Int,2015,115（4）:501-502.

4. Funahashi Y,Murotani K,Yoshino Y,Sassa N,Ishida S,Gotoh M. The renal tumor morphological characteristics that affect surgical planning for laparoscopic or open partial nephrectomy. Nagoya J Med Sci,2015,77（1-2）:229-235.

5. Orsolya M,Attila-Zoltan M,Gherman V,Zaharie F, Bolboaca S,Chira C,Bodolea C,Tomuleasa C,Irimie A,Coman I,Ionescu D. The effect of anaesthetic management on neutrophil gelatinase associated lipocalin（NGAL）levels after robotic surgical oncology. J BUON,2015,20（1）:317-324.

6. Elhage O,Challacombe B,Shortland A,Dasgupta P. An assessment of the physical impact of complex surgical tasks on surgeon errors and discomfort:a comparison between robot-assisted,laparoscopic and open approaches. BJU Int,2015,115（2）:274-281.

7. Murthy P,Cohn JA,Gundeti MS. Evaluation of robotic-assisted laparoscopic and open pyeloplasty in children:single-surgeon experience. Ann R Coll Surg Engl,2015,97（2）:109-114.

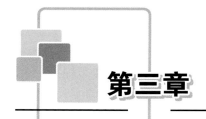

第三章

腹腔镜手术的上尿路解剖
（腹腔和腹膜后）

第一节　腹膜后腔解剖

腹膜后腔是位于腹膜后潜在的一个解剖腔系,因此没有明确的线性解剖结构。但腹膜后腔包含了位于壁腹膜及腹壁之间的一些器官。区别于有肠系膜悬挂的一些脏器,这些器官贴覆于这个潜在的腔系内,活动度非常受限。腹膜后腔的间隙可以进一步被划分为肾周间隙、前肾旁间隙和后肾旁间隙三部分(图3-1)。肾周间隙由肾周筋膜(Gerota's fascia)的前后层构成,包含肾上腺、肾以及肾的血管及输尿管。前肾旁间隙位于腹膜的后层以及肾筋膜前层之间,其中包括胰腺、升结肠以及降结肠、十二指肠降段及升段。后肾旁间隙位于肾周筋膜后层与腹壁

之间,其间充满脂肪,没有器官。此腔隙后方贴附于肌肉的一层膜状结构为腰背筋膜前层。

有些器官在胚胎期就位于这个间隙内称原位腹膜后腔器官(primary retroperitoneal cavity organ),比如泌尿系统的肾上腺、肾、输尿管;循环系统的主动脉以及下腔静脉;消化系统的食管等。而一些器官在胚胎早期由系膜悬挂在腹腔内,后来在胚胎生成过程中逐步后移至腹膜后腔,这些器官称为次级腹膜后位器官(second retroperitoneal cavity organ),比如胰腺的头部、颈部及体部(不包括尾部,胰腺尾部在脾肾韧带内),十二指肠降段、升段以及升结肠和降结肠。腹膜后腔的边界分后侧、外侧、前侧以及及上下两端。其后侧主要有腰背筋膜及其包括的骶棘肌、腰方肌和腰大肌组成。起源于腰椎棘突的腰背筋膜向前侧及头侧延伸,包绕骶棘肌及腰方肌并构成后侧腹壁。腰背筋膜起源于腰椎的棘突向前方及上方延伸。在此过程中逐渐分成三层:后层、中间层以及前层(图3-2)。后层从后方包围骶棘肌并作为背阔肌的起点;中层在骶棘肌前方跟腰方肌隔开;前层则包在腰方肌的前方,是腹膜后间隙的后界。三层筋膜向前方延伸融合后

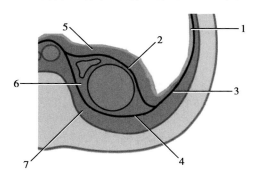

图3-1　腹膜后腔解剖模式图
1. 壁腹膜　2. 肾筋膜前层　3. 侧锥筋膜
4. 肾筋膜后层　5. 前肾旁间隙　6. 肾周间隙　7. 后肾旁间隙

与腹横肌相连。腹膜后腔的外侧跟腹膜外脂肪相延续止于外侧腹壁的腹横肌，前侧为腹膜。上端达膈肌，下端接续盆腔腹膜外脂肪等结构。

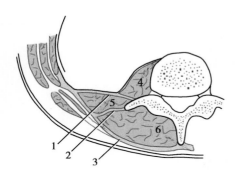

图 3-2　腰背筋膜
1. 腰背筋膜前层　2. 腰背筋膜中间层
3. 腰背筋膜后层　4. 腰方肌　5. 腰大肌
6. 竖脊肌

　　腹膜后腔内器官主要包括肾、肾上腺、输尿管、十二指肠以及胰腺等结构。有关肾解剖将在本章第 3 节单独讨论。

一、肾　上　腺

　　肾上腺的胚胎发育完全不同于肾。成人肾上腺最大横径约 3~5cm，重约 5g。呈橘黄色，较周围脂肪组织颜色深，非常易于辨认。双侧肾上腺均位于肾周筋膜内，靠结缔组织与肾上极相连。右侧肾上腺呈锥形，紧邻右肾上极，其前外侧为肝脏，前内侧为十二指肠，内侧紧邻下腔静脉，二者间有非常短的肾上腺中央静脉相连。有的右侧肾上腺会发出一支伸向下腔静脉的后方。左侧肾上腺多呈新月形，位于左侧肾上极的内侧，其下方紧邻左侧肾蒂。其前面及上方紧邻胃底、胰尾以及脾的血管。

　　肾上腺的动脉血管支配较丰富，根据血管来源的不同分为 3 组（图 3-3）。分别来源于同侧膈下动脉、主动脉以及同侧肾动脉。而静脉的回流两侧不同，左侧肾上腺小静脉在腺体下端外侧汇集成左侧肾上腺中

央静脉，向下直接汇入左肾静脉。右侧肾上腺内侧紧贴下腔静脉，此处发出中央静脉直接汇入下腔静脉。肾上腺的淋巴管则伴随着静脉系统的走行汇入腹主动脉旁淋巴结。

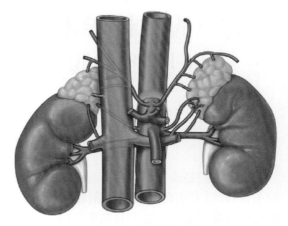

图 3-3　肾上腺血管

二、输　尿　管

　　输尿管是位于腹膜后的管状器官，起于肾盂输尿管连接部止于膀胱。输尿管位于肾静脉的下方沿着腰大肌的前缘下行。右侧输尿管的前方有升结肠、盲肠、结肠系膜以及阑尾。左侧输尿管前方主要是降结肠、乙状结肠及其系膜。生殖血管在上 1/3 处跨过输尿管，左侧汇入左肾静脉，右侧汇入腔静脉。输尿管向下方跨过髂血管分叉处后进入骨盆，此点可以作为一个解剖标志。输尿管沿盆壁继续下行，在女性盆腔内子宫动脉跨过输尿管形成所谓的"桥下流水"。

　　输尿管有 3 个生理性狭窄：肾盂输尿管连接部、跨髂血管处以及膀胱壁内段。为了方便对输尿管相关疾病的描述，人为地将输尿管进行了分段。其中一种是以骶骨为标志将输尿管分了上、中、下三段：肾盂至骶骨的上缘为上段；骶骨上下缘之间为中段；骶骨下缘至膀胱为下段。还有一种分法将

输尿管分为腹腔段及盆内段两段；从肾盂到髂血管为腹腔段，髂血管以远到膀胱为盆内段。

输尿管的血供来源于其向下行走过程中不断加入的动脉血供分支。其中在髂血管以上其动脉分支均来源于输尿管的内侧，而在髂血管以下，也就是盆内段输尿管的动脉供应均来源于其外侧（图3-4）。不同部位的输尿管其动脉来源也不同。上段输尿管血供主要来源于肾动脉、生殖动脉、腹主动脉以及髂总动脉。进入骨盆后不断有小的动脉分支加入。分别来自髂内血管及其分支，膀胱以及子宫的血管，甚至直肠中动脉以及阴道动脉。这些众多小动脉进入输尿管后先是在外膜内沿输尿管纵轴走行并广泛发出吻合支彼此交叉形成动脉丛。这种特殊的动脉结构使得在不破坏输尿管的外膜的前提下，我们可以在腹膜后完整游离输尿管而不用担心其血供受损。输尿管的静脉和淋巴是同动脉伴行的，也就意味着不同部位的输尿管其淋巴回流也是有区域性的。在盆腔内输尿管的淋巴回流主要是髂内、髂外及髂总淋巴结群；在腹腔内，左侧输尿管淋巴主要回流入左侧腹主动脉旁淋巴结群，右侧输尿管淋巴主要回流入腔静脉旁以及腹主动脉腔静脉间淋巴结群；而近肾盂的输尿管其淋巴回流同侧肾。

三、十二指肠

十二指肠与右侧肾有着密切的解剖关系。十二指肠损伤的治疗非常困难，在行右侧肾相关手术操作时应该避免操作不当所致的十二指肠损伤。十二指肠分球部、降部、水平部及升部四个部分。十二指肠降部是十二指肠的第2部，长约7～8cm，由十二指肠上曲沿右肾内侧缘下降，至第3腰椎水平，弯向左侧，转折处为十二指肠下曲。由于十二指肠属于次级腹膜后位器官，因此十二指肠跟右侧肾位于腹膜后，被肾周筋膜所包裹。在游离右侧肾内侧时常常可以看到近邻的十二指肠降段。

四、胰　　腺

胰腺是人体第二大消化腺，位于胃的后方。在第1、2腰椎处横贴于腹后壁，其位置较深。胰腺形态细长，可分为胰头、胰体和胰尾三部分。胰头部宽大被十二指肠包绕。胰体为胰的中间大部分，横跨下腔静脉和主动脉的前面。胰尾较细，伸向左上，至脾门后下方。支配胰腺的动脉血供主要来源于主动脉以及肠系膜上动脉的分支。脾动脉沿着胰腺的上方走行并发出分支供应胰腺的颈部、体部及尾部。胰十二指肠上动脉以及胰十二指肠下动脉沿着胰腺头部与十二指肠交界处的前后走行主要供应胰头。胰腺体部及颈部的静脉主要回流入脾静脉，而头部主要回流入肠系膜上静脉以及门静脉。胰腺与左侧肾关系密切，位于左肾内侧上后方。在游离左肾内侧时常可以看到脾动脉及下方的胰腺，其色泽苍白，表面不平。还应注意与周围的脂肪以及肾上腺相鉴别。

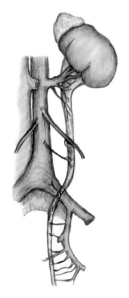

图 3-4　输尿管的动脉血供特点

第二节　肾周围筋膜解剖

一、腹膜后间隙的划分

腹膜后间隙是个潜在间隙，位于后腹膜壁层与腹后壁腹横筋膜之间。其范围向上到膈肌，向下可延续至盆腔腹膜外间隙。其内筋膜结构复杂将腹膜空间划分为不同的间隙，如肾周间隙、肾旁间隙等。腹膜后间隙的划分及其通连关系一直被国内外专家不断地认识与研究之中。20 世纪 40 年代 Congdon 提出一个解剖名词"侧锥筋膜"，Meyers 研究发现肾前后筋膜在肾外侧融合成单一的侧锥筋膜（side cone fascia），后者经升结肠的后方伸向前外侧附着于结肠旁沟附近的腹膜。Meyers 提出以肾筋膜为主要划分标志，将腹膜后间隙分为：①前肾旁间隙，该间隙位于壁层后腹膜与肾筋膜前层以及侧锥筋膜之间；②肾周间隙，该间隙位于肾筋膜前后层之间，形似倒置的锥体；③后肾旁间隙，该间隙位于腹横筋膜与肾筋膜后层及侧锥筋膜之间（图 3-1）。因腹膜后间隙构成较复杂，这些筋膜和间隙之间的关系至今仍存在很大的争议。

邱剑光等人采用微创解剖、断层解剖、影像解剖结合临床腹腔镜手术研究发现肾前筋膜分三层，即在肾的前方可以观察到 3 层筋膜：结肠融合筋膜、肾前融合筋膜和肾筋膜前层。在肾门以内，结肠融合筋膜的后方，可见到位于胰十二指肠前、后方的胰十二指肠前、后融合筋膜。胰十二指肠前后融合筋膜形成胰十二指肠间隙，容纳胰十二指肠和系膜内结构。结肠融合筋膜和结肠脏腹膜对应形成结肠间隙，容纳结肠和结肠系膜内结构（血管、神经、淋巴管、脂肪）。结肠融合筋膜附着在肾前融合筋膜前方，结肠融合筋膜与肾前融合筋膜附着部的最外方止点即为 Toldt 线。肾前融合筋膜向外侧与壁腹膜相延续，向内侧居于结肠融合筋膜和胰十二指肠后融合筋膜的后方，并为它们提供附着面。两侧肾前融合筋膜在腹主动脉的前外侧与同侧结肠融合筋膜内侧相延续。

在肾的后方，可观察到两层筋膜：侧锥筋膜和肾筋膜后层。腰肌筋膜覆盖于腰方肌和腰大肌前方，在肾门水平，腰肌筋膜于腰方肌外缘分成两层：后层走行于腹横肌深面，与腹横筋膜相延续；前层走行于肾筋膜后叶浅面，构成侧锥筋膜。侧锥筋膜向前走行并附着于壁腹膜外侧。在肾门水平，侧锥筋膜向前与壁腹膜外侧附着达腋前线水平，在此水平脱离壁腹膜形成筋膜桥。筋膜桥向前内方走行与腹横肌深面的腹横筋膜相愈着，筋膜桥将腹膜外间隙分隔成腹膜外脂肪间隙和肾旁间隙，分别容纳腹膜外脂肪和肾旁脂肪。

侧锥筋膜、肾前融合筋膜和腰肌筋膜围成肾周筋膜间隙。肾周筋膜间隙内容纳肾筋膜间隙、肾上腺间隙和生殖血管间隙。肾筋膜围成肾筋膜间隙，其内容纳肾、肾周脂肪、肾盂输尿管及其周围脂肪和筋膜鞘。肾筋膜可分为三个部分，位于侧锥筋膜深面的是肾筋膜后层，位于肾前融合筋膜深面的是肾筋膜前层，第三部分位于腰肌筋膜前方。它们之间平滑延续，并无明显分界。

肾上腺间隙的前界是肾前融合筋膜，内侧界是膈筋膜，外侧界是肾筋膜，肾上腺位于前述的肾筋膜间隙内。在肾门以下，肾筋膜与肾前融合筋膜之间形成生殖血管间隙，容纳生殖血管。侧锥筋膜与腹横筋膜围成肾旁间隙，内有肾旁脂肪。值得注意的是肾周脂肪不包绕肾盂输尿管，肾盂输尿管有其独立的周围脂肪和肾盂输尿管鞘。肾盂输尿管鞘从肾窦前后唇发出，包绕肾盂、输尿管及其周围脂肪。肾盂输尿管周围脂肪是肾窦脂肪的延续。在肾下半水平,肾盂输尿管游离度较高,可随呼吸与肾一起上下移动。在肾下极水平,肾盂输尿管鞘的后壁与腰大肌筋膜愈着,输尿管走行于腰大肌前方,此部输尿管不随呼吸移动。

二、肾周筋膜附着关系

肾筋膜向下的附着关系。肾筋膜前层在肾下方平面,内侧份沿着输尿管的前方下行进入小骨盆,外侧份在降结肠的后方延伸下行。肾筋膜后层在肾下方平面,内后缘附着于腰方肌,外前份与肾筋膜前层汇合成侧锥筋膜。而在下行过程中肾筋膜后层逐渐向前向内移位并附着于腰大肌,在髂窝区附近与肾筋膜前层融合后继续向下行,覆盖在内输尿管前方、生殖血管至腹股沟。有的则在肾下方平面肾筋膜后层下行过程中逐渐消失,肾筋膜前层继续向下行覆盖生殖血管至腹股沟。两侧肾周筋膜的附着关系因解剖毗邻的差异导致稍有不同。

国外学者通过骶前腹膜后注射气体或液体的方法研究腹膜后间隙,结果表明肾筋膜下方是圆锥形,在下方有一定程度的开放。肾周间隙、前肾旁间隙、后肾旁间隙等腹膜后三个间隙在锥口下可互相通连,从而可以解释临床上所观察到的胰腺炎产生的积液和胰腺脓肿形成的气体可以进入后肾旁间隙。此外还有说法是肾筋膜下方与输尿管疏松融合,与髂筋膜部分融合从而使肾周间隙向下开放至骨盆。而国内学者行影像学研究发现末端封闭的肾筋膜圆锥左右侧分别占72%和76%,其下方封闭,从而阻止肾周间隙在下方与前后肾旁间隙交通。筋膜融合后继续向下延伸,从而致前后肾旁间隙在下方仍不通连。此外,部分肾筋膜前后层在下行过程中逐渐消失,使肾筋膜圆锥未闭。肾周间隙向下延伸至腹股沟深面,由于肾周筋膜前层向下继续延伸,肾旁前后间隙在下方仍不通连。此类型左右侧分别占28%和24%。

肾筋膜向上的附着关系。Meyers认为肾周筋膜前后层在肾上腺上方融合后再向上续于膈下筋膜,肾周间隙上方呈封闭状态。此观点因容易理解得到多数学者的支持。Raptopoulos提供了该理论的影像学研究支持。而国内外也有学者有不同的见解。有学者研究发现左侧肾筋膜前层在肾上极平面以上,内侧与胃后壁腹膜或膈下筋膜融合,外侧与脾脏的腹膜融合。在肾上极以下左侧肾筋膜前层与腹膜或胰腺被膜融合。后层与膈下筋膜的融合位置位于肾上极以下,表现为外高内低的斜线。右侧肾筋膜前层与腹膜的融合位置均在肾上极以下,呈内高外低斜线。双侧肾筋膜后层与腹膜融合位置均在肾上极以下平面,所以在手术中游离肾外侧时需小心,注意勿伤覆盖于筋膜之下的膈肌。右侧肾筋膜前层在肝肾隐窝处与壁层后腹膜融合。右侧肾筋膜前层与腹膜的融合位置以L_{1-2}椎体平面为主,出现率约70%以上,也呈内高外低趋势。右侧肾筋膜后层与膈下筋膜的融合位置也位于肾上极以下平面,表现为外高内低。

肾筋膜在上方变异较大,所以肾周间隙向上的通连关系一直备受争议,根据Meyers的理论,肾周间隙在上方包裹肾上腺处于封闭状态。但尸体解剖及影像学研究发现左侧肾筋膜前层在肾上极以上与腹膜融合,后层与膈下筋膜融合,肾筋膜前后层向上开放,导致肾周间隙向上与腹膜外间隙相通。而有的前层在肾上极以上平面,外侧与腹膜融合内侧前后层均与膈下筋膜融合,导致肾周间隙外侧向上与腹膜外间隙相通,内侧向上因止于膈肌而未与腹膜外间隙相通。而右侧肾筋膜前后层在肾上方均不融合,肾周间隙向上与肝裸区相通。

第三节　肾的解剖及毗邻

一、肾的胚胎发育

肾、输尿管、生殖腺及生殖道主要器官均起源于间介中胚层。胚胎发育第 4 周，随着胚体侧褶的形成，间介中胚层逐渐向腹侧移动，在头段形成阶段性排列的细胞团，称生肾节，是前肾的原基。在胸、腰、骶部形成左右两条纵行不分节的索状结构，称生肾索。在第 4 周末，生肾索进一步增生，在背主动脉两侧形成左右对称的一对突向体腔的纵行隆起，称尿生殖脊。它是肾、生殖腺及生殖道管发生的原基。尿生殖脊进一步发育，中间出现一条纵沟，将其分为外侧粗而长的中肾脊和内侧细而短的生殖腺脊。人胚肾的发生分为三个阶段，即从胚体颈部向盆部相继出现的前肾、中肾和后肾。前肾和中肾是生物进化过程的重演，后肾才是人类永久的肾。前肾又称原肾，在人类无功能意义。中肾发生在前肾尾端。第 4 周末，由中肾脊发出多根中肾小管，其内侧端彭大凹陷形成双层杯状的肾小囊，内有从背主动脉分支而来的毛细血管球，两者组成肾小体。中肾小管外侧连接于前肾管，从此前肾管改称为中肾管，又称 Wolff 管。至第 2 个月末，中肾大部分退化。第 5 周初，后肾开始形成。它起源于输尿管芽和生后肾组织两个部分。输尿管芽是指左右中肾管末端近泄殖腔处向背侧长出的一个盲管。其主干形成输尿管，向胚体头侧延伸，长入生后肾组织中，其末端膨大并反复分支，形成肾内集合系统。集合小管的末端呈 T 形分支，引导盲端并诱导附近生后肾组织分化为肾单位。生后肾组织是中肾脊尾端的中胚层组织。其外周部分演变为肾的被膜，中央部分形成肾小球。由于后肾发生于中肾脊的尾侧，故肾的原始位置较低。随着胚体的生长和输尿管芽的延伸，肾的位置逐渐上升至腰部。原来朝向腹侧的肾门，逐渐转向内侧。

二、肾实质解剖结构

肾（kidney）为红棕色的豆状成对的腹膜后器官，男性肾约 150g，女性肾约 135g。肾上下长径约 10～12cm，左右横径约 5～7cm，厚度约 3cm。右侧肾由于肝脏在其上方的占位效应导致发育得较左侧短而宽。肾的外缘有时可见局部肾实质向外突起，是一种正常的肾的形态局部变形，多见于左肾，属于正常变异，需与占位鉴别。左肾较右肾稍大，肾纵轴上端向内、下端向外，因此两肾上极相距较近，下极较远。肾纵轴与脊柱所成角度为 30°左右。肾一侧有一凹陷，叫做肾门，它是肾静脉、肾动脉出入肾以及输尿管与肾连接的部位。这些出入肾门的结构，被结缔组织包裹，合称肾蒂。肾门向肾内延续的腔隙，称为肾窦，由肾实质围成，其内含有肾的血管、淋巴管、肾盏等结构。这些结构被脂肪围绕着，所以在一些切开肾实质的手术，如肾部分切时可以作为解剖标志。肾的实质分两层，肾皮质和肾髓质。从大体标本切面上看髓质颜色较深，呈数个独立的圆锥状结构，称为肾锥体。肾的髓质就是由这些肾锥体构成的。延伸在肾锥体之间的肾皮质结构呈柱状叫肾柱。其内有从肾窦发出的肾血管分支。肾锥体的尖端包在肾小盏内成乳头状，称为肾乳头（图 3-5）。

三、肾的毗邻及筋膜

左侧肾较右侧肾位置偏高约 1～2cm。此外，呼吸、体位均会影响肾的位置。一般来讲，右侧肾上缘平第 1 腰椎椎体上缘，下缘平第 3 腰椎椎体下缘。左侧肾则位于 12 胸椎与第 3 腰椎之间。双侧肾后方毗邻解剖结构基本相同。上 1/3 为膈肌，下 2/3 为腰大肌、

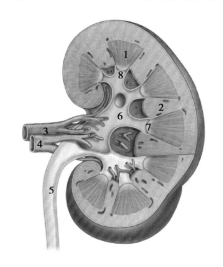

图 3-5　肾实质解剖
1. 肾锥体　2. 肾柱　3. 肾动脉　4. 肾静脉
5. 输尿管　6. 肾大盏　7. 肾乳头　8. 肾小盏

腰方肌以及腹横肌肌腱。右侧肾前面上部分为肝所覆盖，二者隔着壁腹膜。联接二者的壁腹膜被称为肝肾韧带。右侧肾内侧紧邻十二指肠。前面下方则为结肠肝曲所覆盖。左肾上方为脾脏和胰尾，其中胰腺的血管紧邻左肾肾门及上极。同样位于脾肾之间的腹膜称为脾肾韧带。左肾前下方则被结肠脾曲所覆盖。肾上腺位于脂肪囊内紧贴两侧肾的上极。Gerota 筋膜是包着肾及其周围脂肪的一层膜。分别在上方、内侧及外侧包绕肾。在肾上方及外侧 Gerota 筋膜是闭合的，并且双侧 Gerota 筋膜在内侧是互相融合的，其下方是开放的。

四、肾 的 血 管

在肠系膜上动脉下方第 2 腰椎水平有主动脉及下腔静脉分别发出肾动脉及肾静脉。静脉在动脉的前方，所以腹膜后腔镜下切除肾时由后向前游离肾蒂可以首先切断肾动脉。右肾动脉在离开主动脉后向下走行进入右肾，而左肾动脉几乎是呈水平走行。肾动脉除了供应肾外，还有分支供应肾上腺、肾盂

及输尿管。进入肾后肾动脉至少会发出 4 个以上分支，以 5 支为最常见（图 3-6）。这些分支称段动脉，它们供应肾不同部位的血供，彼此没有交通支。首先，肾动脉在进入肾门之前会发出一支后段动脉，前段动脉一般有 4 根，从上到下分别是尖段动脉、上段动脉、中段动脉以及下段动脉。前后段动脉之间有一个无血管平面，沿肾长轴走行，位于肾外侧缘稍偏后。在此区域切开肾，出血不多。临床可以采用此平面行肾切开手术或作为经皮肾镜通路选择，可以减少术中出血的发生。肾动脉进入肾窦后分支为叶动脉，其在肾实质内继续分支为叶间动脉走行于肾柱中。在肾锥体基底部，也就是皮髓质交界处分支为弓状动脉并改变方向沿皮髓质交界水平走行。弓状动脉放射状向皮质发出小叶间动脉并次级分支出入球动脉到肾小球。肾的小叶间静脉引流肾小球后毛细血管内的血液。肾的静脉通过肾包膜下静脉丛与肾周脂肪内的静脉广泛交通。伴行于肾的动脉系统，静脉血液依次汇流入小叶间静脉、弓状静脉、叶间静脉、叶静脉以及段静脉。段静脉汇流成 3~4 支静脉主干后在汇集成肾静脉。左侧肾静脉较右侧长而且血管壁也较右侧厚。肾的静脉系统广泛交通，所以切断或破坏肾的静脉不会影响某特定区域的血供。右肾静脉长约 2~4cm，没有分支。而左肾静脉长约

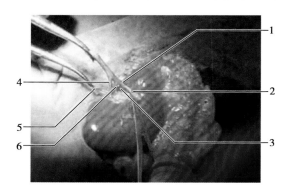

图 3-6　肾动脉分支
1. 尖段动脉　2. 后段动脉　3. 上段动脉
4. 下段动脉　5. 肾静脉　6. 中段动脉

6~10cm，回流入下腔静脉的位置较右肾静脉稍偏上。通常有3支血管回流入左肾静脉，分别是上方的1支肾上腺静脉，后方1~2支的腰静脉以及下方的1支生殖静脉。

约25%~40%的肾血管会发生正常变异，最常见的是多支肾动脉，最多可达5支。该变异以左侧多见，单侧多支肾动脉约占23%，而双侧多支肾动脉占10%。从主动脉发出后通过肾门进入肾或者直接进入肾实质。有时候右侧肾下极动脉发出后从下腔静脉前方跨过。此外，双侧下极动脉都有可能压迫肾盂输尿管连接部导致梗阻（图3-7）。肾静脉变异相对少见。右侧肾会出现重复肾静脉，左侧肾静脉在左肾动脉周围分支前后包绕肾动脉。

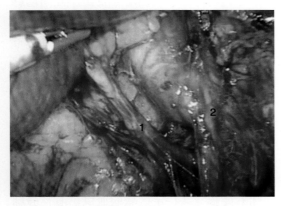

图3-7 肾下极动脉压迫输尿管（经腹膜后）
1. 肾下极动脉 2. 输尿管狭窄处

肾淋巴回流伴随着肾的血管，经肾柱回流到肾窦形成几条大的主干。出肾门后跟来自肾背膜、肾周组织以及上段输尿管的淋巴管汇合后流入位于肾门肾静脉周围的淋巴结。此后的淋巴引流左右两侧不同。左侧引流主要汇入左侧主动脉旁外侧淋巴结群。这些淋巴结主要位于肠系膜下动脉跟膈肌之间主动脉的前后方。偶尔，有些淋巴管汇入膈脚后淋巴结或直接汇入胸导管。右侧主要汇入右侧主动脉腔静脉间淋巴结群和腔静脉旁淋巴结群。其中包括从髂总动脉与膈肌之间的腔静脉前后的淋巴结。偶尔也有右侧淋巴回流入膈脚后淋巴结或流入左侧主动脉旁外侧淋巴结群。

五、肾的集合系统

通常肾有7~9个肾乳头，其外侧包裹着肾小盏（图3-5）。集合管将过滤过的尿液通过肾乳头排入肾小盏。肾盏分前排肾盏和后排肾盏，二者之间的夹角约90°。前排肾盏在肾内空间方向由肾盂伸向肾的外侧缘，而后排肾盏则直接伸向肾后方。肾小盏最后汇集成3~4个肾大盏，即通常所说的上、中、下三盏，最后汇入肾盂。

六、肾的神经支配

来自胸8的交感神经节前神经节到达腹腔干以及主动脉肾神经节，再由此发出节后纤维通过围绕在肾动脉周围的自主神经丛进入肾。来自迷走神经的副交感神经纤维跟交感神经纤维伴行到达肾动脉周围自主神经丛。自主神经主要调控肾血管的收缩及舒张。交感控制血管收缩，副交感控制舒张。但是自主神经系统对肾排泌功能的影响并不大。

第四节 腹腔镜下上尿路解剖标志

目前，肾手术主要通过两个途径来完成，即经腹腔途径和经腹膜后途径。腹腔镜下手术视野与开放手术无本质不同，但是因为视角的改变以及视野的放大作用使得组织结构辨识困难，需要术者在理解大体解剖的基础上做出适当的调整。

一、经腹膜后途径腹腔镜下肾手术的主要解剖标志

经腹膜后途径腹腔镜下肾手术的主要解

剖标志相对经腹腔途径而言对初学者更为陌生，因为腹膜后腔是一个潜在的人为造成的一个间隙，所以组织间分界有时不是很明确，需要逐步的适应，建立立体式解剖概念。术中主要解剖标志有以下方面：

1. 腹膜及腹膜返折线（图 3-8）　首先使用普通气囊扩张法或者使用 IUPU 法成功建立最初的腹膜后腔后，插入镜子就可看到腹膜后脂肪，颜色比肾周脂肪要浅，二者在腹腔镜光线的照耀下对比非常明显。腔隙的腹侧上方即为腹膜的位置，腹膜后脂肪较多时需要游离脂肪后才能看清。在光线的作用下，腹膜略显淡蓝色，但腹膜返折线为白色。

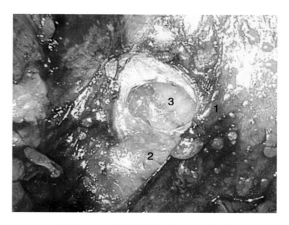

图 3-9　侧锥筋膜及 Gerota 筋膜

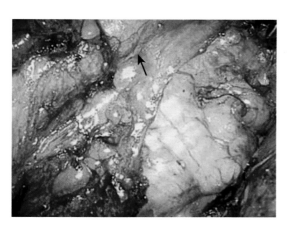

图 3-8　腹膜返折

2. 侧锥筋膜及 Gerota 筋膜（图 3-9）　清除完腹膜后脂肪，手术视野正前方及下方是一层膜，即侧锥筋膜。纵行打开侧锥筋膜后可以看到包裹在肾周脂肪周围的 Gerota 筋膜，较侧锥筋膜薄而透明。打开 Gerota 筋膜后就可以看到肾周脂肪。

3. 后腹壁肌肉及弓状韧带　腹腔镜下观察后腹壁，上部为膈肌的腰部，下部为腰方肌和腰大肌。膈肌的腰部与腰方肌、腰大肌上下交叉移行，形成肌肉的分界线。膈肌腰部附着在腰方肌和腰大肌表面的组织形成白色增厚的韧带结构（图 3-10）。附在外侧腰方肌表面的为外侧弓状韧带，中间的是附在

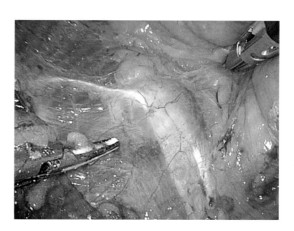

图 3-10　弓状韧带

腰大肌表面的内侧弓状韧带，最内侧靠近脊柱的是膈肌脚。内侧弓状韧带横行向脊柱方向延续贴近肾门。弓状韧带与膈肌脚呈弧形走向脊柱，与肾动脉形成镜像。利用肾动脉和膈肌脚"Ⅴ"形镜像的位置关系，可以推断对侧被脂肪组织遮盖的肾动脉走行方向，能够较容易地定位分离出肾动脉（图 3-11）。

4. 肾蒂周围结构辨识（图 3-12）　通过肾动脉的搏动，我们可以找到肾动脉鞘。打开肾动脉鞘可以看到表面光滑而有弹性的肾动脉。肾动脉的变异较多，在分离时需要仔细辨识。行肾切除时切断肾动脉后，用钳子钳夹临时阻断肾静脉血流。如果肾静脉越发充盈则提示有其他变异动脉存在的可能。

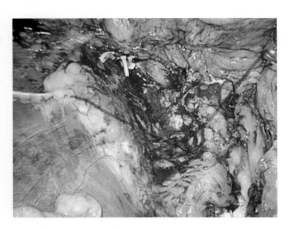

图 3-11　弓状韧带与肾动脉镜像

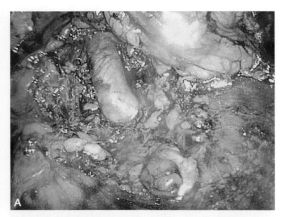

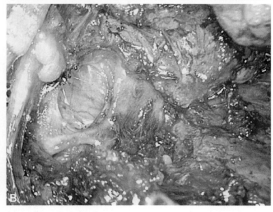

图 3-12　肾蒂周围结构
A. 肾动脉；B. 肾静脉

肾静脉一般位于肾动脉的后上方，左侧肾静脉一般有 3 个分支：上方的肾上腺中央静脉，后方的腰静脉，下放的生殖静脉。但有

时也会有变异，比如 2 支腰静脉，腰静脉汇入生殖静脉等。尽管多支肾静脉很少见，在分离时我们也应注意。

5. 肾上腺（图 3-13）　右侧肾上腺位于肾的上方，而左侧位于肾的内上方，与左侧肾蒂紧邻。肾上腺的颜色为金黄色，与周围的脂肪组织有明显的不同，很容易辨识。

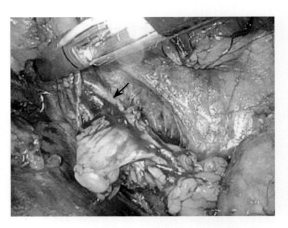

图 3-13　肾上腺

6. 生殖血管及输尿管（图 3-14）　在肾下极水平继续沿腰大肌向下游离，可见一条紧贴腰大肌表面向盆腔方向走行的白色索条状结构即为输尿管。生殖血管位于其内下方。有时镜下可见输尿管的蠕动波，而生殖血管则不会蠕动，其管腔颜色较深。周围脂肪组织较多，游离时出血常会造成二者辨识

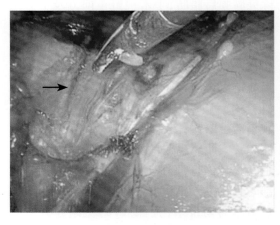

图 3-14　输尿管

困难,可以沿管腔向上游离,见到最后汇入肾盂、肾静脉或下腔静脉即可鉴别。

7. 十二指肠（图 3-15）　右侧肾切除需注意十二指肠,防止损伤。十二指肠位于右肾内侧。十二指肠降部是十二指肠的第 2 部,长约 7～8cm,由十二指肠上曲沿右肾内侧缘下降,至第 3 腰椎水平弯向左侧。

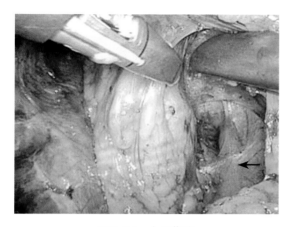

图 3-15　十二指肠

二、经腹途径腹腔镜肾手术的主要解剖标志

基于传统开腹手术的经验,经腹途径腹腔镜肾手术的主要解剖标志大家会更容易理解。主要有以下几个方面:

1. 侧腹膜（图 3-16）　经腹途径切除肾

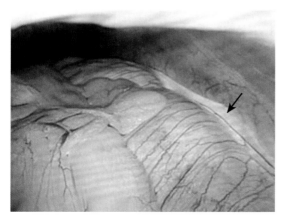

图 3-16　侧腹壁及 Toldt 线

需要首先打开侧腹膜,可以沿着 Toldt 线或其上方纵行剪开。Toldt 线是右侧升结肠及左侧降结肠外侧腹膜壁层及脏层的交界处形成的一条线,位于结肠外侧沟内。沿着 Toldt 线打开侧腹膜才能将结肠向内侧游离暴露肾。

2. 结肠韧带（图 3-17）　完全游离结肠除了沿 Toldt 线打开侧腹膜外,在左侧手术需要完全打开脾结肠韧带,在右侧需要完全打开肝结肠韧带。如此才能完全将结肠翻向内侧暴露肾。右肾上极肝结肠韧带下有一片"裸区",没有结肠的覆盖,打开即为 Gerota 筋膜,在脂肪较少的患者可以直接看到肾上极实质。

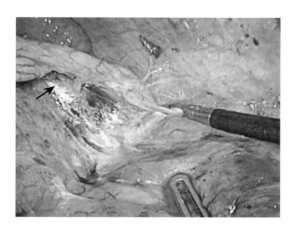

图 3-17　结肠韧带

3. 结肠融合筋膜及 Gerota 筋膜前层（图 3-18）　经腹腔入路打开结肠融合筋膜后即为 Gerota 筋膜前层,二者之间为无血管的平面,沿着此平面游离能够做到根治性肾切除的效果。

4. 肾蒂（图 3-19）　经腹途径与腹膜后途径不同,处理肾蒂时首先看到的往往是肾静脉。如果肾蒂游离困难,可以抬起肾的下极由下向上游离至肾蒂,或者在肾下极游离出生殖静脉后向上游离至肾静脉。肾动脉往往在肾静脉的深处偏上,当然还需注意各种变异情况。

5. 输尿管（图 3-20）　输尿管是肾盂的

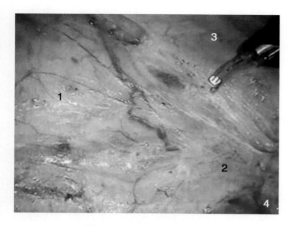

图 3-18　结肠融合筋膜
1. Gerota 筋膜　2. 结肠融合筋膜
3. 侧腹膜　4. 降结肠

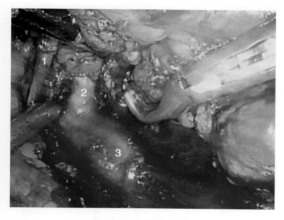

图 3-19　肾蒂血管
1. 肾静脉　2. 肾动脉　3. 主动脉

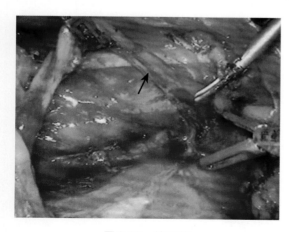

图 3-20　输尿管

管状延续,在腰大肌的前方下行。可以沿着肾的下极向下游离找寻。需注意的是生殖血管由内侧向外侧跨过输尿管,注意辨识。

6. 胰腺(图 3-21)　左肾上方为脾脏和胰尾,其中胰腺的血管紧邻左肾肾门及上极。经腹腔游离左肾内侧时可碰触胰腺体尾部,动作需小心仔细。胰腺颜色较周围脂肪苍白,注意鉴别。

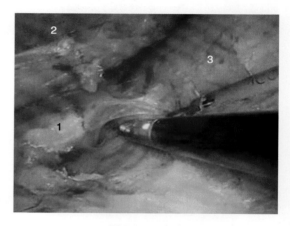

图 3-21　胰腺
1. 胰腺　2. 脾脏　3. 左肾

（王建伟）

参 考 文 献

1. Alan J, Wein. Campbell-Walsh urology. 9th ed. Philadelphia:Saunders-Elsevier,2007.

2. 郭应禄. 泌尿外科内镜诊断治疗学. 北京:北京大学医学出版社,2004.

3. 马潞林. 泌尿外科腹腔镜手术图谱. 北京:人民卫生出版社,2007.

4. 张旭. 泌尿外科腹腔镜手术学. 北京:人民卫生出版社,2008.

5. 邱剑光,陈锡慧,袁晓旭等. 腹膜后间隙筋膜分层及筋膜间隙的临床解剖学研究. 中国临床解剖学杂志,2009,27(3):251-255.

6. Congdon ED. The cone of renal fascia in the adult white male. Anat Rec,1941,80:289-313.

7. Raptopoulos V,Touliopoulos P,Lei QF,et al. Medial border of perirenal space:CT and anatomic correlation. Radiology,1997,205:777-784.

8. 漆锐,周翔平,陈卫霞等.多层螺旋 CT 对成人活体肾筋膜向上附着的解剖研究.四川大学学报（医学版）,2012,43（2）:196-199.

9. Meyers MA. Dynamic radiology of the abdomen:normal andpathological anatomy. 5th ed. New York:Springer-Verlag,1994.

10. 漆锐,周翔平,余建群等.急性胰腺炎活体肾筋膜向下附着的 CT 解剖学研究.生物医学工程学杂志.2014,31:332-335.

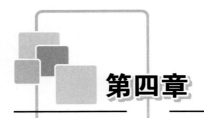

第四章

肾癌微侵袭治疗的麻醉

随着医学技术的不断进步,手术器械的不断更新,一些传统的开放手术向着手术创伤更小、恢复时间更短的"微创"手术发展。在泌尿外科领域,肾癌根治术也向着"微创"的方向大步前进着,从开放手术到小切口手术,再到后腹腔镜手术,以及新兴的单孔腹腔镜和射频消融治疗肾肿瘤等,使得我们在行肾癌根治术时的选择变得多种多样。

肾细胞癌是泌尿系统常见肿瘤,国外资料统计肾肿瘤占全身肿瘤的3%,随着人口寿命的延长及医学的发展,肾肿瘤发病率呈上升趋势。肾癌根治术是肾细胞癌的传统治疗方法,但其创伤大、对年老体弱者更不适合。近年来,微创尤其是保留肾单位的手术因其创伤小等优点而应用日见增多。

对于麻醉科医生而言,尽管可选择的麻醉方法有若干种,但微创手术采用何种技术和形式以及手术部位不同对患者的病理生理影响均可有不同表现,麻醉管理及方法迥异。

另外,由于微创手术技术的日臻成熟,效率不断提高,过去许多在传统外科手术条件下需要住院接受治疗的患者,现在已经转化为门诊手术,因此促进了门诊日间手术(day surgery)的发展。较之传统手术的麻醉,日间麻醉的要求更高,不仅要求起效快、术中安全平稳,而且要求术后恢复快、即时苏醒、无麻醉药的蓄积和残留作用、恶心呕吐等不良反应少,患者能早期离院,因此这在麻醉药物和麻醉方法选择方面就提出了新的要求和严峻挑战。

近20多年,麻醉学发展更加迅速,许多新的技术和新的麻醉药物在临床麻醉上得到推广应用,也大大促进了各种微创手术麻醉的开展,并在多个层面取得了可喜的成绩,同时也促进了麻醉学科的发展。

第一节 人工气腹对机体的影响

一、人工气腹(artificial pneumoperitoneum)

与传统开放手术相比,泌尿科腹腔镜手术必须在后腹膜腔建立一个腔隙。后腹膜腔内充满大量脂肪和结缔组织,人为建立一个腔隙会存在一定的创面。二氧化碳(CO_2)较易向周围组织弥散及吸收入血液中,加上一定的气腹压力更易引起高碳酸血症。高碳酸血症可刺激血浆儿茶酚胺含量上升2~3倍,产生拟交感肾上腺素反应,使平均动脉压(mean arterial pressure, MAP)和心率(heart rate, HR)加快,心肌收缩力增强。但高碳酸血症的直接作用是抑制心肌功能,使心搏指数与HR下降,二者中和的结果是高碳酸血症对血压和心率的影响不太大。此外,轻度的酸中毒有利于组织的摄氧,故术中可以允许CO_2轻度升高,但术中应监测血气分析,以氧分压能维持在正常范围为限,避免低氧血症的发生。后腹腔充气后,由于对肺部的压迫和手术体位的改变,可使肺顺应性下降20%以上,所以术中正压通气时,气道压力会上升。气道压和胸内压的增高,必然导致中心静脉压的升高。此外,我们还认为后腹膜腔直接注入高压CO_2:以撑开腹膜后脂肪和结缔组织,形成一人工腔隙的同时,直接压迫下腔静脉也是导致中心静脉压(central venous pressure,CVP)增高的原因。所以此时CVP增高并不意味着回心血量增多,而可能是静脉回流阻力增加,回心血量减少。后腹腔镜手术所致胸腔压力升高和膈肌上抬会导致心指数的下降,气腹时回心血量的减少和中心静脉压的增高及高碳酸血症,会导致心脏负荷增加,心脏氧的供需失衡,对上述因素不加以干预,对合并有心血管疾病者易导致心衰的发生。所以患者最好选择ASAI-Ⅲ级(美国麻醉师协会评分,american society of anesthesiologists,ASA评分),无严重脏器功能损害。同时采用了有创血压、CVP等有针对性的实时监测,麻醉过程中根据生理变化及时调整。当然对于ASAⅢ级以上的患者人工气腹并非绝对禁忌,因为微创手术对于此类患者仍然是有利的,所以必须根据术前实际情况和心肺功能进行判断!

二、人工气腹对肾功能的影响

腹压增加到一定程度肾功能即可受到明显影响,表现为肾血流量、尿生成量及尿肌酐清除率下降。有研究证明CO_2气腹能够降低肾血流量、降低肾功能。肾血流及肾功能下降的程度与患者术前肾功能状态,CO_2气腹持续时间及压力有关。实验中发现,气腹压力小于20mmHg时对肾功能影响轻微,但大于20mmHg时肾血流量和肾小球滤过率显著下降,肾血管阻力升高,大多数实验动物无尿。如直接对肾局部施加压力至15mmHg,可直接导致肾皮质灌注血流和尿生成减少,在压力解除后可逐渐恢复,其中机械刺激促使血浆肾素活性增加、肾血管收缩也可能是肾功能减退的机制之一。因此,临床中可考虑将腹内压控制在较低水平,以维持手术需要和保护肾功能,特别是长时间手术或肾功能不全患者,必要时术中使用利尿剂或小剂量多巴胺以促进尿生成。

第二节 腹腔镜手术麻醉前准备

一、术前评估

腹腔镜手术患者的术前评估主要考虑的是人工气腹对机体的生理影响以及患者对人工气腹的耐受性。ASAI-Ⅱ级的患者一般均可耐受腹腔镜手术及其麻醉,部分ASAI-Ⅲ级的患者可能存在实质脏器功能低下,但仍有一定代偿功能,因此认为术前治疗得当仍可选腹腔镜手术。人工气腹的相对禁忌证包括颅内高压、低血容量、脑室腹腔分流术后、先天性卵圆孔未闭等,先天性心脏病存在右向左分流患者禁忌行人工气腹腹腔镜手术。凡有以下情况,如严重慢性阻塞性肺部疾患、肺动脉高压、过度肥胖、严重贫血及凝血功能障碍、右心或全心衰病史,术前给予有效治疗后,采用剖腹手术并选择全身麻醉较为安全。

此外,心脏病患者应考虑腹内压增高和体位要求对血流动力学的影响,一般对缺血性心脏病的影响程度比充血性或瓣膜性心脏病轻,腹腔镜手术对患者机体其他生理影响不亚于传统开腹手术,但其术后的不良生理影响显然较之传统开腹手术轻得多,因此应综合考虑。

腹内压增高对肾血流不利,肾功能不全的患者应加强血流动力学监测,术中避免应用有肾毒性的麻醉药物。对于存在呼吸功能不全的患者,腹腔镜手术可能增加术中管理的困难,但对术后恢复较之传统开腹手术显然有更多优势。

二、术 前 用 药

术前用药应选择快速起效和恢复的药物,以适应腹腔镜手术术后恢复快的特点,同时达到减少麻醉药用量的目的,使得麻醉更加经济。常用的苯二氮䓬类药物须以作用时效较短的咪达唑仑为佳。

三、术 前 检 查

任何手术创伤对于机体都是一种打击。虽然腹腔镜手术创伤较小,仍然存在不同程度的应激反应。术前应对全身各系统行常规检查,以了解各主要器官的功能状况。术前血、尿常规、肝肾功能的实验室检查,胸部 X 线片和心电图检查,疑有心肺功能不全者应行心肺功能测定。

腹腔镜手术,多数依靠电凝或激光止血,难免止血不完善,因此要特别重视凝血机制的检测。包括出血时间、凝血时间、血小板计数、凝血酶原时间、凝血酶时间、活化凝血酶时间。

第三节 腹腔镜手术麻醉药物选择

由于绝大多数腹腔镜手术耗时短,对生理影响轻微,因此腹腔镜手术的麻醉用药应该选择对呼吸、循环和各实质器官的生理功能影响轻微、有起效-消除快速特征的药物,有利于快速加深麻醉,又有利于患者手术后迅速恢复。

一、静脉麻醉药物的选择

丙泊酚是唯一适用于微创手术的静脉麻醉药,美沙酮和依托咪酯具有和丙泊酚相同的消除动力学特征,且两者的苏醒时间和丙泊酚没有明显的差异,但它们有许多不足之处。依托咪酯适用于全静脉麻醉(TIVA),但术后患者恶心、呕吐的发生率高,并且对肾上腺皮质具有抑制作用。

丙泊酚具有止吐的作用,可让患者产生轻微的欣快感。丙泊酚可引起注射疼痛,通过一些措施可消除,丙泊酚也已经被证实可以使瑞芬太尼中央室的分布容积减 41%,清除率减 15%。丙泊酚经常用于较大手术的TIVA,用于麻醉诱导可以减少其他麻醉药的用量。

二、阿片类药物的选择

腹腔镜手术具有一个显著的特征,即在手术结束前的数分钟内,手术刺激会非常强烈,麻醉深度必须与之相适合,这对麻醉中阿片类药物的选择也起着重要的影响。瑞芬太尼是腹腔镜手术中阿片类药物的首选,其次是舒芬太尼和阿芬太尼,而芬太尼和吗啡则不适合,只作为最后的选择。其原因在于瑞芬太尼在体内的代谢途径是被组织和血浆中非特异性酯酶迅速水解,清除率高达 3000ml/min。有学者比较了阿芬太尼和瑞芬太尼分别用于丙泊酚全凭静脉麻醉,证实应用瑞芬太尼的一组患者苏醒快很多。

三、肌松药的选择

良好的肌松效果可以增加腹部的顺应性,利于腹腔充气达到一定的腹压(IAP),使手术野暴露更清晰,因此肌松药在麻醉管理中也是关键。腹腔镜手术中,外科医生结束腹腔内操作和最后缝合切口这一过程仅需要5~10分钟,在腹腔内操作时需要充分的肌松,而在切口缝合后,又要求肌松作用快速消除,以确保患者尽早清醒拔管。在手术结束前,静脉注射胆碱酯酶抑制剂拮抗肌松药的作用是常用的方法,但具有相当的风险性,因此现在临床上推荐腹腔镜手术麻醉使用恢复指数小的肌松药,或者根据手术时间来选择肌松药。手术时间在 2 小时内,建议选择维库溴铵或罗库溴铵;如果肌松在手术结束时需要加强,如肾取出时,建议仅给予琥珀胆碱;对于短小的手术如射频消融治疗肾肿瘤,建议选择短效的肌松药。

四、吸入麻醉药物的选择

目前微创手术麻醉的吸入麻醉药多选择异氟烷（isoflurane）、七氟烷（sevoflurane）、地氟烷（desflurane）等,首选异氟烷或地氟烷,其次是七氟烷和安氟烷。

第四节 腹腔镜手术麻醉方法的选择

一、区域和局部麻醉

只有极少数患者可以在区域或局部麻醉下完成腹腔镜手术,原因是围术期患者经常主诉腰背、肩部胀痛不适,甚至会出现面色苍白、出汗、心动过缓或伴有低血压、恶心、呕吐等血管迷走神经反应,因此患者对此项麻醉技术多不接受。产生上述不良反应的原因均与人工气腹过度膨胀牵拉腹膜激动迷走神经反射有关。

如果患者术前一般情况良好,术中体位要求不高,手术时间短,患者自愿配合,对于肾肿瘤射频消融术而言,我们可以选择局部麻醉并适当辅以镇静和阵痛麻醉药物,当然在手术进行到射频消融时可增加静脉麻醉药物用量,短时间使患者意识消除,但务必保留自足呼吸或保持气道畅通(常规备气管插管或喉罩等抢救用具)。

二、全身麻醉

气管内插管全身麻醉现已成为上腹部或耗时多的腹腔镜手术的首选麻醉方法,其麻醉诱导和维持原则与一般手术的全身麻醉相同,所不同的是强调患者能早期恢复,因此必须考虑药物间的相互作用对患者早期恢复的影响。

全身麻醉药的相互作用丙泊酚镇静催眠的血浆浓度是 3～5μg/ml 复合应用阿片类药物后其血浆浓度略微降低。研究表明,复合应用苯二氮䓬类或某一种阿片类药物,抑制 50% 的患者的切皮刺激反应所需的血浆浓度（Cp50i）可显著减少,而术前给予咪达唑仑一类的药物可以使 Cp50i 下降 50%。阿片类药和丙泊酚之间存在协同作用,二者之间是双向作用的,小剂量的阿片类药物可极大地减少丙泊酚的 Cp50i,但剂量增加时,并没有更大的效应。术前给予短效的苯二氮䓬类口服后,联合应用丙泊酚和瑞芬太尼是所有微创手术麻醉的理想配伍,可以满足手术、快速苏醒、患者舒适度和满意度等多方面的需要。

三、静脉全身麻醉药物配伍方案

丙泊酚-瑞芬太尼静脉全身麻醉:由于瑞芬太尼具有极短的半衰期,除了全麻诱导气管插管一次性给药外,均强调持续静脉输注或靶控输注。瑞芬太尼一次静脉注射后,会引起伴严重心动过缓的类迷走神经反应和严重的胸壁僵硬,前者可静脉注射阿托品和格隆溴铵处理,后者建议静脉注射神经肌肉阻滞剂。

吸入麻醉和平衡麻醉:除地氟烷外,采用单纯吸入性麻醉患者的苏醒时间均明显延迟。吸入异氟烷、恩氟烷和七氟烷 1.5MAC 90 分钟后,其苏醒时间均超过 30 分钟。显而易见,单纯吸入非地氟烷的吸入麻醉不适合微创手术。因此,微创手术麻醉采用吸入麻醉剂时,必须考虑与其他药物联合应用,即平衡麻醉。

在微创手术中,理想的平衡麻醉以吸入低溶解性的吸入麻醉药和即时半衰期较短的阿片类药物为佳,不仅可以缩短复苏时间,还能降低吸入高浓度麻醉剂产生的不良反应。

第五节　气管插管麻醉的气道管理

在微创手术中,气管插管全身麻醉是主要的麻醉方法。在机械通气的同时,既可保证有效供氧,又可有效排除 CO_2 的排出,可部分缓解因 CO_2 人工气腹导致的高碳酸血症。气管插管在维持气道管理中具有重要地位,但经常遗留气道损伤等并发症,因此相对微创手术而言,无论患者还是医生都心存顾虑。喉罩的问世为解决此问题发挥了重要作用,现已成为微创手术麻醉中气道管理的主要方法之一,并有逐渐取代气管插管的趋势。

喉罩(LMA)是由一个可充气的树叶形的硅树脂罩和橡胶连接管组成的气道用具。它可经口盲插或明视经口插入咽喉部,此时给喉罩气罩部位充气,膨胀的喉罩可以包绕并密封会厌和声门,围绕喉头而形成一个低压的密封罩,喉罩连接管通向口腔外可与呼吸机相连,可自主呼吸或正压通气。喉罩是比面罩更安全有效的一种通气道。经过培训的麻醉医师普遍认为插喉罩比气管内插管技术更容易掌握,它可以在平卧和侧卧的状态下成功置入。当气管插管失败时,喉罩可以作为一种后备气道用具。

一、喉罩置管的适应证

1. 需要气道保护而又不能行气管内插管的患者。

2. 需要快速控制气道,尤其是在快速诱导期,而插管又有困难时。

3. 仅供受训过的麻醉医师使用。

4. 面部或颈椎病的患者。

5. 门诊手术的全麻患者。

6. 紧急气道救援。

7. 困难插管。

8. 颈椎不稳定患者的全麻。

9. 当气管插管有困难、有风险或不成功时,可以用作急救通道和光纤管道。

10. 可用清醒或熟睡患者的支气管镜检。

11. 危重患者的 MRI 检查、CT 检查和介入治疗的呼吸道管理。

二、喉罩置管的禁忌证

1. 未禁食的患者。

2. 病态的肥胖患者、阻塞性肺部疾病或异常性口咽病变者。

3. 张口度难于通过喉罩者。

三、喉罩通气的优点

1. 使用方便、迅速,气道维持更容易。

2. 不需要喉镜,与气管插管比较,初学人员放置 LMA 的难度小,成功率高。

3. 对不需肌松的长时间手术,LMA 取代了面罩的作用。

4. 建立气道以便自主通气和控制通气。

5. LMA 的位置即使不很理想,也多能维持气道通畅。

6. 避免气管内黏膜损伤。

7. 在浅麻醉状态下也能耐受,耐受 LMA 比气管内导管所需的麻醉药量也减少。

8. 麻醉诱导和恢复期血流动力学稳定性提高,置管时眼压增高程度减少,麻醉恢复期咳嗽减少,氧饱和度提高,成人手术后咽痛发生率也降低。

四、喉罩通气的缺点

1. 密封效果不好,胃胀气发生率高,IP-PV 时会导致胃胀气。

2. LMA 比面罩更易出现食管反流,对未禁食的患者不能完全防止误吸。

3. 标准的喉罩不宜进行过强的正压通气。

4. 口腔分泌物增加,应用阿托品类药物可减少分泌物。

多种麻醉用药方案可改善 LMA 置入条件。除局麻外,那些抑制咽部反射而不引起过度循环呼吸抑制的药物都是理想选择。丙泊酚是最广泛应用于 LMA 置入的诱导,局部利多卡因喷雾后使用硫喷妥钠,喉罩置入的效果与丙泊酚相同;阿片类药物如芬太尼、阿芬太尼、舒芬太尼、瑞芬太尼等也有利于 LMA 置入操作。

不需要肌松剂就能插入 LMA,这点与气管内插管相比具有更大优越性,但临床上常应用小剂量肌松剂即可使 LMA 顺利置入。应用小剂量肌松剂后 LMA 置入时咳嗽,体动和喉痉挛减少,术后咽痛发生率也降低。

第六节　术中生命体征的监测

一、血 压 监 测

血压是麻醉期间常规监测项目,具有十分重要的临床意义。可反映器官组织的灌注、心脏后负荷和心肌耗氧情况。血压的测定分为无创性和有创性两类。无创血压监测常用的方法有袖套法和电子自动测压法,目前以后者在临床上最为常用,其测定血压的方式可有多种,可显示收缩压、舒张压、平均压和脉率,并可设定上下限报警。应用简单方便及无损伤是无创法的特点,但血压的测定结果受到一些因素的影响,低血压时难以准确测量,并非适用于所有的手术患者围术期间的监测。

有创血压测定将制导管用穿刺或切开的方式插入动脉内,再连接测压装置(电子测压系统或弹簧表),即可得到直接动脉压力。动脉穿刺途径可选用桡动脉、足背动脉、股动脉、肱动脉和腋动脉,以桡动脉最为常用。如行桡动脉穿刺,应事先行 Allen 试验,以了解手部侧支循环情况,试验阳性者,应更换测压途径。有创直接动脉测压为连续监测,其结果较无创的方法更为准确可靠,电子测压系统尚可显示动脉压力波形,以供分析判断,除测定压力外,动脉置管亦为术中反复进行血气分析提供了采样的方便。

微创手术麻醉选择血压监测的方式应根据多种因素综合考虑。一般若患者术前情况良好,估计手术时间不长,术中出血不多者,可以选用无创血压监测。而对于术前合并心肺等重要脏器严重疾病的老年患者、时间较长的手术,以直接动脉压监测更为合理。

二、心电图监测

心电监测(ECG)是微创手术麻醉必不可少的监测项目,可动态反映患者心率、心律的变化和心肌缺血的情况。监测主要的目的包括:心率的改变;诊断心律失常;了解心肌梗死、心绞痛等心肌缺血情况;诊断心脏传导阻滞;帮助了解特殊药物、电解质及酸碱失衡对心脏的影响。

麻醉中的心电监测若用于心电波形分析尚感欠缺,同时,术中监测所受干扰的因素较多,患者活动时基线不稳,各种手术用电器如电刀等对监测亦有影响。

有缺血性心脏病的患者,腹腔镜手术中发生心肌缺血并非少见。多导联心电监测是发现术中心肌缺血最为常用的特异性检查手段,以 ST 段及 T 波改变为特征,改变差异较大。心肌缺血诊断标准:ST 段水平或垂直下移$\geq 0.1mV$,弓背向上压低$\geq 0.2mV$;ST 段上升$\geq 0.15mV$;其他有 T 波低平或倒置,Q-T 间期延长等。缺血严重者可导致急性心肌梗死(AMI),其诊断确立的标准为:典型的缺血性胸痛病史;典型 ECG 动态变化;血清心肌坏死标记物浓度的动态变化。诊断必须至少具备上述三条标准中的两条。

三、脉搏血氧饱和度（SpO_2）的监测

SpO_2 监测能早期发现去氧饱和血症和低氧血症,当患者有去氧饱和血症和早期低氧血症时,临床上往往不出现心率、心收缩力和呼吸的变化,也不能发现发绀和心电图的改变。

腹腔镜手术患者头低位和人工气腹及腰桥体位时,气管导管移位,可导致通气不足及 SpO_2 降至低于预定标准下限,仪器即发出报警,促使麻醉医生及时查找原因,尽快处理。

SpO_2 监测有利于了解麻醉对患者通气氧合的影响,及时预报血氧降低的发生情况。术毕 SpO_2 可以作为气管拔管的指标之一,临床符合拔管条件的患者,在自主呼吸空气的条件下($FiO_2 = 0.21$),SpO_2 处于正常范围,可以拔除气管导管。

四、呼气末二氧化碳分压（$P_{ET}CO_2$）监测

临床意义由于二氧化碳弥散能力是氧气的 20 倍,极易从肺毛细血管弥散到肺泡内,使肺泡气和动脉血中的二氧化碳达到平衡。因此,正常情况下 $P_{ET}CO_2$ 的测定结果可以间接地反映动脉血中二氧化碳的含量或分压

($PaCO_2$)。同测定 $PaCO_2$ 相比,$P_{ET}CO_2$ 监测具有无创、能连续监测和应用简单的特点,可用来评价肺泡通气、整个气道及呼吸回路的通畅情况,以及通气功能、循环功能、肺血流及细微的重复吸入情况,美国麻醉协会现已规定 $P_{ET}CO_2$ 为麻醉的基本监测项目。鉴于 CO_2 气腹的影响,$P_{ET}CO_2$ 监测在微创手术人工气腹麻醉条件尤其具有临床意义。

五、中心静脉压监测

微创手术中行经皮中心静脉穿刺置管主要有以下目的:测定中心静脉压,评估血容量、心脏前负荷和右心功能;建立安全可靠静脉通路,以满足大量输血和特殊用药如血管活性药物等对静脉通路的要求。

六、镇静和麻醉深度的临床监测

目前用于临床麻醉(镇静)深度监测较好的指标有双频谱指数(BIS)和听觉诱发电位指数深度(AAI),但 BIS 和 AAI 监测镇静催眠深度各有特点,BIS 能反映麻醉镇静催眠药的血药浓度的变化和镇静催眠深度的渐变过程,与血药浓度有很高的相关性,而 AAI 对预见意识转换过程较为敏感。因此,利用 BIS 监测指导麻醉药的镇静应用,利用 AAI 来监测微创手术麻醉中镇静和手术刺激带来的潜在知觉,可能有着广阔的应用前景。

七、神经肌肉传递的监测

神经肌肉传递功能的监测在微创手术中颇为重要,一方面是因为手术操作需要适宜的肌松条件,另一方面是因为腹腔镜手术关闭伤口的时间尤其短暂,必须在神经肌肉监测下合理使用药物,以避免术后残余肌松作用。

第七节　靶控输注技术

一、靶控输注技术

与吸入麻醉药相比,要使静脉麻醉药快速达到预期目标浓度,采用常规的恒速滴注难以实现并且受消除半衰期的影响;同时,由于静脉麻醉药的药代动力学个体差异很大,按照传统的静脉全身麻醉给药方法,无论是采用分次静脉注射还是持续静脉输注的方法,都无法做到像吸入麻醉药那样随时监测,了解血液或作用部位的药物浓度,并据此估计麻醉深度和苏醒时间。因此,长期以来静脉全身麻醉主要靠"经验"实施,不仅难以达到维持中枢神经麻醉药物浓度基本稳定的目的,而且其效应也并不总是与临床需要相一致,可直接影响手术中对麻醉深度的判断和控制,以及术后的及时苏醒。这些成为限制其临床应用的主要因素。

近年来,随着对临床药代动力学和药效动力学研究的深入,计算机技术在临床研究中的推广,以及多种新型短效静脉麻醉药和麻醉性镇痛药的临床应用,尤其是靶控输注(target-controlled infusion,TCI)技术的发展;静脉全身麻醉在有效实施、合理选药、苏醒控制等方面获得了很大的发展,静脉全身麻醉的灵活性、可靠性明显提高。

TCI系统的名称有多种,如:计算机辅助全静脉麻醉(computer-assisted total intravenous anesthesia,CATIA)、计算机辅助持续静脉输注(computer-assisted continuous infusion,CACI)等。TCI是指以控制血中药物浓度来决定药物静脉输注速度的技术,其使用装载了药物的药代动力学参数和药代动力学模型程序的计算机,控制输液泵的给药速度,迅速地达到并维持预期的血浆靶浓度。

TCI系统的构造现阶段的靶控输注系统主要包括三部分:计算机、药代动力学模型控制程序及输液泵和相关辅助部件(如接口等)。计算机可以输入有关药物和患者资料,其并行接口与输液泵接口相连接以传输信息。

应用TCI技术实施临床静脉麻醉应该明确以下基本概念。目标药物浓度:目标药物浓度是指根据临床麻醉需要而预设并由计算机控制实施给药后,在预定的目标组织中达到的药物浓度,目标组织可以是血液,也可以是效应部位(中枢神经系统)。预期药物浓度:预期药物浓度是指计算机根据药代动力学模型,通过模拟计算得出的即时血药浓度或效应部位药物浓度。预期药物浓度是即时模拟浓度,计算机程序实质上就是通过控制药物的静脉输注速率,使预期药物浓度尽快达到目标药物浓度。实测药物浓度:实测药物浓度是指通过采血检测而得到的血药浓度。由于检测流程复杂耗时,无法立刻得到结果,通常仅用于科研。实测血药浓度数据数量有限,而且是分散不连续的;而由计算机模拟的预期药物浓度可以近似认为是连续的。效应部位药物浓度:效应部位药物浓度的检测困难更大,通常是根据药物效应由血药浓度通过推算而得出。

二、靶控输注技术的临床应用

与吸入麻醉相比,静脉麻醉具有起效快、患者无明显的不适、对呼吸道无刺激、操作比较简单、不造成手术室内的空气污染等优点。但是,静脉麻醉药作用的终止仅依赖于其药代动力学特性,个体浓度差异较大,可控性差,使静脉麻醉药难以单独应用于麻醉的维持。而TCI技术的临床应用不仅对麻醉管理有着深远的影响,而且可使静脉全身麻醉的实施更加简便、有效和安全。越来越多的麻醉医师将TCI技术应用于微创手术的麻醉中。

三、TCI 技术在全身麻醉中的应用

TCI 技术在微创手术麻醉中已得到了广泛应用,使静脉药物麻醉更加平稳,苏醒更快。例如,以双泵控制给药方式复合应用丙泊酚和短效麻醉性镇痛药,可以满意地进行全静脉复合麻醉。腹腔镜手术患者采用 TCI 技术进行丙泊酚和芬太尼复合麻醉,手术中血流动力学稳定,手术后镇痛效果好,有助于预测自主呼吸的恢复和苏醒时间,并可提前确定拔管时间,有助于早期安全拔管,与传统静吸复合全麻相比,术后清醒及定向力恢复时间明显缩短,术后恶心呕吐的发生率低。

第八节　麻醉苏醒期的处理及微创术后疼痛

一、麻醉苏醒期处理

手术将结束时,术者逐渐把腹腔中气体放出,麻醉为促进患者早期恢复多已开始减少或停止用药。在此过程中,麻醉工作的重点是严密监测各项生理指标,如血压、心率及潮气量、分钟通气量、呼吸频率和气道压的改变。当患者自主呼吸已恢复,注意观察胸廓运动的幅度、肌张力恢复的程度等。患者脱离麻醉机 10~15 分钟期间,同步观察 SpO_2,大于 95% 认为呼吸恢复良好,供氧后 SpO_2 小于 90%,应考虑麻醉过深。其可能原因大致为静脉麻醉药或阿片类药物对呼吸中枢抑制,或肌松药的残余作用。如果患者的痛觉、听觉均已恢复,可排除麻醉过深,应着手拮抗肌松药后续效应,如 SpO_2 仍不能达到 90% 以上,则可能是阿片类药物影响呼吸所致,以静注纳洛酮拮抗。如果患者呼之能有力,睁眼或点头示意,清理呼吸道后可拔除气管导管。术毕若患者的呼吸、循环不稳定,可将患者转入复苏室继续观察,依据监测各项生理指标,对症处理和治疗,直至恢复接近正常水平才可以送回病房。

二、微创术后疼痛

与开腹手术相比,腹腔镜术后疼痛轻微,镇痛药物的用量减少。腹腔镜术后疼痛的性质可以是中等程度的,但也可出现严重疼痛,需阿片药物治疗。其急性疼痛由三部分组成:组织损伤、伤害性感受器的敏化和中枢疼痛通路的激活。

术后疼痛可分为内脏痛、体壁痛和肩痛。

内脏痛:多表现为术后的各种不适感,程度较轻,多在 24 小时后明显减轻或消失,咳嗽可加重,但肢体活动并不引起疼痛加重。

体壁痛:是术后 24 小时内疼痛的主要原因,但其程度并不比内脏痛重。由于腹壁切口小,对组织损伤轻,体壁痛一般较轻微,通常只有严重的腹壁收缩才能使之加重,肢体活动一般不会增加体壁痛。

肩痛:在术后第 1 天会逐渐增强,并成为第 2 天的主诉。研究显示,腹腔镜术后肩痛是气腹的残余效应,是 CO_2 气腹对膈肌刺激的结果。

治疗外周性疼痛可使用非留体类抗炎药(NSAIDs)和局麻药治疗,中枢性疼痛可使用阿片类药物治疗。腹腔镜术中应用平衡镇痛技术是有效的,即术中同时少量使用几种镇痛药物,以减少大量使用单一药物可能出现的毒副作用,具体包括阿片类药、NSAIDs、穿透能力强的局麻药物,且平衡镇痛可提供完善的术后镇痛。

（许杰　吴安石）

参 考 文 献

1. Cockcroft JO,Berry CB,McGrath JS,Daugherty MO. Anesthesia for Major Urologic Surgery. Anesthesiol Clin,2015,33(1):165-172.

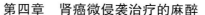

2. Fawcett WJ, Baldini G. Optimal Analgesia During Major Open and Laparoscopic Abdominal Surgery. Anesthesiol Clin,2015,33（1）:65-78.

3. Koda K, Kimura H, Uzawa M, et al. Desflurane anesthesia without muscle relaxant for a patient with myasthenia gravis undergoinglaparoscopic high anterior resection:a case report. asui,2014,63（10）:1135-1138.

4. Yamaguchi S, Ohno G, Kitamura J. Successful anesthetic management of laparoscopic rectopexy using rocuronium and sugammadex in a patient with Becker muscular dystrophy. Masui,2014,63（10）:1131-1134.

5. Choi YY, Park JS, Park SY, Kim HJ, Yeo J, Kim JC, Park S, Choi GS. Can intravenous patient-controlled analgesia be omitted in patients undergoing laparoscopicsurgery for colorectal cancer? Ann Surg Treat Res,2015,88（2）:86-91.

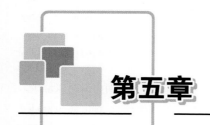

第五章

经腹腔腹腔镜肾癌根治术

第一节　概　　述

　　由于多数类型的肾恶性肿瘤对于化疗及放疗不敏感,因而根治手术成为治愈或者控制原发病灶的最主要的手段。对于局限性肾癌,根治术能达到根除肿瘤病灶的目的;而对于局部进展性或转移性肾癌,切除患肾能达到减瘤的目的,为术后辅助治疗,延长患者的生存期提供机会。1991 年,Clayman 等先驱首次提出腹腔镜肾癌根治术能达到与开放手术完全相同的疗效。此后,众多研究表明,在术后生存期、肿瘤无病生存率等方面,腹腔镜手术与开放手术无显著差异。此外,不断有临床观察在手术创伤、术后康复、美观,甚至肿瘤免疫等方面提出,腹腔镜手术预后优于开放手术。这使腹腔镜肾癌根治术逐步推广,并成为肾癌根治手术的常规术式。

　　依据手术入路,可将腹腔镜肾癌根治术分为经腹腔和经腹膜后腹腔镜肾癌根治术。本章节主要讨论前者。与后者相比,经腹腔入路是较传统,也是最成熟的手术入路。其经过空间较大的腹腔进入腹膜后空间,具有良好的手术视野、显著的解剖标志、对患者体重指数要求低、平滑的学习曲线等优势,是各类其他复杂腹腔镜肾手术的操作基础。

第二节　适应证和禁忌证

　　腹腔镜肾癌根治术主要适用于临床分期为 T_1、T_2 期的患者,但目前也有部分手术者通过经腹腔或腹膜后入路成功完成 T_{3a} 期肾癌患者的腹腔镜肾癌根治术。在中国,一般的手术者认为肿瘤直径在 10cm 以内时,手术过程较安全,也容易施行。但技术熟练的手术者也可完成最大径达 16～18cm 的巨大肾癌腹腔镜根治术。传统认为,腹腔镜肾癌根治术的主要禁忌证包括肾静脉和腔静脉瘤栓。此外,肿瘤侵犯 Gerota 筋膜、患侧肾周围炎症粘连、患侧肾手术史、经腹腔手术史等

情况均属于该术式的相对禁忌。但近来,多个中心的手术者对上述存在禁忌的患者成功施行了腹腔镜肾癌根治术。可见,随着对解剖认识的不断加深以及腔镜操作水平的不断提高,腹腔镜肾癌根治术的众多禁忌证被逐一突破。但是瘤栓如达到肝水平以上者仍很难成功完成。尽管如此,笔者根据经验,还是建议腹腔镜初学者,应继续将上述情况作为手术禁忌。即使对于手术技巧成熟者,也应谨慎选择腹腔镜手术方式,术前做好充分中转开放的准备。

第三节　患者体位和手术台布局

术前患者应常规留置胃肠减压管及持续导尿管。患者取健侧30°侧卧位于手术台上，抬高腰桥，健侧下肢弯曲，患侧下肢伸展，藉此拉伸肋缘与髂嵴间的距离，提供较宽敞、平直的手术操作空间。此外，该体位有助于游离的腹腔内脏器借助重力位移向健侧，以充分显露患侧结肠旁沟及腹膜后手术空间。但需要注意的是，过分抬高腰桥可能导致术后持续性肌肉及骨骼疼痛。患者需借助两至三条绑带牢固固定在手术床上。因为，手术者可能随时需要旋转调节手术床的倾斜角度，以提供更好的手术视野。手术整个过程中术者及第一助手站立并面向患者腹侧。器械护士站立于患者背侧，靠近下肢远端。监视屏幕应面向术者，有条件的单位可在手术床两侧各放置一台监视屏幕。

第四节　手　术　步　骤

一、Trocar 位置的选择和放置

传统上，三个腹腔镜通道足以完成肾癌根治术，只是在部分暴露困难的患者需要置入第四个通道以供牵引（图5-1）。使用尖手术刀片弧形切开脐上缘的皮肤、筋膜及腹直肌鞘白线，组织钳对侧牵引提起脐部周围皮肤，钝性置入气腹针，以注射器滴水法（图5-2）明确气腹针的位置是否正常（气腹针进入腹腔后，注射器中的液体应无阻力流入腹腔），待气腹针进入腹腔后，向腹腔内充入二氧化碳气体，维持气腹压力15mmHg。充气过程中应观察气体流量、流速及腹腔内压力变化，确保气体进入腹腔无误。拔除气腹针，沿该切口旋转置入10mm或12mm Trocar，连接气腹管，维持腹腔内气体压力为15mmHg，此点定位为 A 穿刺点。经此穿刺点置入内镜，仔细观察腹腔内肠管及其他脏器的位置、有无穿刺损伤、有无组织粘连、有无其他病变等情况。值得注意的是，极少数患者可能患有先天性腹膜炎或腹膜发育缺失，这样的患者极难建立手术操作空间，属于腹腔镜手术的禁忌证。但这种情况术前难以明确诊断，只有手术过程中方能发现。

对于左肾癌根治术的患者，第二个穿刺

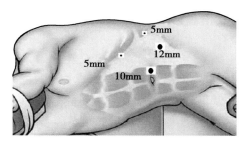

图5-1　左侧经腹腹腔镜肾癌根治 Trocar 位置示意图
对于右侧肾癌患者，可以在剑突下穿刺另一 5mm Trocar，将肝脏抬高

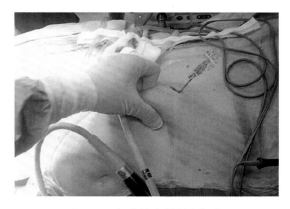

图5-2　气腹针穿刺创建气腹

点位于同侧锁骨中线平脐水平。一般选择内镜引导下直视穿刺 10/12mm Trocar，此点定为 B 穿刺点。第三个穿刺点位于剑突与脐

中点,也应在内镜引导下置入,可选择5mm Trocar,此点定为C穿刺点。对于右肾癌根治术的患者与左侧大致互为镜像。部分右利手的手术者更倾向于选择10/12mm Trocar同时置入B点和C点。而由于右侧存在肝脏的覆盖,可选择5mm Trocar由剑突与C点之间置入,用于放置拉钩牵引肝叶,该点定为D穿刺点。

二、切开 Toldt 筋膜和游离肠管

　　分别由A点置入内镜,B点和C点置入操作件。窥及患侧升、降结肠(图5-3),尽量将肠管推向健侧,暴露结肠旁沟。使用超声刀或电钩沿患侧结肠旁沟切开 Toldt 线(图5-4)。在右侧,切开右髂总动脉到结肠肝曲的侧腹膜。由于右肾前毗邻并非完全由升结肠覆盖。因此,切开过程中应尽量保留右肾前方腹膜,避免横向撕裂。分离至结肠肝曲时,需要沿肝脏及横结肠间隙游离整个升结肠,而后切开三角韧带及冠状韧带(图5-5),将肝脏应用抓钳抬高(图5-6)。以超声刀或电钩分离右肾结肠韧带及致密的结缔组织,并将升结肠及横结肠肝曲以吸引器钝性推向中线。此时可充分显露下腔静脉及十二指肠(图5-7)。

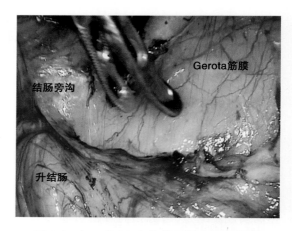

图 5-4　切开 Toldt 白线并显露 Gerota 筋膜

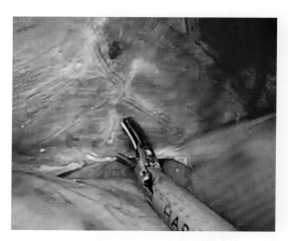

图 5-5　游离肝脏,以便显露肾上极

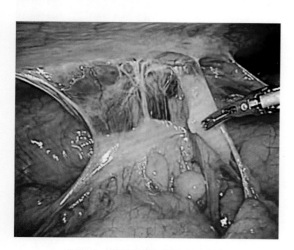

图 5-3　检查腹腔内情况,确认结肠及 Toldt 白线

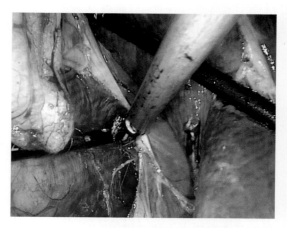

图 5-6　切开肝肾之间平面,游离肾上极并便于抬高肝脏

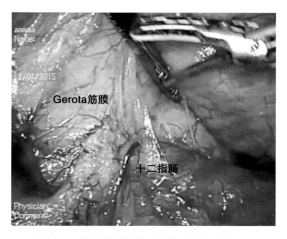

图 5-7　游离肾腹侧面过程中需要将十二指肠推开,过程中注意保护十二指肠

在左侧,切开左髂总动脉到脾曲的侧腹膜,与右侧不同,左侧肾完全位于腹膜后区。在横结肠脾曲,完全切开膈结肠韧带和脾肾韧带,以超声刀或电钩分离左肾结肠韧带及致密的结缔组织,并将降结肠及横结肠脾曲以吸引器钝性推向中线。上述操作中需要避免肠系膜损伤,及肠管内疝形成。使用超声刀及电刀时,应在直视下使用,并且避免发热工作件触碰肠管壁,造成肠管损伤及迟发穿孔。

三、识别游离输尿管

进入后腹腔,第一步是寻找患侧输尿管(图 5-8),然而实际操作中,多数情况下,最先发现的是患侧性腺血管(图 5-9)。输尿管往往位于其外侧深面,腰大肌表面内侧缘。沿性腺血管走行的外侧面,识别腰大肌肌腱是寻找输尿管最常用的方法。如多次未能找到,或不能确定上段输尿管,还可以沿腰大肌表面、髂血管上方寻找输尿管跨髂血管段,而后再沿中段输尿管向上游离。发现输尿管后,由于下一步游离肾下极和肾门可能需要牵拉输尿管协助暴露,所以应尽量完整游离输尿管上段直至肾盂输尿管连接部。同时,这也是寻找患侧肾的可靠方法。游离过程中

凡肉眼可见的输尿管滋养血管均应予以超声刀凝固、离断。作者曾遇到因输尿管滋养血管出血导致失血性休克,需要非计划内二次手术的病例。可见任何未确切止血的血管均在术后有出血的风险。

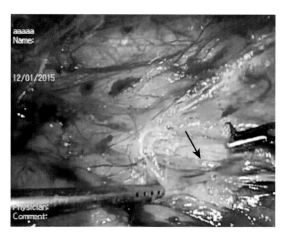

图 5-8　寻找并游离输尿管,图中箭头所示为输尿管

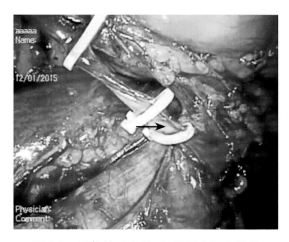

图 5-9　游离性腺血管,如果影响肾蒂的进一步显露可以将其结扎切断,图中箭头所示为性腺血管

四、游离肾下极

肾癌根治术的一个重要特点在于患肾切除过程中应保持肾包膜的完整,通俗地说就是不能看见肾实质。沿上一步分离出的肾盂

输尿管连接部,在肾筋膜外,沿腰筋膜分离肾下极(图 5-10)。分离 Gerota 筋膜的同时,不应过度游离肾周脂肪组织,藉此保证肾周组织的完整性。在此需要讨论的是,以往通过腹膜后腹腔镜肾癌根治术式分离患肾时,一般需要打开 Gerota 筋膜,沿 Gerota 内侧与肾脂肪囊之间的间隙游离整个肾,传统的经腹腔腹腔镜肾癌根治术也是在这一间隙进行游离。但最近有手术者认为,达到真正意义上根治的目的,手术中应在 Gerota 筋膜外游离,这样不但有助于完全切除肿瘤,保证切缘阴性,还能为最终肿瘤临床分期提供有力证据。可见,推荐经腹腔行肾癌根治术较经腹膜后入路更容易沿 Gerota 筋膜外进行游离。这可能是经腹腔腹腔镜肾癌根治术的一个优势。在剥离 Gerota 筋膜时,需注意,如分离平面不正确。容易损伤肠系膜,虽然多数情况下未影响肠道血供,但存在肠管内疝的风险。

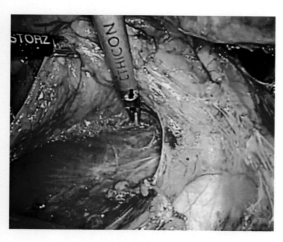

图 5-10 抬起肾下极,沿腔静脉及肾内侧之间向上游离,直至肾蒂下缘

传统上一般要求在游离肾下极过程中处理并切断性腺血管,即左侧在汇入肾静脉处,右侧在汇入下腔静脉处。但在临床工作中,除非影响视野暴露或影响肾蒂血管处理,我们均未刻意对性腺血管进行处理,并且未增

加手术风险及术后并发症的发生。

五、游离处理肾蒂和保护周围重要脏器血管

手术的关键和难点在于肾蒂的解剖与处理,其中以分离、结扎肾蒂血管更为重要。沿输尿管及肾盂向上分离至肾门部位,术中减少损伤的原则在于左侧应靠近主动脉,右侧应靠近下腔静脉。分离过程中应向远离中线的方向牵引肾使肾血管保持张力,以便分离;向中线方向牵引肠管以显露肾门。

由于肾蒂血管外被覆结缔组织及淋巴管等构成的血管鞘。因而,最先识别的可能既非肾动脉也非肾静脉,而是看见肾动脉的血管搏动。如病变在左侧,首先寻找左侧的性腺静脉,沿该血管向上寻找左侧肾静脉,同样是较可靠寻找肾静脉的方法;如病变在右侧,则应该寻找右侧输尿管,并向上循其走行寻找右肾静脉。与经腹膜后入路不同,采用超声刀将致密血管鞘及淋巴管切开后,经腹腔入路最先可见的是肾静脉,肾动脉位于其深面。对于是先处理动脉还是静脉的问题,尚存在一些争议。部分手术者认为分离后及时阻断肾静脉,能减少肿瘤细胞循静脉血流进入血液循环,进而改善患者的预后。而反对者认为,一旦首先阻断静脉,而动脉又未能及时解剖并阻断,会引起肾快速充血,导致肾瞬时肿大,不但影响进一步操作,而且容易导致肾出血。腹腔镜狭小的空间内一旦出现上述出血,不但难以寻找出血部位,而且会使视野变暗,操作更加困难,多数手术者不得不放弃腔镜手术,而在此时转为开放。根据我们的经验,建议在处理肾蒂血管时,先结扎肾动脉,然后再处理肾静脉(图 5-11)。

结扎肾动脉的方式不少,具体方式主要依据术者的喜好。常采用的结扎器械有钛夹、Hem-o-Lok 和直线切割器(图 5-12)等。但不论采用任何结扎器械,都应有预防结扎器械脱落的措施。结扎血管时,一定要保证

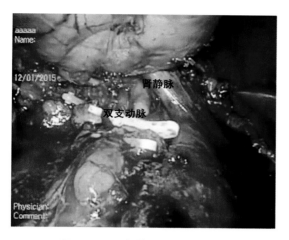

图 5-11　将肾蒂动、静脉骨骼化

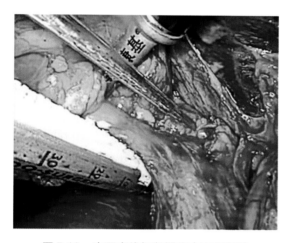

图 5-12　应用直线切割器集束离断肾蒂

闭合器械的咬合工作面完全贯穿血管的横径。结扎肾动脉采用近心端两枚闭合器（其中至少一枚是 Hem-o-Lok），远心端一枚闭合器。值得注意的是，Hem-o-Lok 咬合过程中存在损伤周围组织的风险，因此需要将动脉或静脉周边组织尽量清理干净后，再予以 Hem-o-Lok 夹闭血管。夹闭所见肾动脉后，肾血流供应中断，此时应可见肾静脉塌陷，血流应明显减少。如果肾静脉仍然充盈，则必须考虑是否存在多根肾动脉供血的可能。如果解剖肾静脉后，肾动脉仍不能清晰识别，可以完全清理患肾周围的固定肾的脂肪及纤维组织，然后将肾翻向中线，暴露其背

侧，由背侧寻找肾动脉。此情况多见于右侧。

国外部分术者在处理肾动脉时的方法与我们常采用的方法不尽相同。他们分离出肾静脉后方的平面，然后以血管夹，夹闭肾静脉后所有的组织，包括肾动脉、淋巴管等。他们认为不需要完全清晰分离出肾动脉和肾静脉，这样节省了手术时间，降低手术难度。

在处理肾静脉方面，左侧常可见由肾静脉、腰静脉、肾上腺中央静脉、性腺静脉所组成的所谓"左肾静脉复合体"。我们一般在复合体远端肾静脉分支处以三枚 Hem-o-Lok 将其结扎，即远心端一枚，近心端两枚，同时保留腰静脉、肾上腺中央静脉、性腺静脉。右侧肾静脉较短，需高度注意避免撕裂下腔静脉分支处。如已导致下腔静脉撕裂，并非一定要中转开放修补术。首先需要降低气腹压力至 5mmHg，并积极寻找损伤部位，评估伤口大小。1cm 以内的撕裂伤可考虑使用 2～3 枚可吸收夹，并排夹闭撕裂口，观察无明显活动性出血，则不需要再行开放手术止血。而对于裂口大、难以分辨出血部位、夹闭裂口后仍持续出血的患者应立即中转开放手术。如果术中发现由于血管较短，无法留置足够多的血管闭合夹阻断血流，至少要保证肾动脉近心端有两枚 Hem-o-Lok。肾静脉可考虑使用超声刀凝固封闭。但这种处理方式存在较大风险，应尽量避免。

损伤腰静脉容易导致严重的出血，是处理肾静脉过程中常见，且难以控制的并发症，应尽量避免。一旦发生，应首先置入纱条 1～2 根，吸引器将纱条按压在出血部位。待视野清楚后，逐步移开纱条，漏出出血部位，寻找出血点。如是腰静脉撕裂伤所致，则提起腰静脉远端，切断腰静脉，并在撕裂部位的近心端留置 2～3 枚钛夹。

六、游离肾上极和处理肾上腺

完成肾门的游离后需进一步对肾上极及

肾上腺进行解剖。在右侧，常需经穿刺通道置入吸引器或扇形拉钩将肝脏抬起，显露右肾上极；在左侧，需切开脾肾韧带，使脾脏退后到内上方。对于是否切除同侧肾上腺的讨论，目前观点尚不一致。传统肾癌根治术要求切除患侧肾上腺。而最新的观点认为如果患者同时满足：①临床分期为 T_1-T_2 N_0 M_0；②肿瘤位于肾中部或下极；③肿瘤最大径<8cm；④术前泌尿系 CT 扫描提示肾上腺正常四个条件，即使保留同侧肾上腺，也能达到根治的目的。还有术者认为保留肾上腺能保证患者机体的应激储备，进而延长患者的生存期。但是，如果术中发现该侧肾上腺受累或可疑，则应予以切除后送病理检查证实。

如保留肾上腺，需在肾上极打开肾包膜，见到肾实质后，使用超声刀沿肾表面锐性分离其与肾上腺之间的结缔组织。由于大部分肾及包膜组织已被游离，可借助肾自身重力或抓钳对抗牵引，暴露上述间隙。此时，最需注意的是保留肾上腺中央静脉。如手术者决定切除患侧肾上腺，则不需要打开肾周筋膜，而是在右侧沿下腔静脉上行，解剖至右肾上腺中央静脉后，以两枚钛夹或 Hem-o-Lok 夹闭该血管，超声刀将其离断。在左侧则需要高度注意脾门血管及胰尾。

由于肾上腺的滋养动脉细小而众多，除肾上腺中央静脉外，肾上腺与周边组织附着处，均需使用超声刀进行锐性分离，同时凝固止血，不再需要血管闭合器夹闭。完成上述步骤后，再使用超声刀结合吸引器锐性、钝性结合分离肾外侧面及与腰大肌间的间隙。右肾癌根治术中，需同时切除肾周筋膜外侧的部分腹膜。

七、离断输尿管

肾完全游离后，采用两枚 Hem-o-Lok，尽量低位夹闭输尿管，超声刀或剪刀离断输尿管。此时患肾完全被切除（图 5-13）。

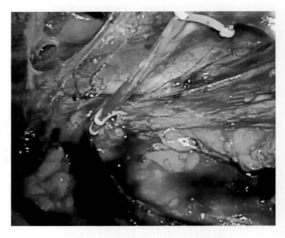

图 5-13　游离肾后，尽量向下方游离切断输尿管

八、取　出　患　肾

取出切除的患肾方法主要有两种，其一是腔镜下将标本置入标本袋，通过扩大穿刺手术切口将组织整体取出；其二也是将标本置入袋中，而后采用粉碎机将组织在袋内搅碎，从较小的穿刺通道取出。后者虽然创伤更小，可达到最大限度的美容效果，但肿瘤与正常组织关系被破坏，无法为确切的临床分期、病理分级，甚至术后进一步治疗提供依据。所以作者建议仍采用前者，即扩大切口的方法，整体取出组织。从哪个通道穿刺通道取出组织并无定论。部分手术者为了美观需要，由 A 点置入 15mm Endo Catch 标本回收袋，B 点置入内镜，C 点置入抓钳将标本置入袋中，并扩大脐部的穿刺切口取出标本。但这种方式脐部穿刺 A 点位于腹直肌白线附近，创口扩大后较难愈合，容易形成脐疝。因此，也有术者保留 A 点作为内镜通道，由 B 点取出组织。操作过程中应尽量将切除患肾置于手术空间的上方，即靠近肝脏或脾脏，在其下方撑开 EndoCatch 标本回收袋，而后顺势将标本置入标本袋内，直视下收紧袋口，谨防将重要组织脏器套入袋内引起无法弥补的继发性损伤。标本袋取出过程应保持收紧袋

口,防止肿瘤创面种植。在扩大手术切口的过程中应先由通道内插入示指,并向外牵拉,以电刀切开筋膜,防止腹腔内脏器损伤及标本袋破损。扩大切口至 4～6cm 后,可将 En-doCatch 标本回收袋及 Trocar 一同拔出。

九、观 察 止 血

将标本取出后,原位置入 Trocar,可用布巾钳暂时夹闭伤口。为了避免因腹腔内高压引起血管暂不出血,应将腹腔内气压降至 5mmHg,维持 5～10 分钟,牵引肠管及肝脏,暴露并观察整个视野,尤其是肾蒂及肾上腺区。确切止血,观察周边脏器有无损伤。

十、留置创面引流管和缝合切口

现有的规范手术操作中,并不要求关闭后腹腔。而且是否关闭后腹腔并不影响患者预后及并发症的发生率。因此,我们在临床工作中,并未关闭后腹腔。进而引出另一问题,即术后是否留置腹膜后引流管。国外手术教材中多未提及留置腹膜后引流管的问题,认为通过严密止血和观察,留置引流管并无必要。但国内实际工作中仍常规留置腹膜后引流管,作者单位也是如此。我们在内镜下,经 B 穿刺点置入引流管,在 C 穿刺点操作件协助下,将体腔内一端置于肾窝处。如引流管引流通畅,且引流液较少,术后约 3 天后就可拔除。对于 10mm 大小以上的切口,均应采用不可吸收的手术丝线,将腹膜、肌层、筋膜、皮肤等组织逐层缝合,防止术后切口疝的发生。而对于 5mm 的 Trocar 穿刺切口可直接缝合皮肤及皮下组织。

（宋晓东）

参 考 文 献

1. 姚许平,温海涛,翁国斌,黄国华译. 泌尿外科腹腔镜手术图谱(中文版). 同济大学出版社,2010,上海,88-105.

2. Kumar, Udaya; Gill, Inderbir S. (Eds.). Tips and Tricks in Laparoscopic Urology,Springer,2007.

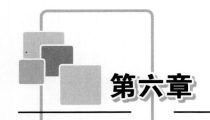

第六章

经后腹腔腹腔镜肾癌根治术

第一节　经后腹腔腹腔镜肾癌概要

一、适　应　证

1. 直径小于 5cm 的 T_1、T_2 期肿瘤,没有远处转移及静脉癌栓的局限性肾癌是腹腔镜肾癌根治术的最佳适应证。

2. 如术者手术经验丰富,肿瘤较大的没有远处转移及静脉癌栓的局限性肾癌亦为适应证。

二、禁　忌　证

1. 肾癌伴有肾静脉和(或)腔静脉癌栓为禁忌证,目前国外及国内部分医院也开展此项手术,不过未进行推广。

2. 同侧肾手术、腹膜后手术史及肾感染后肾粘连,因无法分离亦为禁忌证。

3. 过度肥胖,因腹膜后操作空间有限,尽量避免腹膜后入路。

4. 严重的呼吸、循环功能及凝血功能障碍。

三、术　前　准　备

1. 术前常规行肾增强 CT 扫描,初步判

断肿瘤良恶性及肿瘤大小、位置,有无肾血管及腔静脉癌栓,肿瘤是否突破肾周筋膜,行常规胸片检查肺部有无转移,如 CT 提示肾静脉或腔静脉癌栓同时可行 MRI 血管成像检查,同开放手术常规实验室检查为必选项目。

2. 术前常规备红细胞 2～4 单位。

3. 术前一天进流食,术晨洗肠,术前0.5～2 小时给予预防性应用抗生素。

4. 有严重心脑血管疾病患者,请相关科室协助治疗,待状态好转后手术。

四、麻醉选择及手术体位

气管插管麻醉,患者取健侧卧位,健侧垫厚垫,腰部置于腰桥之上,升高腰桥,头及下肢适当降低,患侧下肢伸直,健侧下肢屈曲,增加肋缘与髂嵴间的距离。约束带固定。术者站在患者背侧,一助站在术者对侧,二助站在术者同侧,监视器放在患者头侧,器械盘及器械护士站在患者足侧。

第二节 经后腹腔腹腔镜肾癌根治术要点

一、穿刺套管的位置

第一套管位于 12 肋下近肋脊角处,用 10mm 套管。第二套管位于腋中线髂嵴上二横指,用 10mm 套管,置入 30°腹腔镜,第三套管位于腋前线肋弓下 2cm,用 5mm 套管,分别置入超声刀和抓钳,必要时增加一个通道腋前线髂前上棘上二横指,可置入抓钳或扇形拉钩。

二、腹膜后操作空间的制备

即在腹横筋膜与腹膜后脂肪间人为制造一个操作空间。

1. 手指扩张法 由第一套管处横行切开约 1cm,以能伸入右手示指为宜,以中弯钳刺过肌层和腰背筋膜,刺破腰背筋膜时有明显落空感,过浅容易造成肌层分离,以止血钳扩大切口后伸入示指,在腹横筋膜与腹膜后脂肪间钝性分离,分别向上向下向前分离,尽量扩大腹膜后腔。然后在手指引导下刺入其他两个套管。

2. 水囊扩张法 由第一孔道置入扩张球囊注水或注气 500ml,持续扩张状态 3～5 分钟,插入 10mm,缝合固定,连接气腹,插入腹腔镜,直视下建其他两个通道,如果第三通道处脂肪多,为防止损伤腹膜,可用抓钳或吸引器适当分离,直至显露穿刺点。水囊分商业和自制两种。商业用扩张水囊连接在穿刺器上,可置入腔镜直视下扩张,不过价格太高,不适合国情。我们使用的是自制水囊。取 8 号手套中指部分或手套掌指部分,将 14 号吸痰管插入其中,丝线结扎,做到松紧适度,不漏水还避免过紧造成注水困难。优点为经济,可以达到相同的扩张目的,不过因为是盲扩,一定要保证进入腹膜后间隙,进入此间隙表现为腰部均匀隆起,如单纯皮肤部隆

起可能为过浅进入了肌层。

3. 腹腔镜镜体扩张法 即 IUPU。方法为取髂嵴上缘 2cm 近腋前线处切约 1cm 切口,以气腹针刺入腹膜后间隙,连接气腹,压力为 14mmHg,置入套管,放入腹腔镜,以镜身做左右晃动,即可完成腹膜后空间制备,然后直视下建其他两个孔道。

三、分离腹膜外脂肪

因腹膜后操作空间有限,过多的腹膜外脂肪严重影响操作及术野的显露,故应将脂肪向下翻转或取出。以超声刀将腹膜外脂肪从肾周筋膜表面分离,遇到滋养血管时以超声刀离断,将整个腹膜外脂肪自膈顶翻转到髂窝处,如视野仍小,可将脂肪离断取出,清理完腹膜外脂肪可以见到背侧的腰大肌,肾周筋膜、腹膜、穹隆状的膈顶等,这些都是重要的手术标志(图 6-1)。

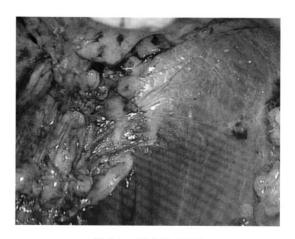

图 6-1 腰大肌、膈顶

四、打开肾周筋膜

在腰大肌与肾周筋膜间以超声刀分离肾周筋膜的背侧面上至膈顶下至髂窝,力求视野宽阔,打开肾周筋膜后显露肾周脂肪。

五、控　制　肾　蒂

在肾周脂肪外向上分离至放射状膈顶，向下游离至髂窝处，以抓钳或吸引器轻触肾，找到肾上下两极，以吸引器挑起肾，于肾中部背侧腰大肌表面向深面分离，一般可以见到搏动的肾动脉，右侧一般可看到下腔静脉，左侧可以看到腹主动脉。用超声刀缓慢打开肾动脉鞘，直角钳游离出约 2cm 肾动脉，以 Ham-o-lock 钳夹肾动脉，近二远一，钳夹时一定要保证 Ham-o-lock 夹尖越过肾动脉，防止损伤肾动脉，然后以超声刀离断，如觉得血管夹不牢靠，可以以 7 号线结扎近心端，肾动脉周围的小分支或淋巴管以超声刀慢挡离断，防止出血及淋巴瘘形成。也可以用钛夹夹闭切断或直线切割闭合器直接离断。先处理肾动脉有利于肾静脉的处理及术中肾的出血，离断肾动脉后继续向内侧分离显露肾静脉（图 6-2）。左肾静脉较长，有好多属支，左肾上腺静脉位于上方、左生殖静脉位于下方、腰静脉亦汇入肾静脉，左肾门血管背侧被第 2 腰静脉及腰升静脉及其交通支包绕，第 2 腰静脉位于左肾动静脉间，腰升静脉与腰静脉肾静脉共同形成肾静脉-半奇静脉-腰静脉复合体（AZV），如行左肾切除，则先处理肾上腺中央静脉、生殖静脉，显露一段肾静脉后以 Ham-o-lock 夹钳夹切断肾静脉，也可以用 Endo-GIA 离断，如肾动脉离断后肾静脉仍充盈说明可能有副肾动脉存在，游离肾时要小心。右侧肾静脉短直接汇入下腔静脉，处理时一定要显露肾静脉入下腔静脉夹角，防止误把下腔静脉当成肾静脉离断。如肾动静脉粘连无法分离也可用直线切割闭合器同时切断肾蒂血管，不过一定要保证闭合器尖越过肾蒂血管。处理肾动脉为手术关键所在，寻找肾动脉方法还有腰大肌表面的白色弓状韧带，此韧带自腰大肌表面延续到肾动脉鞘，自此韧带水平向内侧即可找到搏动的肾动脉（图 6-3）；其他方法还有游离出肾下极，找到

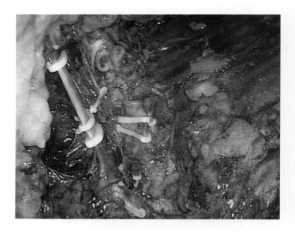
图 6-2　处理肾动脉

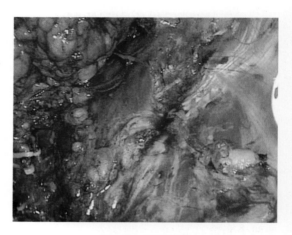
图 6-3　弓状韧带

生殖血管，沿生殖血管即可找到肾静脉，肾动脉位于肾静脉后上方，还有左侧可以延腹主动脉向上寻找肾动脉，右侧可以沿下腔静脉找到肾静脉，再从肾静脉上方寻找肾动脉。处理肾动脉时肾动脉有些小分支可能会出血，大部分可以用超声刀或双极电凝止血，或使用止血纱布压迫止血，如腔镜缝合技术合格，可以小针细线缝合，有些小出血可以喷止血胶止血。处理右侧时容易造成下腔静脉损伤，出现裂口先不要慌张，提高气腹压力至 20mmHg，迅速以吸引器吸尽出血，让损伤处良好显露，提高气腹压力后可见裂口处有少量血液流出，下腔静脉变瘪，以无损伤抓钳含住裂口，迅速以钛夹夹闭，或用血管滑线缝合裂口，出血多能止住，

操作时间限制在 30 分钟以内,防止过多气体进入血管造成气体栓塞或高碳酸血症。如果这些措施依旧不能有效止血,迅速中转开刀手术,修复腔静脉损伤。

六、处理输尿管

切断肾动静脉后,自肾下极水平腰大肌表面寻找管状物,通常我们能找到两条,位于内侧光滑纵向走行的为生殖血管,颜色为蓝色,左侧回流至肾静脉,右侧回流至下腔静脉。位于其外侧的为输尿管,其腔镜下为白色条索状,较粗,表面有细小的滋养血管,可以看到输尿管蠕动(图 6-4)。找到输尿管后以抓钳提起输尿管向下分离直至髂血管水平,Ham-o-lock 夹夹闭后以超声刀离断。

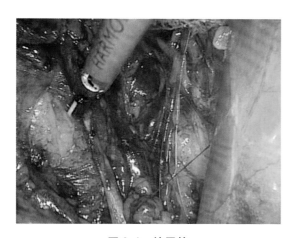

图 6-4　输尿管

七、游 离 肾

于脂肪囊外游离肾,笔者的顺序为肾背侧、下极、腹侧、上极,分离时多采用钝锐结合方式分离,只要层面正确,大部分组织可以钝性分离(图 6-5),遇到索条组织或小血管尽量避免继续钝性分离,改用超声刀切断,超声刀可以离断 2mm 以内的小血管。术野出血可以以腔镜小纱压迫止血,多数出血可自行停止。也可适当提高气腹压力,大部分小出血自行停止,分离腹侧时(图 6-6),容易造成

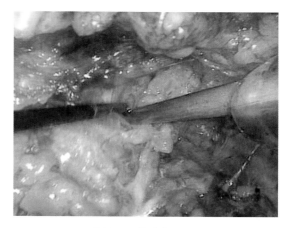

图 6-5　肾上极层面

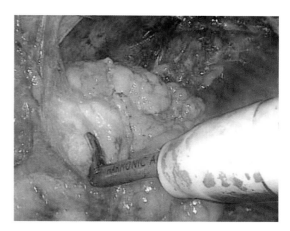

图 6-6　肾腹侧层面

腹膜损伤。防止腹膜破裂,预防措施为:自肾下极处找到侧锥筋膜,于侧锥筋膜与脂肪囊间分离,避免锐器过多锐性分离。一旦出现腹膜破裂,首先要检查有无腹腔脏器损伤,如损伤立刻请相关科室协助处理,腹膜破裂后因二氧化碳进入腹腔向后压迫,一般会出现腹膜后操作空间变小,处理措施包括:钛夹或 Ham-o-lock 夹夹闭,腔镜下缝合裂口,置入第 4 个穿刺器以扇形拉钩牵拉协助显露,或腹腔内刺入气腹针排气,或索性扩大裂口接近经腹腔途径手术,如果腹膜裂口不影响腹膜后操作空间,可不予处理。最后处理肾上极,肾上极与膈下筋膜连接,相当于一个天然吊带,过早处理肾上极可能造成肾活动

度过大,不利于分离。分离肾上极时如操作不当可以造成膈肌损伤,特别在肿瘤位于肾上极时肿瘤与膈肌间存在粘连时容易发生,处理措施为:腔镜下丝线缝合膈肌,缝合完毕先不打结,嘱麻醉师膨肺,迅速打结。如肿瘤位于肾上极,需同时将同侧肾上腺切除。方法为:右侧沿下腔静脉向上游离,我们可以清楚地看到右侧肾上腺中央静脉会合至腔静脉处,因肾上腺中央静脉较短,避免用力牵拉防止撕裂,近端可以上两个钛夹或一个 Ham-o-lock 夹,远端以超声刀或剪刀剪断。

八、取 出 标 本

以抓钳钳夹标本袋底部,将标本袋自第一套管塞入腹膜后腔,打开标本袋将肾、输尿管塞入标本袋内,收紧袋口线,将袋口线自第一套管处引出,向第三套管处横行延长切口约6cm,将标本取出,使用标本袋可以缩小取肾切口及防止肿瘤污染切口风险,亦有单位应用粉碎器及在标本袋中将标本钳碎取出,都是为了缩小切口,笔者认为一味地追求小切口微创,而不能准确的分级分期并不可取。

九、缝 合 切 口

降低气腹压至 5mmHg,检查有无活动出血,出血可用超声刀及双极电凝止血,创面可喷医用胶,还可以铺止血纱布,沿第二套管置入引流管一枚,排出二氧化碳,缝合切口,术毕。

（徐万海）

参 考 文 献

1. Gill IS,Schweizer D,Hobart MG,et al. Retroperineal laparoscopic radical nephrectomy:the celveland clinic experience. J Urol,2000,163:1665-1670.
2. 张旭,朱庆国,马鑫等. 后腹腔镜肾癌根治术的技术改进及临床效果(附30例报道). 临床泌尿外科杂志,2002,17(8):402-404.
3. Vallancien G,Cathelineau X,Baumert H,et al. Complications of transperitoneal laparoscopic surgery in urology:review of 1311 procedures at a single center. J Ural,2002,168(1):23-26.
4. 马潞林,黄毅,侯小飞等. 后腹腔镜根治性切除的解剖标志. 中国微创外科杂志,2005,5(3):216-218.
5. Desai MM,Strzempkowski B,Matin SF,et al. Prospective randomized comparision of transperitoneal versus Retroperineal laparoscopic radical nephrectomy. J Urol,2005,173(1):3841.

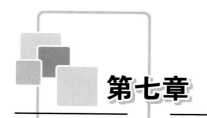

第七章

经腹腔腹腔镜肾部分切除术

第一节 概　　述

在过去的十多年中,直径小于4cm的外生型肾肿瘤是普遍接受的肾部分切除术金标准。随着技术的不断进步,肾部分切除术的适应证不断放宽。目前对于T_{1a}及部分T_{1b}肾癌,肾部分切除术均可作为首选治疗方式。腹腔镜肾部分切除术能在短暂的热缺血时间内实现肿瘤的完整切除及有效止血。其主要目的避免肿瘤复发及最大限度地避免肾功能损害。腹腔镜肾部分切除术有经腹腔和经腹膜后两种径路。这两条径路各有特点,经腹腔入路,操作空间大、操作器械角度灵活,解剖标志清楚,阻断肾蒂比较容易,会给肾重建带来很大方便,对于较大、侵入肾实质较深的肿瘤,即使位于肾背面,最好还是采用经腹腔途径,缺点是受既往腹腔手术及感染史的限制,有潜在的腹腔脏器损伤、感染等并发症。而国内大多数报道习惯采用经腹膜后入路,此种路径对腹腔脏器干扰小、不受腹腔粘连等因素的影响,也符合泌尿外科医生开放手术的习惯;缺点是空间狭小,解剖标志不清,结构表面毛糙,对手术技术提出了更高的要求。经腹腔腹腔镜肾部分切除术(transperitoneal laparoscopic partial nephrectomy,TLPN)凭借创伤小、对肾功能的长期保护等优点已被有丰富外科经验的医师采用。

1993年,McDougall等首先采用腹腔镜技术对1例早期小肾癌患者行经腹腔腹腔镜肾部分切除术并取得成功,同时LPN的动物实验及临床研究得到了迅速的发展和普及,越来越多的医疗中心开展此项技术。但目前在国内,由于缺少腹腔镜下肾癌肾部分切除术的基础和临床研究,或由于受技术、设备条件等限制,开展这项手术的医院不多,经验较少。

第二节 适应证及禁忌证

起初肾部分切除术只局限于:节段性肾血管畸形、重复肾畸形伴引流不畅、局限性肾损伤伴出血及尿外渗、特异和非特异感染抗生素不能控制者、局限在肾上或下极的多发性结石和肾良性肿瘤、孤立肾或功能性孤立肾肾癌以及双侧肾癌者。但随着技术的发展,肾部分切除术的适应证逐渐放宽,目前主要分为三类:绝对适应证、相对适应证和选择性适应证。

1. 绝对适应证　双侧同时发生的肾肿瘤,发生于功能性或者解剖性的孤立肾上的肿瘤,对侧肾功能不全或无功能肾,而氮血症患者在肾全切除后有可能导致需要透析治疗的病患也视为LPN的绝对适应证。为避免手术后血液透析，手术时应该保留尽可能多的肾实质。

2. 相对适应证　一侧肾发生肿瘤，对侧肾存在肾功能不全或虽暂时正常但合并严重威胁肾功能的疾病，如：高血压、肾血管病变、复杂性肾结石、慢性肾盂肾炎、糖尿病肾病、肾动脉狭窄，输尿管反流等；肥胖；患侧肾手术病史。

3. 选择性适应证　主要应用于对侧肾功能正常的患者，单侧局限性、孤立、位置表浅、呈外生性生长为主的 T_{1a} 肾癌（最大径 <4cm）则是腹腔镜肾部分切除术最理想的适应证。

禁忌证包括绝对禁忌证和相对禁忌证。绝对禁忌证包括局部或远处转移、伴肾静脉血栓、多发肾肿瘤及肿瘤位于肾实质中心；相对禁忌证包括同侧肾手术史及严重出血倾向。随着腹腔镜手术的不断成熟及泌尿外科医生技术水平的提高，腹腔镜下肾部分切除术已经非常广泛地应用于相对复杂的病症。部分医疗机构已开始尝试 T_{1b} 肿瘤（最大径 ≤7cm）、肾门处肿瘤、中央型肿瘤、邻近肾集合系统或肾窦、完全肾内性的肿瘤以及孤立肾肾肿瘤等复杂的肾肿瘤进行腹腔镜肾部分切除术。

第三节　术前评估

术前需完善各项检查以评估是否存在手术禁忌证及麻醉禁忌证。这包括常规进行的血常规、尿常规、肝肾功能、血电解质离子、空腹血糖等检查；完善凝血检查排除出血性疾病及有出血倾向者。根据尿常规及血常规结果确定是否存在感染，并术前应用抗生素。术前行心电图及心功能检查，排除心脏严重疾患。完善肺功能检查评估肺功能。还需进行影像学检查：肝胆脾超声、肺 CT 平扫，了解是否存在远端转移。完善泌尿系超声、双肾 CT 增强或双肾 MRI 增强，了解肿瘤的大小、位置、外形，肿瘤与集合系统的关系。完善静脉肾盂造影（IVP）以评价肾盂与肿瘤之间的关系。行肾核素动态显像（ECT）以评估肾小球滤过率及双侧分肾功能，避免术后急性肾功能不全发生。术前通过上述检查以确定肾肿瘤临床分期。如有碱性磷酸酶高或有相应骨症状者应行骨扫描；对于肺 CT 平扫可疑结节者可根据具体情况行肺 CT 增强或正电子发射计算机断层显像（PET-CT），对于头痛或有相应神经系统症状者应行头部 CT 或 MRI 扫描。

LPN 对操作者的技术要求较高，术中止血技术及对肾动脉的控制是决定手术成败的

关键。故术前对肾动脉血管及肿瘤滋养血管的评估尤为重要。目前，术前主要采用肾血管 CT 三维重建（CTA）来全方位地了解肾动脉血管及肿瘤滋养血管的情况，对手术方案的制订提供指导和参考。CTA 在准确性及空间分辨能力明显高于肾动脉数字剪影血管成像（DSA）及磁共振血管成像（MRA），CTA 术前对肾血管的描述与术中情况的符合率高。CTA 目前作为 LPN 术前常规检查能指导术者在术前更好地了解肾血管的分支、走行，术中准确迅速地处理肾动脉，缩短手术时间及热缺血时间，减少术中出血量及术后并发症，缩短住院时间。

肾通常是由起源于腹主动脉的单一肾动脉供血（85%），但肾动脉变异却比较常见，目前普遍将肾动脉血管变异分为以下 3 类：①肾动脉提前分支，是指有二支或二支以上紧邻的粗细相仿的主肾动脉进入肾门，此种类型最为常见，发生率约 8% ~35.9%，术中若需行肾动脉阻断，不仅需阻断肾门处可见肾动脉，还需游离寻找剩余的动脉血管，目标性差，手术时间、热缺血时间及出血量均可能增加，影响患者预后。②副肾动脉或迷走动脉，是指两根以上的血管供应同一个肾节段，多见于左肾及肾

下极。发生率约 11.8%～24.8%。术前若未正确评估,则术中在阻断肾动脉主干会发现部分肾仍存在血供。如再重新寻找游离副肾动脉,则势必会延长手术时间和热缺血时间。若

术中盲目阻断肾动脉主干而忽略副肾动脉则会增加术中出血机会。③肾动脉分支及走行变异,若评估不足,可能在术中误伤,严重者可引起大出血甚至中转开放手术。

第四节　手术步骤

【麻醉方式】　气管插管全身麻醉。

【体位】　患者起初为仰卧位,建立静脉通路,诱导全身麻醉,气管插管。留置尿管,留置胃管以胃肠减压。改为健侧卧位,手术床腰桥抬高,患者于术台上摆 45°～60° 侧卧位。为防止术后神经肌肉紧张,头部、颈部、手臂、腋区、臀部、腿部以及踝关节都应置于适中位置并用泡沫垫起。护理(体位上的)不应阻碍静脉通道。患者在胸部至髂骨之间用 15cm 带子固定于手术台上,并确保在术

中能安全旋转(图 7-1)。常规消毒铺巾,若预计术中可能伤及集合系统,则术前留置双J管引流。

一、经腹腔四孔法或五孔法行腹腔镜手术

于下腹部腹直肌外侧缘处以 Veress 针穿刺入腹,CO_2 气体持续注入,维持腹腔内压力 15mmHg。建立 4 个辅助通道:于脐水平与腹直肌外缘交点处作 10mm 横切口,逐层分离至腹腔,置入 12mm 腹腔镜通道(主通道),留置 30°腹腔镜并观察腹腔内情况。在腹腔镜监视下建立 3 个侧通道:腹直肌外缘与第 12 肋缘交点(若在右侧,则通道端口为 10/12mm,可允许外科医师使用的缝合针通过;若在左侧,通道端口一般为 5mm);于第一处侧通道正下方 3cm 处建立 10/12mm 腹腔镜摄像(系统)通道;在腋中线近第 11 肋处设置 5mm 通道以便牵拉肾门以及肾实质缝合修补。最后在耻骨弓上区域的腹直肌外侧缘设置 10/12mm 通道以便术中置入 Satinsky 血管夹。腹腔镜通道位置的选择与操作者习惯、患者体型以及肾解剖关系等因素有关,根据具体情况可做调整(图 7-1)。

二、游离肾

用剪刀和双极电凝剪开 Toldt 白线,结肠及系膜向内下方游离后(图 7-2),将结肠向中线推移或翻转(右侧手术时,肝脏应推向前上方以便暴露肾上极,必要时适当移开十二指肠。左侧手术时,脾脏及胰腺应随结肠脾曲推向内侧),暴露后腹腔。到达术野后,

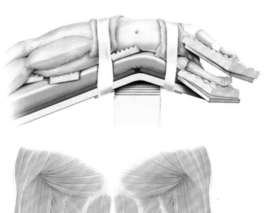

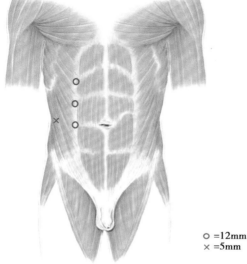

○ =12mm
× =5mm

图 7-1　体位及穿刺点示意图

超声刀钝性或锐性分离肾周组织,充分游离肾,显露肾周筋膜(图7-3)。

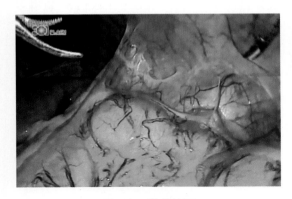

图7-2　游离结肠

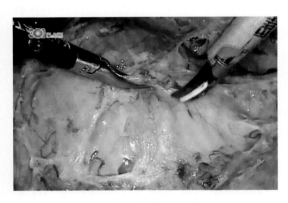

图7-3　显露肾周筋膜

三、显 露 肾 门

　　分离肾血管及输尿管:打开肾门处肾周筋膜,适当处理肾门处脂肪,使整个肾门(包括其前方,后方及上下面)暴露出来。对于肾门区域异常厚的脂肪组织需切开避免 Satinsky 钳夹不确切。分离肾蒂血管及输尿管,先将输尿管和肾动静脉进行分离,输尿管和生殖腺静脉位于腰大肌的前外侧,提起并向肾门处游离(图7-4)。扩大游离肾静脉血管壁前表面(左侧手术时可于 Triez 韧带旁肠系膜根部显露),向肾窦方向尽量游离肾血管,存在副肾动脉时需同时游离出副肾动脉,必要时使用 Bulldog 夹钳夹(图7-5)。根据肾血管阻断的具体方式决定游离范围,若单纯

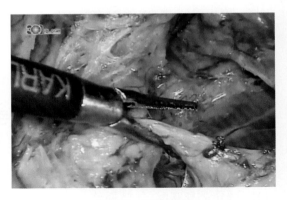

图7-4　游离肾蒂

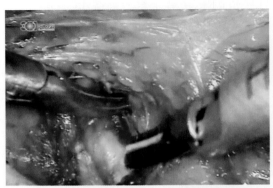

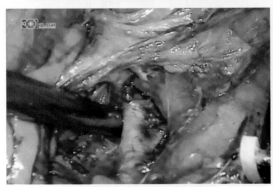

图7-5　游离肾动脉

阻断肾动脉,需游离出肾动脉及其分支;若采用肾动静脉联合阻断则不需对肾动静脉分别游离,主要因为以下原因:①阻断肾血流时不必充分夹紧;②过分游离出肾动脉可能导致肾动脉痉挛;③增加医源性血管损伤风险并产生严重并发症;④肾门处脂肪可能对于肾血管起到缓冲作用,减少钳夹对于上皮组织

的挤压伤,特别是对于动脉粥样硬化的肾动脉病例;⑤导致手术时间延长(约30分钟)。

四、处理肾周脂肪,显露肿瘤及肾组织

进入 Gerota 筋膜后,分离肾脂肪并按术前 CT 显示的肿瘤位置充分暴露肿瘤以及正常肾实质周围(肿瘤周围的肾周脂肪注意保留及清理,如为 T3 期肿瘤可连同肿瘤表面的肾周脂肪一起切除)(图7-6),肾上极的内侧可通过肾上腺开始从腰大肌前方分离。从肾表面去除大部分脂肪:①增加肾移动度;②看清卫星肿瘤病灶;③可在术中进行多方向超声检查;④可在多面切除肿瘤并在各个角度缝合。

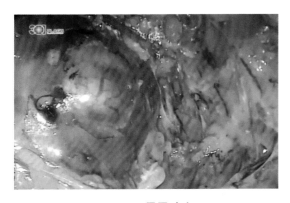

图7-6　暴露肿瘤

五、确定肿瘤切除范围

根据腹腔镜下肉眼所见及腔内超声提供的信息,确定肿瘤切除范围(瘤体边缘5~10mm),用单极 J 钩电烙器头端在正常肾实质的肾包膜表面作一圆周预切线(图7-7)。

六、肾蒂血管阻断

目的是提供一个近乎无血的手术视野,从而精确进行肿瘤切除,肾实质和集合系统的修补。经典的腹腔镜肾部分切除术中通常建议肾动静脉联合阻断,目前根据肾肿瘤大小、位置等术中情况不同也可选择单纯肾动

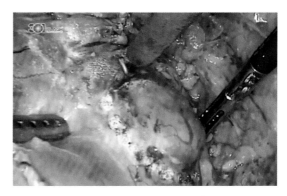

图7-7　在肾包膜表面作一圆周预切线

脉阻断(图7-8)。根据手术者习惯可选用 Satinsky 血管夹、Bulldog 夹以及 Rumel 止血带阻断肾动静脉。阻断前先通过10/12mm 腹腔镜孔将预先准备的缝针(GS-25 针,2-0缝线)放入腹腔,置于结肠沟。通过静脉给予甘露醇(12.5g)和呋塞米(10~20mg)。5分钟后置入尖端钝圆无创的吸引套管,同时 Satinsky 血管夹通过耻骨弓上通道置入横跨肾门,将整个肾蒂钳闭,注意不要损伤输尿管、肾盂及腰血管。秒表及时准确检测肾蒂血管阻断时间,热缺血时间尽量控制在20分钟以内。对于副肾动脉可采用 Bulldog 夹钳夹。

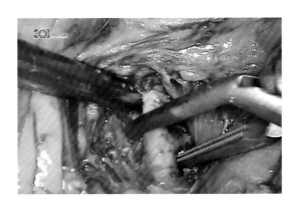

图7-8　阻断肾动脉

七、肿　瘤　切　除

肾阻断确切后,立即用单极 J 钩电烙器沿预切线切开肾包膜(图7-9),根据术前 CT、术前及术中超声等可以明确切除肿瘤的

深度。采用腹腔镜内切刀对肿瘤进行冷切除，沿肿瘤包膜边缘5mm处锐性分离、切割，切除过程中，可夹持肿瘤表面肾周脂肪使肿瘤与肿瘤床分离（图7-10），同时吸引器及时吸净创面渗血以充分显露手术创面。完整切除肿瘤及部分正常组织后，迅速放入套袋中，置于腹腔内，远离术野。

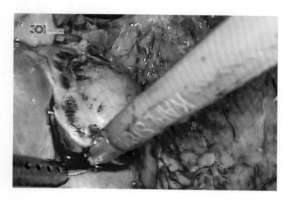

图 7-9　沿预切线切开肾包膜

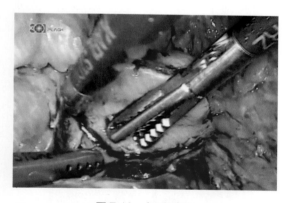

图 7-10　切除肿瘤

八、创面处理

预先插入的输尿管导管逆行注射稀释的亚甲蓝试剂，观测集合系统的完整性。若集合系统有损伤，则用3-0可吸收线严密缝合。将创面存在活动性出血的血管用以2-0可吸收线逐一"8"字缝合止血（图7-11），用预先放置的GS-25针及2-0可吸收线"8"字缝合肾实质及肾周筋膜（图7-12）。

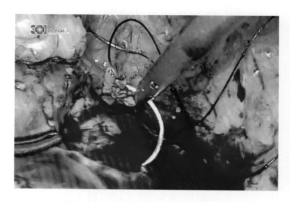

图 7-11　缝合肿瘤切缘血管止血

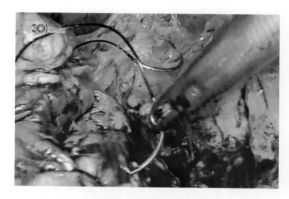

图 7-12　缝合肿瘤切缘肾实质及肾周筋膜

九、松开肾蒂血管阻断，确定止血确切

在解除阻断前注射甘露醇（12.5g）和呋塞米（10～20mg），并2～3分钟重复一次，松开肾动静脉的 Satinsky 血管夹（对于阻断副

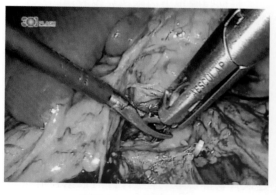

图 7-13　松开血管夹

肾动脉的病例,确认集合系统无损伤或修补结束后即可松开 Bulldog 夹),记录热缺血时间(图 7-13)。在腹部减压 5～10 分钟后再次确认止血确实。确认无明显出血后创面边缘喷涂生物蛋白胶以防延迟出血,缝合侧腹膜以固定肾(图 7-14),直视下退钳。

切口,集合系统有损伤患者改膀胱截石位并置入双 J 管引流,并留置尿管,保持通畅引流。

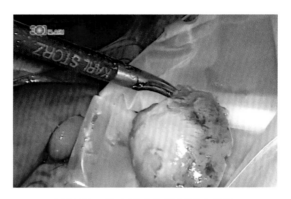

图 7-15　检查肿瘤包膜是否完整及切缘是否为正常组织包绕

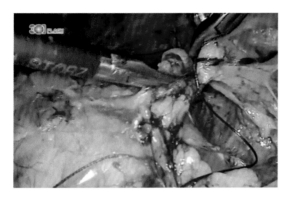

图 7-14　缝合侧腹膜固定肾

十、取出肿瘤,留置引流条

切除的组织经 10/12mm 通道取出,检查肿瘤包膜是否完整及切缘是否为正常组织包绕(图 7-15),于切缘随机取 3～4 块组织标本送快速冷冻切片(若切缘术中快速病理阳性则行根治切除手术)。肾周间隙常规放置引流管(图 7-16),拔除各套管,缝合手术

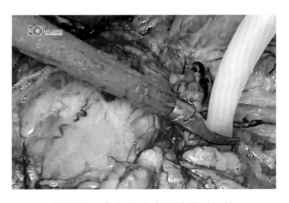

图 7-16　肾周间隙常规放置引流管

第五节　手术技术要点和难点

一、肿瘤的处理

确保肿瘤完整切除没有残留、防止术后肿瘤复发是手术的根本目的,在一定程度上影响着 LPN 手术预后。肾部分切除术手术切缘的阳性率为 0.8%～3.3%,要尽量保证切缘为阴性。关于切除的范围,传统上认为应包括肿瘤边缘 10mm 的正常肾组织。也有报道认为行 LPN 时肿瘤切除范围应包括边

缘 5mm 的正常肾组织。目前没有充分证据表明 LPN 切缘阳性患者残存肾组织出现肿瘤复发,且与切缘阴性患者有着相似的中期肿瘤治疗效果。也有部分学者认为只要达到肿瘤的完全切除(即使切缘为 1mm),切缘的距离的大小似乎并不增加肿瘤的局部复发率。LI Quan-lin 等对 140 例体积小于 4cm 的局限性肾肿瘤行 OPN 术中切缘与术后肿瘤复发及转移进行了评估:平均切缘距离为

2.2mm(中位切缘距离2.0mm,范围0~6),其中,114例切缘距离≤5mm(99.1%),97例切缘距离≤3mm(84.3%),26例沿包膜切除(22.6%)。术后随访65个月,无局部复发及全身转移。现多数学者倾向于取5mm为较为合适的切缘距离。最近欧洲泌尿外科指南指出,只要完整切除肿瘤,保证切缘阴性,微切缘也是安全有效的。随着超声在腹腔镜手术中得到越来越多的应用,术前三维CT和术中实时超声来确定肿瘤的位置及大小。在实时超声指引下切除肾肿瘤将能显著提高手术切缘阴性率,是腹腔镜肾部分切除术治疗小肾癌的一个方向。

关于是否行冷冻切片仍存在争议。有学者认为手术中对肉眼观察切缘有完整肾组织包绕的病例,术中不必常规进行切缘组织病理检查。Breda等发现在855例行LPN术的肾肿瘤患者中。21例切缘阳性,其中有2例患者还接受了肾癌根治术,但术后病理没有发现肿瘤残留。1例术中冷冻切片切缘阴性,但术后病理怀疑有肿瘤残留,行肾癌根治术,术后病理发现肿瘤残留。病理报道中局灶的切缘阳性并不一定代表肿瘤的残留。切缘阳性与阴性患者的预后是一致的,原因可能是自切口取出标本时所造成的组织变性导致了切缘的假阳性。是否常规行术中冷冻病理检查在不同的中心也是不一样的,而且术中冷冻在判断肿瘤类型以及切缘阳性方面仍存在一定的误差,并不能作为决定性因素。

对于肾门部肿瘤,由于LPN治疗肾门肿瘤切除范围有限,肿瘤周围正常肾实质少,部分病例需将肿瘤从肾蒂血管表面直接剥离,导致切缘紧邻肿瘤组织,术后病理易于出现切缘阳性结果,但文献对此种切缘阳性是否提示肿瘤残存尚存在争议。

二、腔内超声的应用

腹腔镜超声(laparoseopic ultrasonograhy,

LUS)是术中超声与腹腔镜相结合的技术。术中LUS的主要优点:①可准确定位肾肿瘤位置、边缘、体积、实质浸润深度,肿瘤与集合系统及肾血管关系的信息,显著提高了肿瘤的分期和可切除性的评估能力;②可于脂肪囊内定位肿瘤,不需去除肿瘤表面的脂肪,可将瘤体及其表面的脂肪一并切除,降低癌细胞残留概率;③可发现术前CT可能忽略的卫星肿瘤病灶,切除肿瘤组织后,可再次用超声探查是否有肿瘤组织残留;④LUS可在一定范围内探查肾周血管,帮助手术医生快速、准确找到肾动脉,并排除副肾动脉存在。尤其当肾动脉阻断后,LUS可在最短时间内探查肾内血供,判断肾动脉阻断情况以及进一步判断是否存在遗漏变异动脉血管(副肾动脉)。

三、出 血 控 制

目前减少术中出血的主要方法是应用各种肾血流阻断技术,包括肾蒂全阻断和肾动脉阻断等。阻断肾血管的优势在于可以清楚地观察肾实质,更好地辨明肿块和手术切缘,准确切除肿瘤,精确缝合修复损伤的集合系统和实质。Simon等和Gill等认为阻断肾蒂可以减少肾切面出血,亦可以保持肾切面视野清晰,从而有助于精确地切除病灶。但是肾血管阻断可以导致肾缺血性损伤,缺血时间越长,肾功能损害越重。术中阻断肾蒂存在损伤大血管的风险,阻断时间<30分钟,切除病灶并妥善处理创面往往难度较大,而长时间阻断肾蒂造成的常温下肾缺血及再灌注损伤将使患肾功能受到损害。控制出血的另一个重要方面是采用何种切割器械及肾切面的止血问题。通过动物实验比较单极电刀、双极电刀、超声刀的止血效果,认为超声刀具有明显的优越性。超声刀和电钩有止血作用,但是对肾实质有一定的热损伤。切除肿瘤时阻断肾血管是有效减少术中出血的方法,但对于较小的外生性肿瘤是可以不阻断血管的。此外,也有报道在动物模型中采用

激光切除肿瘤可不必阻断肾血管。对外生性肾肿瘤行 LPN 前行超选择性肿瘤动脉栓塞，术中不需要阻断肾血管，也可有效减少出血量。对于创面出血最好的处理方法仍是缝合，其他止血方法还有：氩气刀电凝止血；使用纤维蛋白胶止血；对于较大的叶间、肾实质间的血管，与开放手术相同，有效的方法是腹腔镜下肾实质的缝合止血。此外，还可在术前进行微波消融疗法，探针对肿瘤射频电凝，然后进行不控制肾蒂的腹腔镜肾部分切除术。有效的生物粘剂可能是未来肾实质止血的方法。

四、热缺血阻断

腹腔镜肾部分切除术阻断肾动静脉最大的不足之处在于其阻断肾血供而造成的肾缺血-再灌注损伤，从而损伤患肾功能。甚至有研究者认为肾缺血-再灌注损伤与部分患者术后发生患肾衰竭、高血压病及心血管疾病的发生有显著的相关性。热缺血时间控制是腹腔镜下肾部分切除术的重要任务之一，缩短肾热缺血时间是减少肾功能损害的关键。国外学者建议阻断肾蒂时热缺血时间一般应控制在 30 分钟以内，最好是 20 分钟之内。在特定的热缺血时间内，肾功能的损伤是可逆的。研究发现缺血时间在 32～42 分钟之间时，对术后肾功能恢复影响较大，"缺血 32 分钟"被看作是肾缺血关键的时间点。如果术中估计热缺血时间会超过这个限度，应设法立即开始使用低温技术。否则长时间的热缺血会造成肾功能的某种程度的不可逆性损害。发表在《欧洲泌尿外科杂志》上的研究指出，热缺血时间延长对患肾功能的短期乃至长期影响就越大，因此在腹腔镜肾部分切除术中每一分钟都是至关重要的。在最典型模型——孤立肾部分切除术中，热缺血时间每增加 1 分钟，术后患肾急性肾衰竭的风险增加 6%，急性终末期肾病（end stage renal disease，ESRD）风险增加 7%。有学者

对侧肾功能正常的患者进行研究，发现腹腔镜肾部分切除术中热缺血时间控制在 25 分钟之内，患侧肾功能的损伤在术后 3 个月至术后 12 个月仍保持不变。术中热缺血时间若超过 25 分钟，术后残余肾将出现不可逆的弥散功能障碍，若长时间热缺血状态可导致患侧肾功能在术后前 3 个月内出现不可逆损伤。

为了缩短热缺血时间，防止缺血-再灌注损伤，术前保护肾功能并制订周密的手术计划阻。可采用"早期松夹"技术，指在术中缝合肾实质时即开放肾血流，可以缩短肾缺血时间超过 50%，同时也减少了并发症发生。术中在断肾血管前充分的游离肾，设计好肿瘤的切除和缝合角度，娴熟的手术技术是缩短血管阻断时间的关键。

五、低温保护技术

降低肾温度可以减少皮质细胞消耗能量的代谢活动，减少氧和 ATP 的消耗。由于热缺血时间的限制，对于需要更长操作时间的复杂性肾肿瘤手术，须借助低温保护以防止肾缺血性损伤。研究表明，肾实质温度维持在 20～25℃足以保持肾功能，甚至能耐受长达 3 小时的缺血时间而不会出现永久损害。腹腔镜下肾功能的保护包括肾表面降温和肾灌注降温，主要方法有冰屑降温、肾动脉灌注、输尿管逆行灌注和自体移植体外灌注法。

1. 冰屑填塞降温　Gill 等首先描述了腹腔镜冰水混合物肾低温保护技术，运用腹腔镜下术中冰屑以降低肾表面温度，可以适当延长热缺血时间，保护肾功能。此后 Cleveland 临床中心、Wakabayashi 等分别对该技术进行了报道，此种低温保护技术效果确切；缺点是需要较大空间，只能在经腹腔途径手术时进行。

2. 肾动脉介入低温灌注　采用经皮股动脉插管至肾动脉，用止血带阻断肾动脉后

术中以4℃林格液或5%右旋糖酐持续灌注。肾动脉灌注冷却降温的速度为表面冷却的3倍。Janetschek等报道15例肾癌患者行LNSS，经股动脉穿刺，行肾动脉持续50ml/min灌注4℃平衡液实现肾降温。虽然这项技术很有吸引力，但是易造成血管内膜撕裂，有潜在损伤腹主动脉和肾动脉的危险，同时需要放射科医师配合并具备足够的肾动脉导管插管经验。

3. 经输尿管导管逆行低温灌注　腹腔镜肾部分切除术术中通过预先放置的输尿管导管将4℃生理盐水持续灌入肾盂，维持低温直至完成肿瘤切除。实施该技术时，如果在手术刚开始的1～2分钟内即进入集合系统，容易导致灌注液的渗漏，影响降温效果。

4. 腹腔镜冷却套管　在腹腔镜手术下使用冷却套管达到肾表面低温保护的目的。

低温的副作用则是使得细胞钠钾离子泵失活，最终导致水钠潴留，但温度在4℃以上时该过程是完全可逆的。

六、肾段动脉阻断

由于肾血管呈节段性分布这一解剖学特点，使肾段动脉阻断这一技术的形成和发展成为可能。2007年，首次报道了一种高选择性的肾段动脉夹闭技术。在此基础上，Patil和Ng等提出夹闭第3级或第4级肾动脉分支，在肾显微切开和血管显微解剖之后，微型bulldog钳夹闭目标血管即直接供应肿瘤的血管。这种阻断某一肾段动脉的方法，亦被称为"零缺血技术"。这项新的手术路径主要有4个组成部分：①术前结合CT血管成像确定动脉情况、肿瘤位置及切除范围；②术中解剖游离肿瘤特异性的第3级甚至更高级目标肾动脉；③微型bulldog钳用来超选择性血管阻断；④术中诱导临时性低血压。尽管"零缺血技术"可减少热缺血时间，但对操作者技术和精确度的高要求仍限制其应用。

七、不阻断肾血管

对于LPN术中是否阻断肾血管仍存在争议。Bahrami等研究发现不阻断肾血管可以用于更大、更复杂的肾肿瘤的LPN治疗。但有研究认为对于肿瘤直径大于4cm的肾癌患者，不阻断肾蒂血管是可行的，可以最大限度保护肾功能，但其术中出血及术后并发症的发生与T_{1a}期肾癌相比更严重。

八、缝合技术及"免打结"技术

由于肾蒂阻断时间>30分钟，肾功能损害等热缺血并发症的发生率将增加。要求术者需具备较高水平的镜下缝合技术。同时对肾实质创面以及集合系统的有效缝合，是防止出血及尿漏的重要手段。在借鉴传统开放肾部分切除的基础上，术中多采用"8"字缝合或双层连续缝合，辅以肾周脂肪加固。为了减少腹腔镜下体内缝合的时间，减少手术难度，进而可缩短肾缺血时间，保护肾功能。有研究结果表明，在腹腔镜下肾部分切除术中，采用倒刺线缝合可以缩短热缺血时间和（或）降低围术期出血发生率。

Orvieto等发明了"免打结"的体内缝合法，用2-0和0号不可吸收线缝合集合系统及肾实质缺损，当缝线穿过组织后，用可吸收夹夹住其末端以免去打结，缩短了缝合时间及热缺血时间。Canales等的对照研究显示，免打结技术组肾蒂阻断时间为23.8分钟，而传统打结组肾蒂阻断时间为31分钟。

九、肾缺血保护辅助技术

将肾缺血损伤降至最低的首要因素是肾蒂阻断之前和之后的充分利尿，减少自由基的氧化损伤，以及术中减少缺血时间。Wickham等研究表明次黄嘌呤核苷对保护肾功能有明显作用。同时氧自由基清除剂对长时间缺血需要进行复杂重建手术的患者有肾保护作用。

第六节　术后监护及并发症防治

术后 24 小时密切监测患者的血压、脉搏、体温、血氧饱和度、引流液的量及性状、尿色及尿量。若无集合系统损伤尿管在术后第 2 日清晨即可拔除。当肾周间隙引流管引流每天小于 50ml 持续 3 天时即可拔除。术后绝对卧床 5 ~ 7 天。出院后，建议患者避免剧烈活动 2 周以防止肾实质继发性破裂出血。

目前腹腔镜手术适应证已几乎涵盖泌尿外科手术的各个方面。与传统手术相比，腹腔镜手术的微创优势已无可争议。但泌尿外科腹腔镜手术亦存在不容忽视的并发症发生率，而且腹腔镜手术并发症发生率随着手术难度增加而升高。同时腹腔镜术者的操作熟练程度与并发症发生率呈负相关。腹腔镜的学习应严格遵循由易到难、循序渐进的原则，方能最大限度减少并发症的发生。主要的并发症为：出血、尿漏、感染、肾功能不全等，发生率约为 0 ~ 19%。较罕见的并发症为：假性动脉瘤、动静脉瘘、继发于肠道损伤的腹膜炎等。

一、出　血

Van Poppel 等对 268 例保留肾单位手术的患者研究发现术后出血发生率为 3.1%。分为术中出血及术后继发出血。术中出血的主要原因是血管夹松脱、未阻断副肾血管导致的肾蒂阻断不完全等，故阻断前须明确肾蒂血管能否完全阻断。术后需详细记录肾周引流管及尿管内尿液的颜色、量以及性状，同时注意观察患者的一般情况。术后出血一般为肾创面出血，主要由创面止血不彻底引起。如出现以下情况应考虑存在术后出血：术后出现血压进行性下降，脉搏进行性加快，血红蛋白及血红细胞进行性下降；术后肾周引流管引流液的颜色持续鲜红而且量有增无减或反复堵塞引流管；肾周引流管血块堵塞伴患侧腰部肿胀疼痛；术后膀胱内大量凝血块形成；拔除肾周引流管后血尿持续不退，尿液反复出现凝血块。若手术侧腰腹部局部饱胀、压痛明显或有包块，则提示腹膜后血肿可能。少量出血可采取绝对卧床休息、监测生命体征、补充血容量等保守治疗治愈，严重者可采用介入血管栓塞治疗或手术止血。有报道个别患者术后 14 天剧烈运动及 30 天摔倒后出现迟发性出血的情况，因此术后短期内不能剧烈运动。

二、尿　瘘

尿瘘的发生率为 4.2%（1.4% ~ 10.6%），其发生率与肿瘤大小及部位有关，肿瘤越小发生率越低，Patard 等分析了 600 例肿瘤直径 <4cm 的患者，尿瘘率仅为 1.7%；而对于瘤体直径 >4cm 的患者，尿瘘发生率为 5.4%。中央型及肾门部肾肿瘤因术中可能开放集合系统，故术后发生尿瘘危险性较大，术前需明确肿瘤边缘与集合系统的关系，术中对集合系统仔细完善的修补是预防尿瘘的关键，对于不明确的集合系统损伤术中需应用亚甲蓝注水试验及术中超声检查以减少此并发症。当引流管内引流液增多、颜色变浅为淡红色而导尿管内尿量减少时应考虑尿瘘可能，同时肾周引流液中可分析到肌酐成分是尿瘘的确诊依据。多数情况下发生尿瘘的患者需留置输尿管支架减压并保持双 J 管及引流管引流通畅，尿瘘通常可自愈，必要时可行经皮肾穿刺造瘘引流术。

三、肾功能不全

发生率 0.7% ~ 18%，多为短暂性，可能与热缺血、肾功能代偿等原因有关；也可能由

71

肾集合系统损伤后导致的继发性狭窄引起，肾进行性衰竭。急性肾功能障碍易发生在孤立肾肾癌、切除肾实质>50%、热缺血时间过长等情况。

四、假性动脉瘤（RAP）

肾部分切除术的术后 RAP 发生率约为 0.97%～1.7%，中央型肾肿瘤术后发生率为 7.5%。通常为术后可吸收缝线的降解，导致了肾实质部分缝线结扎部位张力的下降，已形成的凝血块可能脱落导致小动脉再出血形成 RAP。RAP 发生与术者的熟练程度有关。术中需仔细辨认肾创面的小血管并确切缝扎。另外应用不同止血材料对术后假性动脉瘤的发生也有影响。

五、动静脉瘘

动脉壁的不完全破坏可导致动静脉瘘形成，若动静脉瘘与收集系统相通可导致显著血尿。术中创面的精确缝合及调整进针深度可减少此类并发症发生。

六、肠道损伤

肠道损伤在泌尿外科腹腔镜手术中发生率为 0.4%～2.5%，多在穿刺置管及电钩切割组织时发生，且术中不易及时发现。

七、皮下气肿

主要由于 CO_2 气体自套管处溢漏造成，防止套管在皮肤、皮下组织及肌层之间产生间隙可预防此类并发症发生，气肿多在 1 周内自行吸收，不需要特殊处理。

八、其他并发症

包括肺不张、肺栓塞、坠积性肺炎、肠梗阻、感染、高碳酸血症、气体栓塞等。

总之，腹腔镜手术成功率的关键在于操作者腹腔镜技术，故加强操作者技术培训，正确掌握泌尿外科腹腔镜手术的规律和并发症特点。操作中细致谨慎，遇到意外时适时中转开放手术可避免或减少术中及术后并发症的发生。

第七节 预后及术后随访

LPN 预后：Lane 等对 557 例 LPN 术后 5 年的随访显示局部复发率为 2.7%，未见远处转移的患者，无一例肾功能正常的患者术后出现肾功能不全，患者总生存率和肿瘤特异性生存率分别为 86% 和 100%，与 OPN 手术效果几乎相同。Gill 等报道 800 例 LPN 患者平均随访 3.4 年（0.8～9.0 年），5 年总存活率、肿瘤特异性存活率及无复发率分别为 92.5%、99% 和 97.8%，其中 744 例肾癌患者的 5 年总存活率、肿瘤特异性存活率及无复发率分别为 90%、98.5% 和 96.9%，患者年龄和病理分级影响预后。

术后随访主要是电话随访和门诊随访。常规随访内容包括：①病史询问；②体格检查；③血常规及血生化检查：肝、肾功能以及术前检查异常的指标，若随访发现碱性磷酸酶异常通常提示有远处转移或肿瘤残留。碱性磷酸酶异常升高和（或）骨转移症状，则需完善骨扫描。肝转移及副肿瘤综合征也可表现为碱性磷酸酶异常升高；④胸部检查：首选胸部 CT 扫描，或胸部 DR（正、侧位）；⑤腹部检查：首选腹部 CT 检查，或腹部超声检查。腹部 CT 检查需每 6 个月一次，连续 2 年，此后根据情况而定。

随访时间：术后第 4～6 周评估肾功能、术后恢复情况以及有无手术并发症，行肾 CT 检查以了解肾形态变化，为今后的复查做对比之用；此后每 3～6 个月随访一次连续 3 年，以后每年随访一次。

（毕建斌）

参 考 文 献

1. Lane BR, Campbell SC, Gill IS. 10 years oncologic outcomes after laparoscopic and open partial nephrectorny. J Urol, 2013, 190:44-49.

2. Leslie S, Goh AC, Gill IS. Partial nephrectomy-contemporary indications, techniques and outcomes. Nat Rev Urol, 2013, 10(5):275-283.

3. Shao P, Tang L, Li P, et al. Application of a vasculature model and standardization of the renal hilar approach in laparoscopic partial nephrectomy for precise segmental artery clamping. Eur Urol, 2013, 63(6):1072-1081.

4. Simone G, Papalia R, Guaglianone S, et al. "Zeroischaemia", sutureless laparoscopic partial nephrectomy for renal tumours with a low nephrometry score. BJU Int, 2012, 110(1):124-130.

5. Katsunori Tatsugami, Masatoshi Eto, et al. Impact of Cold and Warm Ischemia on Postoperative Recovery of Affected Renal Function After Partial Nephrectomy. J ENDOUROL, 2011, 25:869-873.

6. Porpiglia F, Fiori C, Bertolo R, et al. The effects of warm ischaemia time on renal function after laparoscopic partial nephrectomy inpatients with normal contralateral kidney. World J Urol, 2012, 30(2):257-263.

7. Gallucci M, Guaglianone S, Carpanese L, et al. Superselective embolization as first step of laparoscopic partial nephrectomy. Urology, 2007, 69:642-645.

8. Maclennan S, Imamura M, Lapitan M C, et al. Systematic review of perioperative and quality-of-life outcomes following surgical management of localised renal cancer. Eur Urol, 2012, 62(6):1097-1117.

9. 潘寿华,汪朔,等. 后腹腔入路与经腹入路腹腔镜下肾部分切除术治疗肾癌的临床比较. 临床泌尿外科杂志, 2010, 25(9):651-653.

10. 罗照,王德林,盛夏,等. 腹腔镜与开放肾部分切除术临床疗效比较的 Meta 分析. 中华泌尿外科杂志, 2013, 34:444-447.

11. Simon J, Meilinger M, Lang H, et al. Novel technique for in situ cold perfusion in laparoscopic partial nephrectomy. Surg Endosc, 2008, 22:2184-2189.

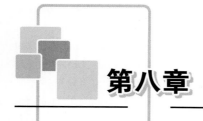

第八章

经后腹膜腔腹腔镜肾部分切除术

第一节 概 述

近些年来,我国肾癌的发病率逐年增高,而随着经济水平、健康意识和检查手段的提高,通过健康查体发现的无症状肾癌比例显著提高,这些偶发癌患者占肾癌患者总数的50%～60%以上。这些偶发癌往往具有体积较小(直径<4cm)、生长速度慢和转移潜能低等生物学特征。随着更多的肾癌得以早期发现,肾部分切除术得到了迅速推广、地位日益显著。目前认为肾部分切除术的疗效同根治性肾切除术。肾部分切除术可经开放性手术或腹腔镜手术进行,开放性肾部分切除术目前仍是肾部分切除术的标准治疗技术,而腹腔镜或机器人腹腔镜肾部分切除术也是重要的治疗手段。

《中国泌尿外科疾病诊断治疗指南(2014 版)》推荐对于低分期($T_1N_0M_0$ 期)特别是 $T_{1a}N_0M_0$ 期肾癌患者,若适合进行肾部分切除术,建议首先选择肾部分切除术。$T_{1b}N_0M_0$ 期肾癌患者,根治性肾切除术或肾部分切除术都是可选择的治疗手段,此期患者采用这两种治疗的效果没有明显差别。

肾部分切除术的适应证:肾癌发生于解剖性或功能性的孤立肾,根治性肾切除术将会导致肾功能不全或尿毒症,如先天性孤立肾、对侧肾功能不全或无功能者、遗传性肾癌患者以及双侧肾癌等。

肾部分切除术的相对适应证:肾癌对侧肾存在某些良性疾病,如肾结石、慢性肾盂肾炎或其他可能导致肾功能恶化的疾病(如高血压、糖尿病、肾动脉狭窄等)患者。

肾部分切除术的可选择适应证:对侧肾功能正常,临床分期 T_{1a} 期,肿瘤位于肾周边,单发的无症状肾癌患者。临床 T_{1b} 期肿瘤也可选择实施肾部分切除术。

肾部分切除术可以采取开放或腹腔镜途径进行。由于腹腔镜手术具有切口小、疼痛轻、恢复快等优点更易于患者接受;由于腹腔镜具有深入放大作用,能够提供更清晰的视野;由于气腹压力的存在,术野内静脉多被压闭,渗血较少。基于以上优势,如果操作熟练得当可以取得与开放手术相似的效果,并在手术时间、患者恢复等方面具有优势。

腹腔镜肾部分切除术可以采用经腹腔或经腹膜后途径,经腹膜后途径具有游离范围小、对腹腔脏器扰动小、能够早期控制肾动脉等优点,受到国内学者的普遍接受。本章将主要就经后腹膜腔腹腔镜肾部分切除术的手术步骤、技巧及热点问题进行探讨。

第二节　手术步骤及技巧

一、手术适应证选择

如前所述,肾癌采用肾部分切除术的适应证包括绝对适应证、相对适应证和可选择适应证。欧洲泌尿外科学会(EAU)2013年肾癌指南认为对于T_1期肾癌根治性肾切除术已不再是标准治疗方案,如果可能T_1期肾癌应行肾部分切除术而非根治性切除术。理论上任何可以经开放手术完成的肾部分切除术都可以通过腹腔镜完成。但腹腔镜肾部分切除术涉及肿瘤切除和残留肾的重建,对于术者的腹腔镜下分离和缝合技巧均有较高要求,而且切除缝合过程中通常需要阻断肾血流,如果缺血时间过长将对患肾造成不可逆的损伤。因此要求术者具备一定的腹腔镜手术经验,并且在初期建议选择难度较低、患者情况较好的病例,在积累一定经验之后再逐步扩大腹腔镜手术的适应证。

二、术前准备

术前实验室检查包括血尿常规、血生化、凝血功能、血沉、乳酸脱氢酶和碱性磷酸酶。影像学检查包括腹部超声、胸部X线片或CT,腹部CT平扫和增强扫描(无相关禁忌者),以了解肾肿瘤的大小、位置、深度,有无肾静脉和腔静脉癌栓、区域淋巴结或远处转移等情况,同时能了解分肾功能。CT肾血管成像(CTA)有助于更清晰了解肾动脉分支及走行,可了解有无副肾动脉并便于进行肾动脉分支阻断。

患者术前不需特殊肠道准备,建议术前留置尿管,便于术中观察出血情况及尿量。

三、手术步骤

1. 麻醉和体位　采用全身麻醉,患者完全健侧卧位,抬高腰桥。

2. 建立腹膜后间隙　可采用IUPU法或气囊法扩张建立腹膜后间隙,常规采用3通道(十二肋下腋后线、肋缘下腋前线和髂嵴上腋中线),建立气腹和工作通道后首先辨认腰肌、腹膜返折和肾周筋膜等结构,清理腹膜外脂肪。

3. 寻找游离肾动脉　纵向剪开肾周筋膜后先在脂肪囊外锐性和钝性结合游离腰大肌和脂肪囊背侧间的间隙,用超声刀锐性分离肾门处脂肪组织,循肾动脉搏动打开血管鞘,充分游离保留肾动脉。可依据术前CTA寻找可能的副肾动脉。

4. 游离肾和肿瘤　纵向切开肾脂肪囊,沿肾被膜表面钝性和锐性结合分离,充分显露肿瘤和周围肾实质,游离过程中注意勿损伤输尿管。

5. 阻断肾动脉　用"Bulldog"血管夹阻断肾动脉,可根据情况选择肾动脉主干或分支阻断,根据情况阻断副肾动脉。通常在气腹压力下,肾静脉系统渗血较少,若考虑可能术中切开肾静脉主要分支,可同时阻断肾动静脉。

6. 切除肿瘤　可距瘤体边缘0.5cm处剪开肾被膜,采用剪刀锐性与钝性结合在肿瘤假包膜外进行分离,注意保持清晰的术野,避免切破肿瘤造成种植。

7. 缝合　对于未切开肾集合系统的创面可采用肾实质单层缝合,对于切开了集合系统的较深创面建议采用双层缝合。通常采用连续缝合,配合使用倒刺缝线或用血管夹(Hemolok或可吸收夹)夹线可避免打结节约时间。

8. 松开阻断　移除"Bulldog"血管夹,观察肾血流灌注恢复情况、创面有无活动性出血,观察尿色了解有无内出血。根据需要补充缝合或覆盖止血材料。

9. 取出并检查标本　用标本袋将切除物取出,观察切缘情况及肿瘤性质。根据需要送冷冻病理检查或接受进一步治疗。

10. 留置引流,关闭切口。

四、手术技巧及体会

1. 游离肾动脉及肿瘤的顺序　在纵向剪开肾周筋膜后,可选择先在脂肪囊外游离肾动脉然后再切开脂肪囊游离肾,亦可反之先游离肾再游离动脉。笔者通常采用前种顺序进行游离。剪开肾周筋膜后沿肾脂肪囊背侧与腰大肌间隙游离,可以迅速找到内侧弓状韧带等标志,以此为指引可以较快捷地找到肾动脉。由于此时肾腹侧尚未游离,肾脂肪囊也未被切开,不会对肾动脉造成严重遮挡,便于肾动脉的寻找和游离,同时也易于发现可能存在的副肾动脉。

2. 肿瘤生长位置对手术的影响　虽然符合适应证的各个位置的肾肿瘤都可能通过后腹腔途径完成肾部分切除术,但不同位置肿瘤的显露、切除和缝合的难度有较大差别。应用 P. A. D. U. A. 、R. E. N. A. L. 和 C-Index 等术前肾肿瘤评分系统可以在一定程度上反映出手术的难易程度,在实际工作中要本着先易后难的原则,待积累足够经验和技巧后再尝试高难度的病例。简言之,对后腹腔途径而言,肾外侧中上极是操作最为方便的位置,腹侧、背侧或下极的肿瘤操作稍难,而肾唇位置的肿瘤难度最大。如果肿瘤切除缝合位置欠佳,建议充分游离肾,以利于显露和操作。

3. 不同肿瘤位置缝合技巧　理想状态下缝合方向应与创面垂直,因此对于中上极的肿瘤创面采用常规正向持针缝合即可,但对于肾下极尤其是下极内侧的肿瘤创面可采用反向持针缝合更为方便可靠。通常创面在贯穿连续缝合后可以达到闭拢状态,但对于肾前后唇位置的创面,在肾蒂位置由于缺乏可供缝合的肾实质,无法达到闭拢效果,可通过连续缝合创面基底和肾实质切缘达到止血效果而不用刻意追求肾实质的对合。

4. 缝合方式的选择　对于未切开肾集合系统的创面可采用肾实质单层缝合,即贯穿缝合肾实质和基底;对于切开了集合系统的较深创面建议采用双层缝合,即先缝合基底关闭切开的集合系统和血管再缝合肾实质。通常采用连续缝合,配合使用倒刺缝线或用血管夹(Hem-o-lock 或可吸收夹)夹线可避免打结节约时间。

第三节　热点问题探讨

一、肾肿瘤评分系统在肾部分切除术中的应用

鉴于对不同大小、位置的肾肿瘤进行肾部分切除术治疗时的难易程度差别很大,并由此产生对治疗手段、并发症及预后的影响。因此,国外诸多学者相继提出了若干术前肾肿瘤评分系统对患者进行术前的肾肿瘤综合评估,以期能达到指导临床医师合理选择手术方式和治疗策略的目的,现分述如下。

1. P. A. D. U. A. 肾肿瘤评分系统
P. A. D. U. A. (preoperative aspects and dimensions used for anatomic)评分系统由 Ficarra 等于 2009 年提出,该评分系统基于肾肿瘤影像学(CT 或 MRI)解剖特征,包括肿瘤大小、外凸率与肾窦及集合系统关系,位于肾腹侧或背侧,沿肾纵轴位置及与肾蒂血管关系等方面,对每一方面进行量化评分,根据得分综合评估肾肿瘤的解剖学特征,即肿瘤的复杂程度(表 8-1)。

表 8-1　P. A. U. D. A. 肾肿瘤评分系统

解 剖 特 点	评　分
纵轴位置	
上极/下极	1
中部	2
外凸率	
>50%	1
<50%	2
完全内生	3
横轴位置	
外侧	1
内侧	2
与肾窦关系	
否	1
是	2
与集合系统关系	
否	1
是	2
肿瘤大小(cm)	
≤4	1
4.1～7	2
>7	3

a 或 p 分别代表肿瘤位于腹侧或背侧面

目前,P. A. D. U. A. 肾肿瘤评分系统与手术方式的关系尚无明确报道,而和围术期并发症的关系则在诸多报道中得到证实。Ficarra 等认为,肿瘤在沿肾纵轴位置、外凸率、与肾窦及集合系统关系及与肾蒂血管关系等方面与围术期并发症具有统计学相关性,而在肿瘤大小和位于肾腹侧或背侧方面没有发现明确相关性。

同时还发现,中度复杂肿瘤行 NSS 发生围术期并发症的风险是低度复杂肿瘤的 14.5 倍(95% CI 3.984-53.031,$P<0.001$),而高度复杂肿瘤行 NSS 发生围术期并发症的风险是低度复杂肿瘤的 30.6 倍(95% CI 7.753-120.948,$P<0.001$)。从而提示,肿瘤越位于中部,陷入肾皮质越深,与肾窦、集合系统及肾蒂血管关系越密切,即肿瘤复杂程度越高,发生围术期并发症的风险越高。

NSS 与 RN 相比,最大的优势在于其能较好地保留患肾功能。而肾肿瘤复杂程度越高,其手术中阻断肾蒂的时间越长,即肾缺血的时间越长,势必对术后肾功能的恢复产生越大的影响。Okhunov Z 等发现中度和高度复杂肿瘤的患者术后肾功能较低度复杂肿瘤的患者均有较为明显的改变,而中度复杂肿瘤和高度复杂肿瘤的患者肾功能的变化并没有统计学意义。

2. R. E. N. A. L. 肾肿瘤评分系统 R. E. N. A. L. (radius exophyic/endophytic nearness anterior/posterior location)评分系统由 Kutikov A 等于 2009 年提出,与 P. A. D. U. A. 评分系统相似,该评分系统同样基于肾肿瘤影像学(CT 或 MRI)解剖特征,包括肿瘤大小(R),外凸率(E),与肾窦及集合系统关系(N),位于肾腹侧或背侧(A),沿肾纵轴位置(L)及与肾蒂血管关系(h)等方面,同样对每一方面进行量化评分,根据得分综合评估肾肿瘤的复杂程度(表8-2)。

表 8-2　R. E. N. A. L. 肾肿瘤评分标准

	1	2	3
肿瘤大小(cm)	≤4	>4but<7	≥7
外凸率	≥50%	<50%	完全内生
与肾窦或集合系统的距离(mm)	>7	>4 但<7	<4
腹侧/背侧		采用 a,p,或者 x 表示	
纵轴位置*	完全位于上极线以上或下极线以下	肿瘤穿过极线	①超过50%穿过极线 ②穿过肾水平轴线 ③完全位于两极线之间

* h 代表肿瘤靠近肾门主要动脉或静脉

目前，R. E. N. A. L. 评分系统与围术期并发症的关系在诸多研究中结论并不一致。Hew MN 等认为，肿瘤大小（Radius）与发生围术期并发症具有统计学相关性（$P = 0.02$），并且高度复杂肿瘤是发生围术期并发症的独立危险因素。Ellison JS 等在其研究中也发现，R. E. N. A. L. 评分越高发生围术期并发症的风险就越高（$P < 0.001$）。但是，在 Okhunov Z 等和 Long JA 等的研究中并没有发现 R. E. N. A. L. 评分系统与围术期并发症具有相关性（Rho = 0.01，$P < 0.885$；$P = 0.91$）。

R. E. N. A. L. 评分系统与术后肾功能具有相关性，这在 Okhunov Z 等的研究中得到证实。Okhunov Z 等发现中度和高度复杂肿瘤的患者术后肾功能较低度复杂肿瘤的患者均有较为明显的改变（$P < 0.004$，$P < 0.008$），而中度复杂肿瘤和高度复杂肿瘤的患者肾功能的变化并没有统计学意义。但是，Buethe DD 等则认为 R. E. N. A. L. 评分不能预测术后肾功能的变化。与此同时，Long JA 等也认为 R. E. N. A. L. 评分并不是预测术后肾功能变化的独立因素（$P = 0.84$）。

Kutikov A 等于 2011 年参考 R. E. N. A. L. 评分系统制定了一个列线图用以预测高级别恶性肾肿瘤。在其研究中，证实了 R. E. N. A. L. 评分系统对高级别恶性肾肿瘤预后的预测能力（AUC = 0.73）。同时，Hongkai Wang 等对其进行了外部确认研究，进一步证实了 R. E. N. A. L. 评分系统对高级别恶性肾肿瘤预后的预测能力（AUC = 0.73）。另外，Satasivam P 等也认为 R. E. N. A. L. 评分与肾肿瘤的组织学类型有关。在其研究中，高度复杂与低度复杂肿瘤相比，透明细胞型（84.6% vs. 64.4%，$P < 0.05$）、T3 期及以上（76.9% vs. 8.9%，$P < 0.001$）和 G4（15.4% vs. 2.2%，$P < 0.05$）肿瘤的比例增高，而乳头型（0% vs. 24.4%，$P < 0.02$）和 T_{1a} 期（0% vs. 84.4%，$P < 0.001$）肿瘤的比例则下降。

3. C-Index 肾肿瘤评分系统　C-Index 肾肿瘤评分系统是 Simmons MN 等于 2010 年提出的一个描述肾肿瘤中心性的评分系统，与 P. A. D. U. A. 和 R. E. N. A. L. 评分系统不同，它基于肾肿瘤的影像学（CT 或 MRI）表现，运用数学方法，描述肾肿瘤边缘与肾中心的关系。

当 C-Index = 0 时，提示肾肿瘤中心与肾中心重叠（图 8-1A）；当 C-Index 在 0-1 之间时，提示肾中心在肾肿瘤内；当 C-Index = 1 时，提示肾肿瘤边缘位于肾中心（图 8-1B）；当 C-Index > 1 时，提示肾中心在肾肿瘤边缘以外，并且 C-Index 越大，肾肿瘤边缘距离肾中心越远。

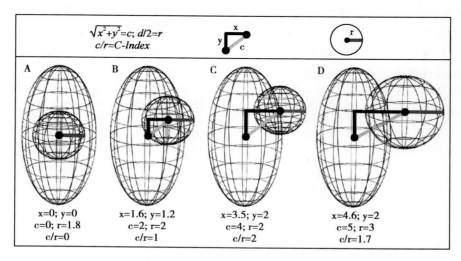

图 8-1　C-Index 肿瘤评分示意图

78

Simmons MN 等发现,C-Index 是热缺血时间的独立保护因素(95% CI - 0.09 ~ -0.02,P = 0.004),提示 C-Index 越大,肾肿瘤边缘离肾中心越远,肾的热缺血时间越短。当 C-Index<2 时,热缺血时间、手术时间及术中出血量明显增加,围术期并发症也相应增加。与此同时,Mary KS 等在其研究中发现,C-Index<2.5 的肾肿瘤患者行腹腔镜肾部分切除术后 eGFR 下降超过 30% 的风险是 C-Index>2.5 的 2.2 倍。另外,Okhunov Z 等在其研究中也发现 C-Index 与热缺血时间和血肌酐变化具有负相关性(Rho = - 0.44,p < 0.001;Rho = - 0.33,P<0.001),而 Bylund JR 等也在其研究中进一步证实了 C-Index 与热缺血时间具有负相关性(Rho = - 0.482,P< 0.001)。

总之,三种肾肿瘤评分系统是目前应用于肾肿瘤特别是小肾肿瘤分级具有代表性的综合术前影像学评分体系,P.A.D.U.A. 和 R.E.N.A.L. 评分系统将肾肿瘤分为低度、中度和高度三种不同的复杂程度等级,C-Index 系统则采用数学的方法对肾肿瘤和肾关系进行描述,三者对评估手术方式、围术期因素及预后的临床应用价值在诸多研究中已得到初步证实,并且三者都具有较好的稳定性和可重复性。但是,其临床应用价值仍需进一步的多中心、大样本的研究来验证。应特别指出,在术前肾肿瘤的评分作为重要的参考指标的同时,还应考虑术者本人的临床经验和手术技巧,从而对手术的结局有一个综合全面、个体化的评估。

二、肾动脉分支阻断在肾部 分切除术中的应用

在腹腔镜肾部分切除术的切除和缝合过程中,为了保证清晰的术野和控制术中出血,通常需要暂时阻断肾血流,而阻断肾血流可引起肾缺血及再灌注损伤。如何最大限度地减少肾缺血再灌注损伤是肾部分切除术的热点。目前,降低肾核心温度、减少耗氧量是普遍认可的减小缺血再灌注损伤的方法。在腹腔镜手术中可通过外敷冰水实现,也有采用肾动脉灌注低温生理盐水的尝试,但实际操作较复杂。除此之外的外科手段主要是缩短缺血时间和缺血范围。最新观点认为热缺血时间应控制在 20 分钟以内,Thompson 等针对孤立肾患者的研究显示,延长热缺血时间与近期出现急性肾衰竭和远期出现慢性肾功能不全(CKD)Ⅳ期相关,每一分钟的热缺血都会对肾造成损伤。在此背景下,缩小缺血范围,选择性阻断肾动脉分支成为手术技术上的探索热点。通过选择性阻断供应肿瘤的分支动脉,使手术区域缺血,在相对清晰的术野下完成切除和缝合;同时大部分肾实质的血供不受影响,可以最大限度地保护剩余肾组织的功能。

Gill 等于 2011 年首次报道 15 例应用肾动脉分支阻断技术进行腹腔镜肾部分切除术,术中配合使用控制性降压等手段,取得了良好效果,患者手术前后肾功能无明显变化。作者之后又报道了超过 100 例的手术经验,所有病例均成功进行分支阻断而不需要阻断肾动脉主干。中位手术时间 222 分钟,中位出血量 150ml,未出现术中并发症及术后出血,无切缘阳性,患者出院时的血肌酐和肾小球滤过率与术前无显著变化。

殷长军教授报道了 125 例应用肾动脉分支阻断进行腹腔镜肾部分切除术,手术采用经腹膜后途径。所有患者成功分离并阻断了靶分支肾动脉,均未转成肾动脉主干阻断。平均手术时间 87 分钟,中位出血量 200ml,9 例患者需要输血。18 个月随访期间未发现肾功能不全或肿瘤复发。

笔者也在部分病例中进行了肾动脉分支阻断的尝试,体会如下:

1. 充分的术前评估 与常规肾部分切除术相同,术前需要行肾 CT 或 MR 检查,明确肿瘤的位置、大小、深度,肾动脉位置及有

无副肾动脉,分肾功能等。此外肾动脉分支阻断还需要了解肾动脉分支情况及与肿瘤的解剖学关系,通常可通过高质量的 CT 血管造影获得。尽可能采用三维成像技术构建肾、肾肿瘤和肾血管的立体图像,以明确需要阻断的肾段动脉和切除的范围。

2. 目标分支肾动脉的游离　通常在脂肪囊外背侧游离出肾动脉主干,以备分支阻断不满意时使用,并在脂肪囊外适度游离寻找可能存在的副肾动脉。再常规在脂肪囊内充分游离肾,再次游离显露肾动脉主干,并沿主干继续游离肾动脉前后分支及肾段动脉(三级分支),结合术前影像学检查寻找目标分支。根据目标肾动脉分支的早晚可将肾动脉分为肾门外形、肾门内型,前者游离相对容易,对于后者可能需要显露肾前唇或后唇肾实质,清理肾窦脂肪后才能显露目标分支。有时目标肾段动脉分支与肾静脉分支相互缠绕、错综复杂,此时需要仔细操作;肾静脉分支壁薄,容易撕裂出血,宜主动用超声刀凝闭切断;小静脉撕裂后常常回缩,不易找寻,可先采取压迫止血,通常在气腹压力下,小量出血可自行停止;如遇较大出血可用钛夹处理,但需注意不要在肾门内盲目钳夹,避免引起更大的损伤。

3. 缺血范围的确认　通过术前影像学检查及与术中肾动脉分支解剖的比对可以明确目标分支,但肾肿瘤的生长通常并不局限于某一肾段,分支阻断后缺血范围可能不够充分,有时可能需要阻断 2 只肾段动脉分支才能达到比较好的阻断效果。即便如此,可能由于仍存在其他动脉分支供血造成切除时术野出血较多。建议条件允许时配备术中超声检查,通过腔内超声探头不但可以明确肿瘤的位置、范围和深度,便于术中精准切除,还可以通过多普勒检查明确肿瘤周边及基底的血流情况,精确程度远优于依靠肉眼观察肾实质颜色变化。如果分支阻断后发现这些位置的血流没有明显减少,提示阻断的动脉

分支并非目标分支,需要重新分离确认。

4. 切除和缝合技巧　目前对于肾肿瘤的切缘已经没有明确的厚度要求,在完整切除肿瘤、保证切缘阴性的前提下,适当贴近肿瘤切除或剜除,尽可能保留贴近肿瘤假包膜的小叶间血管,可以最大限度地保存残留肾组织的体积和血供。这样也可以减少切破叶间血管、减少出血量。由于分支阻断时创面周围和基底的动脉阻断常不充分,可能在切除过程中遇到明显的动脉出血,如果出血明显、肾肿瘤又不能迅速切除时可以考虑先简单缝合或用小 Hem-o-lock 夹闭出血的动脉断端以控制出血。分支阻断时肾动脉灌注持续存在,肾静脉分支内的压力也较全阻断时高,静脉创面渗血增加,此时可适当提高气腹压力减少出血,或增加套管助手持续吸引创面来获得相对清晰的视野。在缝合过程中由于肾实质仍有动脉血供,肾实质张力较高、质地较脆,缝合过程中需要注意走针方向及牵线力度,避免撕裂肾实质。

需要注意的是,肾动脉分支阻断的腹腔镜肾部分切除术对术者的技术要求较高,建议积累了充分的常规腹腔镜肾部分切除术经验后再在选择性的病例中开展。随着腹腔镜肾部分切除术的普及,随着手术技术和设备的不断进步,这种手术方式也将不断完善和发展。

三、术中腹腔镜超声在肾部分切除术中的应用

腹腔镜术中超声影像技术是近年来在现代腹腔镜外科高速发展基础上开发出的一种将腹腔镜检查和术中超声检查结合一体的新型影像学诊断技术。腹腔镜超声是指在腹腔镜手术中,将腹腔镜超声专用探头经腹壁穿刺套管插入腹腔,在腹腔镜视野直视下与受检组织器官直接接触扫描所进行的超声检查技术。因缩短了超声传感器与病变间的距离,降低了对超声深度的要求,因而可使用较

高超声扫描频率来提高超声扫描的分辨率，同时可避免腹壁和肠内气体等对超声波声束的干扰，因此可产生高度清晰的扫描图像。术中既能通过腹腔镜直接观察器官表面又能通过超声观察器官组织内部结构和病变，成为保证腹腔镜手术安全和准确施行的重要辅助设备，在腹腔镜外科诊断和治疗中具有重要的临床应用价值和广阔的应用前景。

1. 腹腔镜超声的设备　腹腔镜超声扫描仪与通常的超声诊断仪并无本质的区别，而且在一些超声诊断仪上只要增配腹腔镜超声探头，就可以开展腹腔镜超声检查。腹腔镜超声探头的直径和常规腹腔镜的直径相仿，与腹腔镜穿刺套管内径相匹配，一般在10mm左右，以便容易经套管插入或退出腹腔镜超声探头。目前腹腔镜超声探头的工作频率范围常设计在 5 ~ 10MHz 之间，7.5MHz 探头常被作为首选的一般检查用频率。腹腔镜超声探头有线阵、凸阵和扇形等多种扫描方式。线阵探头能相对更容易地被放置在内脏表面；保持有一致的近、远场轴向分辨力；具有图像畸变程度小、直观和易于理解的特点；有利于术者观察受检目标的大体解剖轮廓和近区解剖细节。所以，这种扫描方式的探头在临床应用中更受欢迎。腹腔镜超声探头有硬质、软质和头端可弯曲之分。头端可弯曲的硬质线阵探头使用较为方便，因为它既能保持直线状态容易进出体内，又能通过弯曲头端来与内脏器官保持良好的接触、获得清晰的图像。

2. 腹腔镜超声的适用范围　在腹腔镜肾部分切除术中，除手术操作技术外最为重要的就是确定病变的位置、边界和深度，这些恰恰是腹腔镜超声的功用所在。如果条件允许，每例腹腔镜肾部分切除术都可以配合使用腹腔镜超声来提高手术的可靠性和安全性。但同时由于腹腔镜超声设备较昂贵、易损坏，国内临床上通常只在部分选择性病例中应用。

对于明显的外生性肿瘤，可以通过腹腔镜下的肉眼观察结合术前影像学资料来判断肿瘤的位置、边界和深度，腹腔镜超声在这方面提供的额外帮助有限。但对于内生性肿瘤，由于肿瘤的主体藏在肾皮质内，腹腔镜下看到的只是"冰山一角"，在缺乏腹腔镜超声的条件下确定肿瘤的边界只能依靠术前影像学资料结合术者的经验。有时虽有少量瘤体凸出于肾皮质，但遇到肾周粘连严重，肾脂肪囊与肾被膜难以充分游离的情况下，通过腹腔镜直接寻找肿瘤的位置并明确范围几乎是不可能的。尤其针对完全内生性肿瘤，肿瘤完全藏身于肾皮质内，腹腔镜下肉眼无法发现肿瘤，这些情况下若单纯依靠术前影像学资料和术者的经验是不可靠的；这时腹腔镜超声设备能够提供非常有价值的帮助：可以明确肿瘤的位置、范围和深度，提高手术的准确性和安全性。

此外，Doppler 超声探头还可以实现血流显像，了解肿瘤基底和周边的血供情况。对于肾门旁的肿瘤，可以通过 Doppler 超声明确肿瘤与肾动静脉及其主要分支的关系，合理规划切除范围，避免血管主干的损伤。在肾动脉阻断后使用 Doppler 超声探头了解肿瘤血供情况，可以及时发现未被阻断的副肾动脉，避免大出血等并发症。笔者体会，在进行肾动脉分支阻断的情况下，Doppler 超声探头具有更加明显的优势。有时目标动脉分支的识别存在难度，有时肾肿瘤的位置与术前估计的目标分支的供血区域存在差距，有时有超过一支的动脉分支参与肿瘤供血。因此，当阻断了目标分支后，如果 Doppler 超声显示肿瘤周边及基底的血供无明显减少时，不要勉强进行手术，而应仔细检查有无上述问题存在，有助于提高手术的准确性和安全性。

3. 腹腔镜超声应用展望　随着腹腔镜肾部分切除术的广泛开展，随着腹腔镜超声设备和技术的不断提高，将两者紧密结合可以提高手术的准确性和安全性。Rao 等报道了机器人腹腔镜肾动脉分支阻断肾部分切除术中使用超声造影可以获知比 Doppler 超声更清晰的缺血范围。这也要求外科医生在熟练掌握手术技术的同时,也要学习掌握一定的腹腔镜超声使用技巧和超声诊断技术,以达到更好的治疗效果。

(龚侃　蔡林)

参 考 文 献

1. Simmons MN, Ching CB, Samplaski MK, et al. Kidney tumor location measurement using the C index method [J]. J Urol, 2010, 183:1708-1713.

2. Hew MN, Baseskioglu B, Barwari K, et al. Critical appraisal of the PADUA classification and assessment of the R. E. N. A. L. nephrometry score in patients undergoing partial nephrectomy [J]. J Urol, 2011, 186(1): p.42-6.

3. Long JA, Arnoux V, Fiard G, Autorino R, Descotes JL, Rambeaud JJ, Boillot B, Terrier N, Arvin-Berod A, Moreau-Gaudry A. External validation of the RENAL nephrometry score in renal tumours treated by partial nephrectomy [J]. BJU Int, 2013 Feb, 111 (2):233-239.

4. Gill IS, Patil MB, Abreu AL, et al. Zero ischemia anatomical partial nephrectomy: a novel approach. J Urol, 2012, 187(3):807-814.

5. Peña JA, Oliveira M, Ochoa DC, et al. The road to real zero ischemia for partial nephrectomy. J Endourol, 2013, 27(7):936-942.

6. Rao AR1, Gray R, Mayer E, et al. Occlusion angiography using intraoperative contrast-enhanced ultrasound scan (CEUS): a novel technique demonstrating segmental renal blood supply to assist zero-ischaemia robot-assisted partial nephrectomy. Eur Urol, 2013, 63(5):913-919.

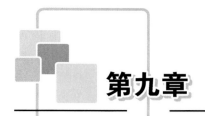

第九章

零缺血腹腔镜肾部分切除术

第一节 概 述

近年来,随着肾影像技术的提高,外科技术的改进,被确诊的临床低分期肾细胞癌患者增多,肾部分切除术也越来越被广大医生及患者所接受,可以完全切除肾局部肿瘤,并最大限度地保留患肾实质部分。

肾部分切除术的绝对适应证是指:如采取根治性肾切除术,之后将导致患者术后无肾或肾功能缺失,需立即行透析治疗者,包括双侧肾癌患者和功能性孤立肾肾癌患者。

对于许多肾癌的患者,肾部分切除术也适用于对侧肾功能正常的局限性肾癌患者,尤其是 T_1 期的肾癌患者(肿瘤直径<4cm),这类患者通常建议可以行肾部分切除术,因为与传统的根治性肾切除术相比,不论是在长期或短期的疗效上,肾部分切除术后肿瘤复发率并没有明确差异,并且能够保证肾功能单位的充分存留,因此已经越来越被泌尿外科医生所接受;并且许多大样本的临床研究显示接受该手术的患者 5 年肿瘤特异性生存率为 87% ~ 90%。

而肾部分切除术,不论是开放手术、腹腔镜手术还是机器人手术,目前国际上最常用的手术方式还是采用血管阻断钳暂时阻断肾蒂之后行肾部分切除术,肾蒂血管阻断后肾处于暂时缺血的情况,可以有效减少术中切除肿物时的出血量、有利于肾创面的缝合。

但是阻断肾蒂血管势必会造成肾缺血性损伤,而这类损伤有可能造成肾功能的受损。目前国际上普遍的观点认为肾血管阻断后热缺血时间小于 20 ~ 30 分钟的损伤是暂时性的,术后肾功能可以恢复。2010 年,Thompson 等人发现热缺血时间(warm ischemia time,WIT)25 分钟可以作为判定肾部分切除术后患者是否出现急性肾衰竭的临界值(AFR),同时也证明热缺血时间是术后肾功能损伤的决定性因素,WIT 每增加一分钟,就会增加 5% 术后 ARF 的风险,和增加 6% Ⅳ 期慢性肾功能疾病的风险。

尽管近年来随着手术技术的进步,尤其是零缺血腹腔镜肾部分切除(zero-ischemia laparoscopic partial nephrectomy)技术的发展,国际上肾部分切除术的热缺血时间由原来的 31 分钟(1998—2005 年)已经降低到了现在的 14.4 分钟(2006—2008 年),患者术后肾功能也有了良好的改善。但是针对复杂肿瘤,有时阻断时间仍然难以控制。最近有文献报道(来自德克萨斯大学),针对低 RENAL 评分的肾癌,手术中 WIT 平均时间为 29 分钟,而针对高 RENAL 评分的肾癌,热缺血时间则延长到了 39 分钟,研究还报道对于本身伴随其他疾病(如高血压、糖尿病等)、或对残余肾功能要求高、或者是年龄较大的患者,术中肾缺血造成的损伤可能会加倍。此外，有报道称，存在肾肿瘤的患者，大概有30%的有临床无表现的慢性肾病。

基于以上几点，我们认为任何减少手术中肾热缺血时间甚至是消除热缺血时间的努力都是有价值和值得手术技术提高努力的。

因此，近年来零缺血肾部分切除术的概念被提出来。这里零缺血的概念，是指在行肾部分切除术过程中，在不阻断正常肾组织血液供应的情况下进行肾部分切除术的操作。

2007年，国际上报道了首例零缺血肾部分切除术，该技术目的是消除因肾部分切除术中阻断肾蒂所造成的正常肾组织热缺血损伤。2011年，Gill在零缺血条件下进行了腹腔镜肾部分切除术，术中没有阻断肾蒂血管，围术期及术后患者随访结果满意。随着技术的发展，近年来国际上许多文献报道针对较为复杂的肾肿瘤，也可以采用零缺血技术。有学者进行了58例肾部分切除术，其中98%定义为复杂肾肿瘤，并且其中98%的患者采用了零缺血肾部分切除术。

Rias-Bahrami等回顾性分析比较了2006—2010年行零缺血肾部分切除和阻断肾蒂肾部分切除术患者的资料，两组患者分别为126例和264例，零缺血组手术并发症发生率比较肾蒂阻断组低，且在零缺血组，患者术后血肌酐水平要好于阻断肾蒂组。

自2007年至今，在国内多家临床中心也报道了零缺血肾部分切除术，总体治疗效果满意。

腹腔镜下零缺血肾部分切除术根据方法的不同，手术具体过程也略有不同，但大体的手术过程基本一致。

目前，国际上和国内报道的腹腔镜下零缺血肾部分切除术方法很多，主要包括：①选择性/高选择性肾动脉栓塞后零缺血肾部分切除术；②术中控制性降低患者血压的零缺血肾部分切除术；③选择性肾肿瘤血管阻断、切除的零缺血肾部分切除术；④肾肿瘤剜除术；⑤其他：单孔腹腔镜下零缺血肾部分切除术等。

第二节　选择性/高选择性肾动脉栓塞术的零缺血肾部分切除术

自1993年McDougall和Winfield等首次报道了腹腔镜下肾部分切除术，腹腔镜下肾部分切除术一直被认为是一种行之有效的手术方案，尤其是针对肿瘤直径较小的肾肿瘤。但是这项手术最大的风险是术中出血通常较多，一旦出现较严重的出血，术中难以有效止血。

经皮肾动脉血管栓塞术是一种微创操作，通常被用来治疗肾血管平滑肌脂肪瘤、肾血管损伤引发的出血、或者是在进行肾切除之前首先栓塞从而降低术中出血的风险。2003年，Lin PH等对14例患者肾根治性切除之前，首先对患者行经皮肾动脉栓塞术，行栓塞术之后1~2天再进行肾根治术，所有手术均顺利完成，术后没有死亡病例。因此，在行肾手术之前对肾血管进行栓塞被证明是一项安全、有效的治疗方案。

2007年意大利艾琳娜女王癌症研究所的Galluci等首次报道了零缺血下对50名患者进行了肾部分切除术。

具体术前准备及手术过程如下：50例患者选择均为直径较小、单发、CT提示动脉期增强、大部分为外凸性生长的肾肿瘤，对于肿瘤完全内生性生长或侵犯到肾集合系统的病例则予以排除，平均肿瘤直径3.5cm，50例患者中30例位于肾上极或下极、12例位于腹侧、8例位于肾背侧，在肾部分切除术手术开始前 X 线引导下对供应肾肿瘤的主要血管进行了介入阻断,包括导管引导下进入二级肾动脉分支,超选择性将 500～700μm 的聚乙烯醇送到供应肿瘤的三级肾动脉血管分支(图 9-1)。在确定肾肿瘤的血供被完全阻断之后 6 个小时,再开始进行不阻断肾蒂血管的肾部分切除术(图 9-2)。术中见肾创面出血量少,之后再进行肾创面缝合。肾部分切除术经腹路入,Trocar 穿刺点及具体手术过程与 LP 下阻断肾蒂肾部分切除术基本一致,因为术中不需要游离肾蒂进行阻断,因此一定程度的减少了手术时间。

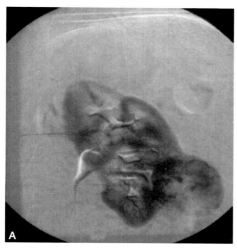
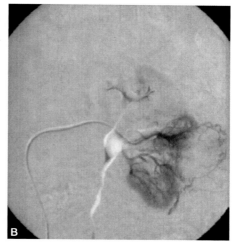

图 9-1

A. 高选择性肾动脉血管造影,可以看到肿瘤血管轮廓;B. 高选择性肾动脉血管造影,肿瘤血管被栓塞

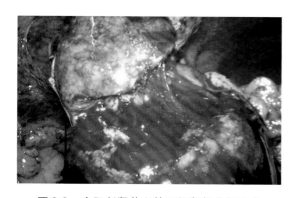

图 9-2　未阻断肾蒂血管下行肾部分切除术

围术期的统计结果让人满意,平均手术时间为 90 分钟,平均出血量 200ml,平均住院时间为 6 天,只有 4% 的患者出现并发症,较传统肾部分切除术并发症发生率明显下降,并且所有的患者均没有术后肿瘤复发。

2009 年,Simone G 等对 110 例患者采用了超选择性肿瘤动脉栓塞术(superselective transarterial tumor embolization,STE)的零缺血肾部分切除术,在进行肾部分切除术之前,对供应肾肿瘤的血管进行了阻断,此时针对肿瘤的范围有所扩大,主要是针对术前评估为 T_1 期肿瘤的患者,肿瘤平均直径为 4.4cm(2.5～6.5cm),术后 3 个月及 12 个月利用肾核素显像对肾功能进行评估。平均手术时间为 58 分钟,平均出血量为 106ml,而且在手术过程中并没有转为开放手术的病例,110 例患者术后病理分析结果显示:31 例患者 33 个良性肿瘤(说明其中存在多发肿瘤的情况),79 例患者为肾癌(其中 26 例 pT_{1a}、45 例 pT_{1b}、6 例 pT_2、2 例 T_{3a}),在术后的 41 个月随访中,有 2 例复发,在术后一年随访时利用肾核素现象对肾功能进行评价,发现肾 eGFR

平均降低为 5%（0～9%）。患者包括多发肿瘤和 T₃ 期肿瘤，因此进一步扩大了零缺血下肾部分切除术的适应证。

到了 2011 年，Simone G 再次对 2003—2010 年做的 STE 和腹腔镜肾部分切除术总共的 210 例患者进行了总结，平均肿瘤直径为 4.2cm（2.5～6.5cm），平均手术时间 62 分钟（35～220 分钟），平均失血量为 150ml（20～800ml），发现术后 3 个月和 1 年患者平均血肌酐升高浓度为 0.3mg/dL 和 0.24mg/dL，而肾功能降低率分别为 9% 和 5%。

由此可见，在进行肾部分切除术之前，利用介入技术对供应肾肿瘤的血管进行阻断，可以明显减少术中对肾肿瘤切除时的出血量，避免手术中对于肾蒂血管的阻断；另外，阻断血管之后，可以在正常肾实质和缺血坏死肾实质之间形成明显界限，更加有助于肿物的切除；同时，坏死肾实质和肾集合系统间也会形成明显的界限，有助于切除肿物过程不损伤肾盂，避免了肾集合系统的损伤。

因此，肾部分切除术前肾动脉选择性栓塞被证明是一种安全、有效的措施。并且因为在手术中并没有对肾蒂血管进行阻断，一定程度地保护了残余肾的功能。

我们认为此方法与传统腹腔镜肾部分切除术相比，具有以下优势：①有效保护残余肾的功能；②术中不需要对肾蒂进行游离阻断，一定程度地降低了手术时间；③阻断血管之后，可以在正常肾实质和缺血坏死肾实质之间形成明显界限，更加有助于肿物的切除；④同时，坏死肾实质和肾集合系统间也会形成明显的界限，有助于切除肿物过程不损伤肾盂，避免了肾集合系统的损伤。

当然，与其他新技术开展一样，行肾部分切除术前选择性/高选择性肾动脉栓塞也有一些潜在的劣势，比如：术前栓塞会一定程度的提高患者的住院费用，会使患者受到更多的辐射等。因此，我们认为，针对一些直径较小的肿瘤，尤其是外凸性位于肾边缘的肿瘤，术前不需要进行血管栓塞或术中阻断肾蒂血管，而直接进行肾肿瘤切除，创面也不需要进行缝合，当然这项手术也对患者有着较高的要求，具体我们会在肾剜除术中讲述。近年来，随着这一技术的进步成熟，也被应用到结构更为复杂、直径更大的肾肿瘤手术治疗当中。

第三节　腹腔镜下肾肿瘤剜除术

传统的腹腔镜下肾部分切除术对着术者有着非常高的要求，他要求术者在将肾蒂血管阻断之后，在尽量短的热缺血时间内，完成对肾肿瘤的切除，并且对创面进行缝合，以减少术后出血和预防漏尿，并且还要保证手术切缘的干净，避免肿瘤残留遗漏引起术后的复发，对于任何手术医生而言（包括经验丰富的医生），这都是一项挑战。甚至有学者认为，在进行肾部分切除术时，对于肾血管蒂的阻断是必需的一项步骤，尽管这项操作可能会带来术后肾功能降低等的风险。而近年来，有越来越多的研究证明对于某些特定的患者，术中不阻断肾蒂情况下对肾肿瘤进行切除并且不需要对创面进行缝合的可能性。并且证明了围术期的效果较传统手术一致或者是更加优越。

肾肿瘤剜除术与传统的肾部分切除术稍有不同，本质是属于微型的肾部分切除术，这个手术方式是利用肾肿瘤假包膜与正常肾实质之间的间隙进行分离，将肿瘤切除，但并不切除正常的肾组织，具体步骤见图 9-3。而传统的肾部分切除术通常是在正常肾实质内距离肿瘤 1cm 将肿物切除。

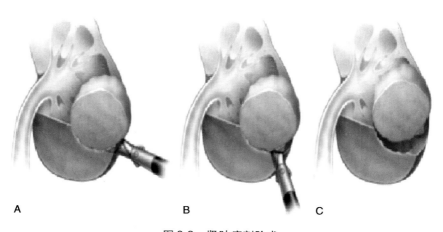

图 9-3　肾肿瘤剜除术
A. 首先在正常肾实质内找到肿瘤包膜的边缘；B. 沿着肿瘤的假性包膜小心地
切除肿瘤；C. 分离到一定程度，肿瘤可以沿着之前切除的边缘完整剥除

1986 年，Novick 等对 33 例患者首次采用了这项技术，围术期效果令人满意，在术后的随访中，采用剜除术的患者肾功能较传统肾部分切除的患者要好。我们认为这项手术技术潜在的优势是：①尽可能地保留了更多的肾单位，减少肾功能的损伤；②降低了术中需要夹闭肾蒂血管的几率；③减少术中出血量；④缩短了手术的时间；⑤由于手术是沿着肿瘤的假包膜进行切除的，也降低了切破肾集合系统的几率；⑥减少了对肾创面缝合的几率。而它的潜在劣势是由于切除过程紧贴着肿瘤的假性包膜，因此有可能造成肿物不能完全切除，增加切缘阳性几率的风险，并且手术中操作不当有可能将肿瘤的包膜切破引起肿瘤种植转移，但是关于这些潜在风险的相关文献报道并不多，因此也没有确切的证据证明这些观点。

尽管有关这一技术的争议始终存在，但近年来，肾肿瘤剜除术也更广泛的应用到零缺血肾部分切除术中，效果让人满意。

Pertia A 等在 2006 年报道，30 例患者接受了肾肿瘤剜除手术，手术过程中也是先在正常肾实质内找到肿瘤的假性包膜，沿肿瘤假性包膜将肿瘤剜除，之后对肿瘤床的位置进行了严格的烧灼止血，其目的不但是为了防止肿瘤的残留，而且也可以减少术后出血，术后平均随访时间是 71 个月，30 例患者 70% 属于 T_{1a} 期，26.7% 属于 T_{1b} 期，3.3% 属于 T_{3a} 期，肿瘤的平均直径 3.7cm，围术期并没有患者死亡，术后所有患者均没有局部复发，3.3% 的患者出现尿漏，5 年和 7 年生存率分别为 96.6% 和 93.3%。

2011 年，Simone 团队又针对低 R. E. N. A. L 评分的 101 例患者进行了零缺血的肾肿瘤剜除术，进行手术的患者满足以下条件，包括：①肿瘤直径≤4cm；②肿瘤主体为外生性生长，并且肾实质内生长深度≤1.5cm；③并且与肾集合系统的距离要大于 5mm。可以看出，这种手术的关键步骤是大部分病例可以简单执行剜除术或者是肿物位于肾边缘可行剜除切除。在手术过程中，不需要对肾蒂血管进行游离和阻断，肿瘤利用 10mm Lig Sure 进行切除，切除后的肾创面并不需要进行缝合，而是利用创面覆盖止血材料或止血药物进行止血。在这 101 例患者中，手术效果让人满意，平均手术时间为 60 分钟，术中出血平均为 100ml，术后报道 30 例为良性肿瘤，71 例为恶性肿瘤（69 例 pT_{1a}，2 例 pT_{1b}），在术后 57 个月的随访中，只有一例患者出现了肿瘤的复发，没有患者出现急性肾衰，术后 1 年肾核素显像提示患者功能降低约 1%，并发症发生率 8.9%（没有 Clavien 评分≥3 的并发症）。

而除了单纯行肾肿瘤剜除术之外,也有将射频消融技术利用到肾肿瘤剜除术中的病例;2003 年,Jacomides 等首次在腹腔镜下利用射频消融对肾肿瘤进行了治疗,之后进行肿瘤切除,术中并没有对肾蒂血管进行阻断,手术效果让人满意。之后,又有很多类似的报道,结果证明射频消融术应用到零缺血腹腔镜下肾肿瘤剜除术是一种有效的治疗方案。2012 年,我国也有报道腹腔镜下利用射频消融术辅助进行肾肿瘤剜除,选取了自 2006—2009 年 44 例零缺血进行肾肿瘤剜除的病例,平均肿瘤直径为 3.4cm(1.8 ~ 6.1cm),术前判断所有患者均没有区域淋巴结(N_0)或远处脏器转移(M_0)。在手术过程中,利用经腹或经腰路径,打开 Gerota 筋膜

暴露出肾肿瘤,将肿瘤周围的脂肪清除干净之后,术中利用超声对肿瘤进行定位,之后置入射频消融设备对肿瘤进行消融术(图 9-4)。之后,沿着肿物的假性包膜表面进行肿瘤剜除,肾创面则利用双极电凝止血。术后 1 年测 eGFR 与术前相比差别不大($P = 0.09$),并且术后随访 37.5 个月局部复发或肾复发率为 0% 和 2.4%。与传统文献相比复发率并没有显著提高,因此也可以作为一项有效的治疗肾肿瘤的手段。

由此可见,针对直径较小并且位于肾边缘的肿瘤,可以进行零缺血肾肿瘤剜除切除术,而且大部分病例并不需要进行创面的缝合。这项技术的手术并发症发生率低,并且对肾功能损伤小。

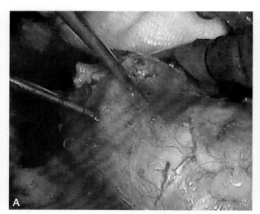
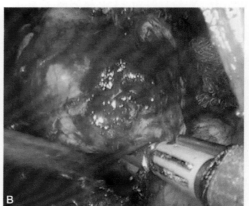
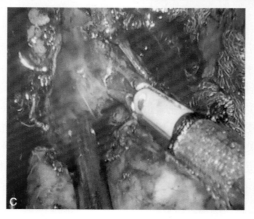

图 9-4
A. 术中超声引导下对肿瘤进行射频消融术;B. 沿着肿瘤床将肿瘤进行剜除;
C. 双击电凝将肾创面进行电凝止血

第四节　麻醉中控制性降压的零缺血肾部分切除术

近年来,随着麻醉技术的提高,术中对患者血压、心率的控制也越来越精确。麻醉技术的提高也为肾部分切除术的开展提供了新的保障。

术中控制性降压辅助手术技术在许多文献中均有报道。1966 年,首次报道控制性降压的文献中,作者将患者分为两组,一组 115 例患者术中控制性降压、另一组 116 例患者作为对照组并没有对血压进行控制,结果显示当血压降低了 55~65mmHg 时,术中出血与对照组相比,控制性降压组出血量明显减少了 50%。并且,当术中平均动脉压力降低到 50mmHg 以下时,术后并没有明显的并发症出现。除此之外,还有很多利用控制性降低血压减少出血的报道,例如在全髋关节成形术、膀胱全切术、前列腺根治术等多种手术中均有成功报道。

2011 年,Gill 教授等又报道了 15 例零缺血肾部分切除术的成功经验,其中 12 例单纯腹腔镜手术,3 例行机器人辅助腹腔镜手术,他总结手术技术要点主要包括,术中控制性的降低血压以达到减少出血的目的,以及术中充分控制供应肾肿瘤的血管。手术具体步骤首先是将肾蒂血管完全游离,之后找到肾肿瘤清除其表面脂肪组织,沿肿瘤边缘 1cm 左右开始进行肿物切除,此时血压控制在正常范围内,只有在切除到肿瘤较深部分的时候,才通过麻醉控制降低血压,将平均动脉压(MAP)控制在 60mmHg 左右。术中应用硝酸甘油(5μg/min)持续泵入以控制血压,必要时给予额外的 50~100μg 剂量控制血压,对于肉眼可见到的控制肾肿瘤的血管进行分离结扎。之后,当进行肾创面缝合重建的时候,血压恢复到正常,以保证人体重要器官血液灌注(图 9-5)。在降低血压的过程中,会对患者的生命体征进行严密监控。而在这篇文献报道中,Gill 等对入组患者的要求比较宽松,只要是适合腹腔镜或机器人手术的患者,均被收入组开展手术,并没有对患者条件有极其严格的要求。并且这 13 例患者中还包括肿瘤情况较为复杂和完全位于肾内部的情况(图 9-6)。

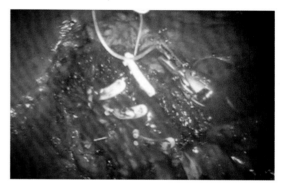

图 9-5　术中对肾创面进行缝合,此时血压已经恢复到正常范围,可见创面出血并不是特别多

这一手术技术也是多学科合作的典范。所有患者均成功完成手术,平均出血量 150ml,术中切除肾肿瘤深部时的血压控制在 52~65mmHg,平均降低时间为 1~5 分钟,术后、术前 eGFR 比较为 72.8 *vs.* 75.3,结果证明了这是一项有效、安全的手术技术,也为零缺血肾部分切除术多了一种技术选择。

2012 年,Papalia 等也成功利用 Gill 等术中控制血压技术对 60 例患者进行了零缺血肾部分切除术,其中腹腔镜手术 40 例,机器人辅助腹腔镜手术 20 例,切除肿瘤的过程中,平均动脉压力控制在 65mmHg,所有患者切缘均为阴性,只有 5% 的并发症发生率,在术后中期随访中,eGFR 术前 *vs.* 术后为 87.2ml/(min·1.73m^2) *vs.* 75.6mg/(min·1.73m^2)。随后,他们又对 121 例患者根据肿瘤直径(4cm)分为两组,肿瘤直径大于 4cm 组术后并发症发生率明显高于肿瘤直径 ≤4cm 组。两组患者术后三个月肾功能随访发现,两组患者肾功能无明显差异。

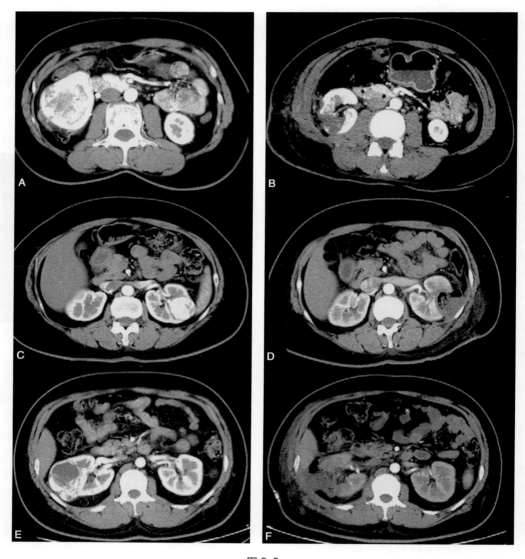

图 9-6
A. 术前肿瘤直径 5.1cm；B. 术后；C. 术前肿瘤直径 3.4cm；D. 术后；E. 术前肿瘤直径 5.1cm；F. 术后

术中控制性降压的目的是降低平均动脉压（MAP），同时又保证人体生命器官的血流灌注，术中将血压控制到能够减少出血的程度，术中需要对患者血压进行严密的监测，术前准备通常包括静脉输入充足的晶体以扩张血管容量；术中准备包括严密的心电监测、有创动脉监测、血氧饱和度的检测、二氧化碳分

压、体温、出血量和尿量。术后也需要监测患者的血压、心率、心电图等，心电图主要观察 ECG 上 ST 段是否出现缺血性改变，同时需要监测引流量、电解质，同时，部分患者术后可能出现反跳性的高血压。

术中精确控制血压降低肾动脉灌注减少肿瘤出血目前看也是零缺血肾部分切除术的

一种重要手段，但是不少人担心低血压会造成人体重要器官，如：心脏、肝脏、脑、肾等造成损伤，尤其是肾在低灌注情况下造成损伤会有悖于零缺血肾部分切除术的核心目的，但是目前并没有充足的证据证明血压控制在65mmHg左右时会对人体重要器官造成损伤。而且在最新的报道中，精确控制的低血压状态，并不会对心血管循环系统和肾灌注产生负面影响。而目前国内、国际的手术相关报道均证明其是一种行之有效的手术手段。

当然，对于患者本身存在冠心病、心衰、难以控制的高血压、颅内高压、明确的脑血管病史、肝脏/肾存在低灌注状态、对麻醉药物过敏或者是严重贫血的患者均不适合进行这项手术。

第五节　选择性肾肿瘤血管切除术

随着微创手术技术的进步和成熟，世界上越来越多的医生接触到了这项技术，并且被应用到越多越多的患者身上，同时医生的技术也越来越精湛。许多微创手术操作已经不逊于甚至优于开放手术，并且微创手术可以充分暴露并且放大手术视野，对于精细操作有着独特的优势，也为腹腔镜下超精细的操作奠定了技术基础。

目前，国际上有报道在行微创肾部分切除术时，对供应肾肿瘤的血管行选择性的血管显微切除术（VMD），就充分利用了微创手术的优势。Gill 等在报道的零缺血肾部分切除术时，就将术中控制性降低血压和选择性控制供应肾肿瘤的血管相结合，成功完成零缺血手术。

Casey 等报道，在由一个医生进行的一系列手术过程中，根据是否对供应肾肿瘤的三级或三级以上的肾动脉血管分支进行离断分为两组，其中 VMD 组 22 例，非 VMD22 例，VMD 组的肿瘤情况平均较非 VMD 组要复杂，之后再进行肾部分切除术（图9-7），该围术期结果证明 VMD 是一种行之有效并且安全的手术手段。并且 Casey 在成功进行这项手术之后，并没有再采取此前 Gill 采用的切除肾肿瘤时降低血压控制术中出血的方法。

进行这项手术除了对手术医生的技术有着较高的要求，同时术前和术中对患肾供应血管的判断也非常重要。

Ukimura 等在准备行 VMD 肾部分切除术前，对每个手术患者均进行 0.5mm 薄层 CT 扫描，包括动脉期及静脉期，同时还分别进行 3 维重建扫描对肾及血管前侧、两侧、后侧分别截图进行分析后，再告知术者进行手术。利用充分的术前、术中对肾血管的判断，他们成功完成了四例复杂的肾部分切除术，这四例患者肾肿瘤完全位于肾实质内，在肾表面完全没有凸起。

在新近的一项报道中，Gill 在进行零缺血肾部分切除术的 58 例患者中（15 例机器人辅助腹腔镜手术，43 例单纯腹腔镜手术），创新地利用神经外科显微哈巴狗夹阻断供应肾肿瘤的三级以上血管分支，然后进行肿瘤切除。这 58 例患者 70% 为复杂性的肾肿瘤，包括中心性（67%）、靠近肾蒂（26%）、完全位于肾实质内（23%）、pT_{1b}（18%）和孤立肾（7%），术中平均切除肾体积为 18%，尽管围术期有约 21% 的患者接受了输血治疗，但所有患者均没有急性或延迟的大出血，并且全部完成肾部分切除术，没有一例行肾根治性切除，术后所有切缘均为阴性，Clevein 3 ~ 5 级并发症的发生率 3.5%，术后 4 个月 eGFR 平均降低 11.4ml/min，降低率为 13%。

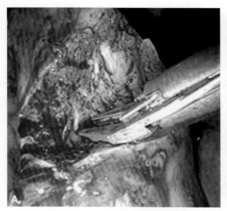
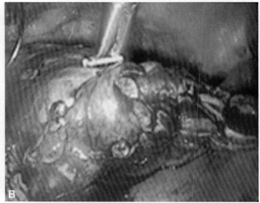
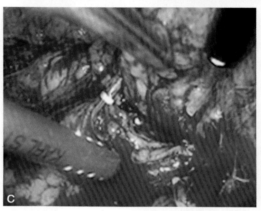

图 9-7

A. 供应肿瘤的血管精细分离并且结扎；B. 肾创面的缝合；C. 结扎供应血管
后对肾肿瘤进行切除

另外,为了更好地在术中对肾肿瘤进行观察和判断,Borofsky 将近红外荧光色谱（Near InfraredFluorescence,NIRF）应用到高选择性质血管阻断的技术中,他利用机器人对 34 例患者进行手术,其中 29 例成功进行了零缺血手术,首先将肾蒂血管仔细游离,随之找到供应肾肿瘤的血管分支并进行阻断,之后患者静脉注射 7.5mg 吲哚青绿（ICG）,机器人可切换到 NIRF 模式,在此模式下正常血管供应的肾组织是亮色的,而肾肿瘤由于血管阻断没有血流因此是暗色的。此项技术进一步证明了高选择性肾肿瘤血管分离和切断是可行的。短期随访结果显示,零缺血组患者肾功能平均降低

1.8%,而传统组为 14.9%,所以零缺血组患者残留肾功能保存得更好。这项手术最明显的优势是在术中可以清晰地见到肿瘤范围,但手术时机选择很重要,因为如果手术时间过长,ICG 的显影效果会不明显。因此,需要进行更多的临床试验对此种方法的具体细节进行研究。

微创零缺血肾部分切除手术技术目前在国际上已经存在,首先对供应肾肿瘤进行结扎,再进行肿瘤切除术,可以广泛应用于肾部分切除术,并且针对较为复杂的肿瘤,也是非常安全有效的治疗手段。在许多研究中心,此项技术已经替代了阻断肾蒂的肾部分切除术,成为最常用的手术方法。

第六节　其　　他

单孔腹腔镜技术自开展以来,也得到国际、国内泌尿外科医生的认可,被认为是一种有效、安全、可行的手术手段。但是单孔腹腔镜下(LESS)零缺血肾部分切除术却鲜有报道。

2013 年,Springer 等对 14 例患者进行了 LESS 下零缺血肾部分切除术,14 例患者临床分期均为 cT_{1a},肿瘤位于肾边缘并且远离肾蒂。平均手术时间为 120 分钟,只有一例 Clavien 1 级并发症,在术后 6 个月的随访中,所有患者术前、术后血肌酐浓度没有显著变化,所有患者也没有复发的病例。

因此,LESS 下零缺血肾部分切除术也可以作为一项安全、有效的手术手段,但是目前国际上相关报道太少,而且目前由于机器人手术技术的日趋成熟和平民化,单孔腹腔镜技术也渐渐淡出人们的视野。

第七节　总　　结

根据 EAU 的指南,针对 cT_1 的肿瘤,首选的手术方式是肾部分切除术,尽管目前腹腔镜手术适应范围越来越多,但是传统开放手术仍然是部分切除术的标准。

尽管近年来随着手术技术的成熟和器械的进步,腹腔镜下肾部分切除术对于手术医生而言仍然是一个挑战,学习曲线仍然较长,在手术开展早期,与开放肾部分切除术相比,仍然存在术中并发症较多、更长的热缺血时间。开展这项手术技术的最大的挑战就是术中出血的控制和对于热缺血时间段的把握。近年来,肾部分切除术的手术指征不断扩大,被应用到更为复杂的肾肿瘤的切除中。

Hung 等认为开展肾部分切除术需要达到以下三个基本要求:①切缘阴性;②最小程度损伤肾功能;③没有泌尿系统的并发症。

如今,小肾癌的患者在临床中越来越常见。对于这一类患者,肾部分切除术是小肾癌的首选治疗方案。与既往的肾根治手术相比,随着肾部分切除术技术的开展,肾部分切除术手术中肾缺血的问题也成为当今的热门话题。尽管目前普遍认为术中阻断肾血供20～30 分钟并不会对肾功能产生太大的影响,但是每一分钟缺血都会对肾功能造成一定的影响。

Hung 统计了 1999—2011 年由单一术者完成的 534 例手术,全部为微创肾部分切除术。他粗略的将 1999—2011 年开展肾部分切除术以来分为四个年代,①肾部分切除术发现开展年代(1999—2003,139 例患者首次尝试行肾部分切除术);②传统的夹闭肾蒂血管年代(2004—2006 年,213 例患者);③早期零缺血肾部分切除术时代(2007—2008 年,104 例患者首次尝试零缺血肾部分切除术);④解剖性零缺血时代(2010—2011 年,78 例)。

而术后的统计中,全部 534 例患者切缘阳性率低于 1%;e-GFR 降低率>15% 分别为60%、68%、48%、18%,术后出现并发症发生率分别为 12%、5%、4%、5%。纵观这四个年代,尽管肾肿瘤直径越来越大,复杂程度越来越高,到目前为止,大部分的临床文献报道零缺血下肾部分切除术能够完整切除肿瘤,并发症发生率与传统手术相当,并且被证明能够更好地保存肾单位。

将近年来的零缺血肾部分切除术的相关文献总结在如下的表格中,可以更清晰的将传统肾部分切除术、零缺血肾部分切除术进行比较(表 9-1)。

表 9-1　零缺血肾部分切除术文献报道

文献	患者数量	肿物平均直径(cm)	术中出血 ml	并发生发生率	切缘阳性率	e-GFR降低率
Papalia(z-12)	121	3.9	181.4	10.7	0.8	10.8(3-mo)
Simone(z-9)	101	2.4	100	8.9	0	1(1-yr)
Simone(z-10)	210	4.2	150	5.7	0	9(1-yr)
Rais-Bahrami(z-11)	126	2.4	333.9	10.3	0	NA
Gill(z-18)	57	3.2	206	22.8	0	13(4-mo)
Borofsky(z-19)	27	2.79	206.5	25.9	NA	1.8(术后)
Springer(z-21)	14	2	165	7.1	0	3.2(6-mo)

注:肾核素显像来判定肾功能

近年来,随着国际上应用零缺血肾部分切除术的技术越来越多,尽管具体方法不尽相同,但是各种报道均提示:零缺血微创肾部分切除术是一项安全、有效的手术技巧,除了肾肿瘤剜除术主要是针对 cT_1 期肾边缘性的肿瘤之外,其余的零缺血技术通常与肿瘤的 RENAL 评分无关。并且与传统肾部分切除术相比,肾切缘阳性率、残余肾功能、并发症发生率的结果相当或者优于传统手术。因此,这也代表着未来肾部分切除术的趋势。

尽管零缺血肾部分切除术开始了一个新的手术时代,我们必须要充分认识到各种手段进行零缺血肾部分切除术的局限性,零缺血下腹腔镜肾部分切除术目前仍不是全世界标准的手术方式,它需要术者有着更多的腹腔镜下的手术经验,有着更为良好的心理素质,术前、术中、术后需要更多的准备和治疗。因此,这项手术技术真正开展起来还需要更多的手术经验报道和技术创新。

当然,一个手术最终成功与否,除了肿瘤本身的特点和手术方式以外,最重要的还是充分的术前检查准备工作和主刀医生的手术技巧。随着有经验的医生不断改善自身的手术技巧,能够更加适应这种较为复杂的手术技巧,克服各种技术下零缺血肾部分切除术的自身的问题,我们相信这项手术技术会进一步开展起来。

（王硕　邓小虎　安恒庆）

参 考 文 献

1. Gill IS, Aron M, Gervais DA, Jewett MAS. Small renal mass. N Engl JMed, 2010, 362:624-634.
2. Lau WK, Blute ML, Weaver AL, et al. Matchedcomparison of clinical practice radical nephrectomy vs nephronsparingsurgery in patients with unilateral renal cell carcinomaand a normal contralateral kidney. Mayo Clin Proc, 2000, 75:1236-1242.
3. Thompson RH, Lane BR, Lohse CM, et al. Every minute countswhen the renal hilum is clamped during partial nephrectomy. EurUrol, 2010, 58:340-345.
4. Gill IS, Kamoi K, Aron M et al: 800 Laparoscopicpartial nephrectomies: a single surgeon series. J Urol, 2010, 183:34.
5. Huang WC, Levey AS, Serio AM, et al. Chronic kidney disease afternephrectomy in patients with renal cortical tumours: a retrospectivecohort study. Lancet Oncol, 2006, 7:735-740.
6. Rais-Bahrami S, George AK, Herati AS, et al. Off-clamp versus complete hilar control laparoscopicpartial nephrectomy: comparison by clinical stage. BJU Int. 2011;109:1376-1381.
7. Eisenberg MS, Patil MB, Gill IS. Innovations in laparoscopic and roboticpartial nephrectomy: a novel 'zeroischemia' technique. *Curr Opin Urol*, 2011, 21:93-98.
8. Choi WS, Samman N. Risks and benefits of deliberate hypotensionin anaesthesia: a systematic review. Int J Oral Maxillofac Surg, 2008, 37:687-703.
9. Ng CK, Gill IS, Patil MB, et al. Anatomic renal artery branchmicrodissection to facilitate zero-ischemia partial nephrectomy. Eur Urol, 2012, 61:67-74.

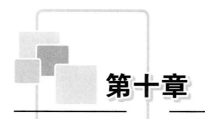

第十章

腹腔镜下腔静脉瘤栓的手术治疗

肾细胞癌(renal cell carcinoma,RCC)是最常见的肾实质肿瘤,具有侵入肾静脉系统的潜力,可沿静脉向肾静脉、下腔静脉(inferior vena cava,IVC)延伸甚至到达右房,即为下腔静脉瘤栓。其发生率约4%~10%。最近2667例患者手术资料显示,肿瘤瘤栓仅延伸到肾静脉的发生率约11%,延伸到下腔静脉的约6%。

下腔静脉瘤栓有两种成分:肿瘤瘤栓(tumor thrombus)为肿瘤细胞,包含在血块中,单纯瘤栓(bland thrombus),仅含血块无肿瘤细胞,前者改变了血流动力学,促进后者

形成。区分这两种成分具有关键性的作用,这是下腔静脉瘤栓手术方式选择的基础。

IVC瘤栓的处理十分复杂,术前考虑要周到。由于肾肿瘤伴IVC瘤栓具有进展性,10%患者伴远处转移,50%有肾周脂肪侵犯。45%~70%的RCC并IVC瘤栓的患者可以采用积极手术治疗,手术切除是目前仅有的治愈方式。若患者无局部进展或远处转移、肿瘤局限于肾且瘤栓未浸润静脉壁的预后较好。根治手术使超过40%患者获得长期无病生存。可选择进行根治性肾切除并区域淋巴清扫和可能的瘤栓切除。

第一节　下腔静脉瘤栓的分型

IVC瘤栓的水平最初先由CT扫描定位。在某些患者中可再用MRI确证。瘤栓向颅侧延伸部分定义如下:①水平Ⅰ,肿瘤邻近肾静脉开口,延伸超过肾静脉但少于2cm;②水平Ⅱ,瘤栓到肝下下腔静脉;③水平Ⅲ,瘤栓到肝后下腔静脉,但在膈下;④水平Ⅳ,瘤栓在IVC延伸超过膈并进入右心房。

Vijay P. Khatri 等根据临床经验,按如下两点:①需要剥离并显露除下腔静脉之外的主肝静脉;②为了取出瘤栓需要控制IVC的程度,建议将水平Ⅲ瘤栓进一步亚分为:Ⅲa(肝下)瘤栓延伸到肝后下腔静脉但止于主肝静脉起源以下。Ⅲb(肝)瘤栓到达主肝静脉的开口处,或甚至超过它。Ⅲc(膈下)是

瘤栓超过主肝静脉但在膈下,Ⅲd(肝上,膈上)是瘤栓延伸进入心包腔静脉但没进入右心。

2010年第七版AJCC(American Joint Committeeon Cancer)肾细胞癌TNM分级系统对IVC瘤栓进行了细分。T_{3a},肿瘤侵及肾静脉内或肾静脉分支的肾段静脉(含肌层的静脉)或侵犯肾周围脂肪和(或)肾窦脂肪(肾盂旁脂肪),但是未超过肾周围筋膜。T_{3b},肿瘤侵及横膈膜下的下腔静脉。T_{3c},肿瘤侵及横膈膜上的下腔静脉或侵及下腔静脉壁。

IVC瘤栓水平对于患者的预后的意义是矛盾的。多数研究认为,水平Ⅲ、Ⅳ的瘤栓患

者发生局部或全身进展的可能性很高,这可能是在某些研究报道中这类亚型的患者生存减少的原因。部分研究显示,不管瘤栓在IVC的水平如何,任何IVC静脉壁有肿瘤浸润的患者比肿瘤仅累及肾静脉的预后更差。

其他因素如淋巴或远处转移,肿瘤级别等,对于患者总的生存有更多影响。然而,亦有研究证实,只要肿瘤局限且没有其他不良特征,许多水平Ⅳ的IVC瘤栓的患者可以通过手术切除达到治愈。

第二节　下腔静脉瘤栓的检查与诊断

肾癌并下腔静脉瘤栓的手术处理需要多学科合作,尤其对Ⅲ/Ⅳ瘤栓,可达最优的结果。尽管当前手术技术提高,围术期护理亦有进展,患者五年总生存率仅32%~69%。对于这些患者的预后,重要的预测因素包括病理分期、核分级、肿瘤组织学、淋巴结及远处转移状态、术前身体状况、Charlson并发症指数、营养状况等。同时,术前、围术期、术后进一步的周密计划、评估和处理可能进一步改善手术效果。

RCC并下腔静脉瘤栓的患者可能存在肢端水肿、右侧精索静脉曲张、或腹壁浅静脉曲张、蛋白尿、肺栓塞、右心肿物,或患肾无功能等。在术前应进行全面评估,包括患者心脏、肾和呼吸功能的评估,并改善围术期情况,提高手术技术,减少并发症,改进RCC患者并IVC瘤栓的治疗效果。

经食管心脏回波描记术(transesophageal echocardiography,TEE)应用于所有IVC瘤栓延伸超过肝下下腔静脉的患者,即RCC并水平Ⅲc、Ⅲd和Ⅳ瘤栓。水平Ⅰ或Ⅱ的IVC瘤栓不用做TEE。TEE有助于描述向颅侧延伸的瘤栓并监测栓塞事件。经食管超声是侵入性检查,在术前是一般不需要做。但在术中可作为重要的诊断并监测膈上瘤栓的方式,在需要时可用。

术前影像评估很关键。高质量的影像检查应在手术日前获得,有助于了解IVC瘤栓的近端情况和可能存在的腔静脉壁侵犯,以了解术中是否需要采用体外循环。术前影像关于肾静脉和下腔直径的研究可准确预测肾

静脉孔壁侵犯,这一指标可作为独立预测因子,标志患者高复发风险和特异生存期减少。在清楚了解瘤栓情况后,可以帮助制订治疗计划,做出相应处理。

MRI是术前影像评估的金标准,这一检查是非侵入性的,在多数临床中心可以用于准确证实肾癌患者是否存在下腔静脉瘤栓。在过去几十年中,钆的影像增强作用可以使得瘤栓与血栓得以区分。

最近较多研究显示,多层螺旋CT及三维成像技术也可以提供IVC瘤栓的必要信息,包括显示瘤栓的颅侧和尾侧情况。CT三维成像具有注重解剖细节和高分辨率成像的特点,研究发现CT与病理结果的符合度可达84%,在96%的病例中CT对瘤栓水平的预测准确。虽然其不能与MRI比,但对于禁止做MRI的患者仍是很好的选择。

对于已经做过MRI和CT的患者,侵入性增强造影检查如顺行或逆行下腔静脉造影,仅能获得与MR或CT相似的结果。在现代的影像时代,总的来说这种侵入性技术是不需要的。部分学者提倡在RCC并IVC瘤栓患者的术前采用肾动脉造影,35%~40%存在肿瘤瘤栓的病例可观察到不同程度的血管化。此时,可采用术前肾动脉栓塞,以使肿瘤退缩,便于手术切除。然而,Subramanian和同事证实,术前肾动脉栓塞治疗未能得到明显的好处,如减少失血或肾切并瘤栓切除的并发症等。他们报道225例的IVC瘤栓病例,在围术期存在高死亡风险,对输血的应用

趋势增加。在膈上腔静脉瘤栓中,若需采用深低温停循环,术前冠脉造影如果发现冠脉已有明显闭塞者,则在体外循环中,可以予以同期修复。

第三节　下腔静脉瘤栓开放手术要点及注意事项

RCC 并 IVC 瘤栓如无远处转移的证据,即使存在心房瘤栓,在经过根治性切除肾原发瘤和完整切除 IVC 瘤栓之后,患者可能获得长期无瘤生存。积极手术是仅有的潜在的治愈希望。目前对于 RCC 并 IVC 瘤栓的治疗仍以开放手术为标准方式,因为腹腔镜等微创手术所能达到的好处是暂时和短暂的,还需要进一步探索以确定腹腔镜方法所能获得的好处。而发展腹腔镜瘤栓切除技术,需要应用到开放手术的原则。

一、开放手术技术

【体位】　患者仰卧,两臂向外伸展90°。腋和腹股沟区置入手术野范围,以防术中需要做体外循环。

【切口】　在右肋缘下两指宽处三叶形切口,向侧边延伸到腋中线。这种延伸在左肋缘下,在需要时,实际上是在剑突边中线上。将一个 Rochard 固定撑开器放置在肋缘水平,且向侧边展开向着腋窝方向,使肝易于游离,并提供肝后入路所需的空间。

【手术要点】　术中足够显露肝后下腔静脉是成功取出瘤栓的关键。为达到这一点,可通过腹部切口游离肝。对于Ⅲb 以上的 IVC 瘤栓,可以较好显露主肝静脉。另外,游离肝脏使其远离下腔静脉,显露下腔静脉与后腹壁间的平面很重要的,便于术中对下腔静脉的周围的血管进行控制。

尽早结扎肾动脉。从侧边开始游离肾,之后向肾后游离,特别注意肾周血管的侧支循环。经这一后侧入路比前入路可见到的静脉侧支循环更少。游离肾直到肾动脉被结扎。然后直接控制下腔静脉和瘤栓。

水平Ⅰ:RCC 并Ⅰ型瘤栓肿瘤可以被挤到腔静脉内,近端用血管钳夹。切开腔静脉壁,取出肿瘤。这种方法易于在左肾静脉进行。此外,IVC 近远端在血管壁受侵犯时需做部分腔静脉切除。

水平Ⅱ:术中需要完全阻断下腔静脉。IVC 可以部分钳夹,或完全钳夹,沿 IVC 前外侧切开腔静脉壁,取出瘤栓。如果 IVC 已完全被夹闭,可以调整血管夹使血液可回流向远端 IVC 和对侧肾静脉。这型瘤栓术中不需要用到肝门血流阻断法。

水平Ⅲ:从圆韧带分叉开始游离肝,切断镰状韧带,直到肝上下腔静脉显露于膈下。左三角韧带进一步切开,直到镰状韧带前面的切口处,继续游离。在右叶下缘切开脏腹膜。此区有多种脉管组织,建议结扎并分离平面的所有组织。将肝轻轻向左旋转,使右上冠韧带隆起,切开韧带,使肝进一步转向中线,渐显露肝后下腔,一旦将肝尾叶到 IVC 的分支结扎,肝后 IVC 已完全显露。在左侧肾肿瘤并 IVC 完全闭塞的患者,术中需将右肾上腺静脉结扎。在部分 IVC 阻塞的患者,在切除瘤栓的过程中,可将右肾上腺静脉暂时夹闭。

水平Ⅲa:经过先前的游离,足够在瘤栓的颅侧和肝静脉下方放置血管夹。在 IVC 血管游离达到适当长度后,清除瘤栓并关闭 IVC。

水平Ⅲb:肝主静脉需要完全显露。肝进一步游离远离 IVC,直到其位于背驮式,附于 IVC,仅靠主肝静脉与其相连。此外,在 IVC 和后腹壁间游离出平面,使 IVC 远离这一平面。这个过程中需要小心结扎腰静脉。这一步骤很重要,技术上也较困难。IVC 小的分支如腰静脉,需要一一区分并结扎。有时存在血管外膜反应,使得 IVC 和后腹壁之间的自然平面消失。而游离出这样的平面便于进行 IVC 周围血管控制,便于术中切除和放置移植物。另外,游离 IVC 之后,可在 IVC 下方旋转肝脏,便于显露任何潜在的瘤栓延伸物。IVC 血管游离因而可在瘤栓的上下方向及对侧肾静脉达到,以防肝失血。术中可常规应用的挤瘤栓技术,向下将瘤栓挤到在主肝静脉以下,再用血管夹在主肝静脉下方钳夹。一方面,便于 IVC 回流,避免因静脉回流减少引起的低血压。这一点对于老年患者特别重要。其次,术中不钳夹主肝静脉,可以避免肝阻塞和肝后性衰竭。当瘤栓黏附于 IVC 壁时,挤瘤栓的技术要特别小心。在这种病例,应用静脉-静脉转流更为安全。

水平Ⅲc:在这个水平的瘤栓术中要求如同水平Ⅲb 同样的细节。另外,此时 IVC 已从后腹壁游离,达到肝的裂孔水平。此处是 IVC 颅侧血管阻断带放置的部位。在直视下,术者选择控制主肝静脉的方式有两种,通过静脉游离或用背驮式方法。术中常规采用挤瘤栓的方法,使瘤栓到达主肝静脉以下。进一步钳夹这一水平的 IVC。一旦瘤栓被挤到主肝静脉以下,肝充血可以立即得到减压。

水平Ⅲd:在这一水平的瘤栓可以应用少数辅助措施。术中 TEE 有助于区分瘤栓的颅侧部分。在 IVC 前方切开膈,打开膈上心包,到达心包间 IVC,其术中原则与处理水平Ⅲb 或Ⅲc 瘤栓相似。可向腹内 IVC 挤瘤栓,达主肝静脉下方。其优点是游离 IVC 后,从后腹壁入路可实现这一点。如果 IVC 附后于腹壁后方,任何试图挤瘤栓的方法都可能过多牵引静脉壁,引起撕裂和大量出血。而且,向下挤的过程通过术者的手指环绕着 IVC 周围,因而可避免严重的瘤栓栓塞并发症。IVC 血管游离到这个平面,切开静脉取出瘤栓。

水平Ⅳ:切开膈中心腱达膈上,显露心包内 IVC。绕圆状环周切开,使心包内 IVC 环绕在其与右心房相交汇处。将右心房轻轻推向膈下。肝呈背驮式暂时使血液流向肝。血管夹的放置按下列顺序:①肾下下腔 V 和左右静脉得到控制。②在 TEE 监测下放置 Satinsky 钳穿过右房。对于左侧肿瘤,右肾上腺静脉也需钳夹。IVC 切口可从膈延到肾,沿血管壁锐性切除肿瘤。直视三个肝静脉开口并显露,切除 IVC 瘤栓,并关闭下腔静脉。在肝静脉下钳夹血管,解除背驮式,重建正常肝血流。缝合其余的 IVC 切口。这条入路可避免胸骨切开和体外循环(cardio pulmonary bypass,CPB)并深低温停循环。

二、可替换的方法

当患者有大的心内瘤栓时需用 CPB。在胸腹或中部胸骨切开,提供足够的显露和血管控制。通常,肿瘤一般不黏附于 IVC 壁,容易取出,不会损伤或不需切除 IVC。但在必要的情况下,IVC 可以整体连肿瘤一起切除,近端 IVC 缝合。

应用静脉-静脉转流最重要的一个指征,是患者不能耐受 IVC 阻断,其他要点包括存在 IVC 外膜反应,这是环绕式切除的阻碍,尤其当下腔静脉需要切除和放置补片时。

这一手术方法可以在普外、血管、移植医生帮助下进行,泌尿外科医生应具有该区域的基本知识,能够鉴别术中潜在的风险。同时这一技术允许切除附于 IVC 的肿瘤,之后进行 IVC 缝合,不一定需要血管移植。

CPB 可以用于术中预防瘤栓引起肺栓塞。术后立即发生的并发症是出血,术中的关键点是小心止血,术中不需要静脉使用肝素。当发生下腔静脉内膜剥脱时,可用低分子葡聚糖二天,之后每天给予 325mg 阿司匹林口服。

Kato S 等报道 1984—2011 年间 23 例腹膜后肿瘤经过 IVC 切除者,原发瘤 19 例是 RCC,转移胚胎瘤 2 例,淋巴瘤一例,肾上腺癌一例。IVC 切除重建通过直接缝合 11 例、补片 8 例、移植物置换三例。术后无并发症、无肺栓塞。术后四个患者出现腔内血栓，所有患者经过肾内 IVC 重建，平均随访 12 月（1～121 月）。20 例在手术时无远处转移，在 14 例中达到完全切除，6 例切缘阳性。9 例术后远处转移，无局部复发。五年总的生存率无进展生存、无远处转移率分别为 56.1% 和 47%。对于累及 IVC 的进展恶性肿瘤的选择的患者，手术切除是安全的可行的方式。

虽然存在 IVC 瘤栓使得 RCC 根治术更为复杂，这一术式提供了患者生存仅有的希望。在游离肾和结扎相应动脉血供后，可达到血管控制。Ⅰ 型瘤栓在用 Satinsky 钳夹后，切开 IVC 取出瘤栓。Ⅱ 型瘤栓需要在之后再钳夹尾段 IVC，沿着 IVC 相应节段游离同侧肾血管和尾侧 IVC，并阻断腰静脉，取出 IVC 瘤栓。所有的操作要在无血平面下进行。当肿瘤瘤栓侵入腔静脉壁时，积极切除累及的腔静脉达到阴性切缘可减少复发的危险。在一些病例中需要 IVC 移植或重建，但对于完全闭锁的 IVC，因侧支循环存在，并不需要重建。远端瘤栓在 IVC 或髂血管内的可留在原位。

Ⅲ 和 Ⅳ 型 IVC 瘤栓的血管控制需更广泛游离、静脉转流、或体外循环、低温停循环。对于 Ⅲ 型瘤栓，肝的游离和显露肝 IVC 通常使瘤栓游离到肝静脉，静脉游离可以通过如 Ⅱ 型瘤栓的方法。如这个方法达不到，可以在肝上方钳夹 IVC，在背驮式下进行，静脉旁路在需要时可以应用。Ⅳ 型 IVC 瘤栓传统上的处理是体外循环和深低温停循环。这仍是复杂病例建议采用的入路。然而，许多中心现在尽量避免低温停循环，因为在关泵后可伴有低凝状态，这增加了术后心血管事件的风险。这一类型 IVC 瘤栓的并发症的危险大。瘤栓超过膈上其根治肾切除和 IVC 瘤栓切除的死亡率据报道高达 5%～10%。因而，患者选择和手术计划很重要。这一术式要在患者状态好的时候进行，且术前检查示无淋巴或远处转移。但这一术式在某些患者有远处转移者，其伴有严重的水肿、腹水、心衰，伴随局部症状如腹痛和血尿，仍可能起姑息治疗的作用，以期望在减瘤术后能活得更长。

第四节　机器人辅助/腹腔镜在肾癌并 IVC 瘤栓手术的应用

过去，由于 RCC 并 IVC 瘤栓手术的复杂性，和在进行瘤栓切除和 IVC 重建手术中可能潜在致命出血或栓塞的危险，并发症多，腹腔镜技术被排除在应用之外，不适合被介绍和推荐给患者选择。IVC 瘤栓 20%～50% 的患者存在静脉壁受侵，这一情况在术前经 MRI 检查可准确预测。对于此类患者建议采用开放手术，术中便于完整切除受累 IVC，获得阴性切缘，再用补片修复，可获良好效果。

随着腹腔镜技术经验增加，其渐成为根治性肾切除的选择。具有术后疼痛和并发症减少、恢复快的特点。腹腔镜根治性 IVC 瘤栓切除在动物模型和临床中均能成功进行。

1991 年，Clayman 和同事首次报道成功的腹腔镜肾切除术。自此，腹腔镜肾切除的适应证范围从对于无功能肾的单纯性肾切除扩展到复杂的、大肾肿瘤的根治性肾切除。长期以来的研究证实，腹腔镜手术中不仅可达到与开放手术一样的肿瘤控制，还具有相对于开放手术更大的优势，如术后恢复快、麻醉药应用减少、美容效果更好等。

但是肾癌并下腔静脉瘤栓的开放手术，尤其是 Ⅲ 型以上的 IVC 瘤栓手术对于泌尿外科医生来说仍是严峻的挑战。在腹腔镜下血管控制技术,如控制肾静脉、下腔静脉及分支等的技术尚未完善之前,机器人辅助/腹腔镜在这一领域的应用仍受到限制。至今多个专家对此进行积极探索,但文献报道仍未形成规模,多数是病例报道。尽管机器人辅助/腹腔镜手术具有微创的好处,但即使对于操作很熟练的医生来说,腹腔镜下这一操作手术过程仍十分复杂。因此,对于肾肿瘤并IVC瘤栓,目前标准手术方式仍是开放手术,或者在关键性的步骤上要采用开放手术。经过多年发展和探索,腹腔镜肾癌根治并IVC瘤栓切除已经可完全在体内进行,对这一手术未来的挑战仍在继续。

随着机器人技术应用的进展,机器人辅助腹腔镜在2000年进入临床泌尿应用,现在机器人平台的优势包括三维、可视、活动大的特点,已用于复杂的微创手术。第一例机器人良性病肾切除在2001年由Guillonneau进行,继而很快应用于部分肾切术。同样,机器人辅助肾癌根治并IVC瘤栓切除仍受术中血管控制和重建技术的制约。

在所有IVC瘤栓中,34%为仅向肾静脉内延伸2cm或者更小(水平I)。这类肾癌并IVC瘤栓更倾向于采用腹腔镜微创手术,以达到良好的治疗效果。在1996年,McDougall和同事进行首例成功的腹腔镜根治肾切并肾静脉瘤栓(I型)取出。I型瘤栓较小的亦可通过术中将其挤回GIA的关节内,以创造足够的空间上血管夹,用endo-GIA进行瘤栓切除。

II型以上IVC瘤栓的腹腔镜手术要求更多血管控制技巧和器械。而在技术成熟并应用于人类之前,需要进行动物实验以积累经验。

2002年,Fergany AF等在克利夫兰中心首先成功建立下腔静脉瘤栓肝下型(水平II)的猪的模型,用于发展腹腔镜IVC瘤栓切除技术。术中依照开放手术的原则,进行血管的游离和控制、体内下腔静脉和左肾静脉重建等。实验用七只母猪,首先经脐上小切口建立气腹,30°腹腔镜经过腋前线肋缘下的第二通道进入腹腔,在第一切口的另一边建立一直径10mm的通道,在靠近中线的肋弓下建立第四通道,其用于术中牵开肠,并用腹腔镜的Satinsky钳控制左肾静脉。术中在控制下腔静脉后,再使用凝块制造IVC瘤栓模型,以防止瘤栓样物或血栓进入肺循环。术中注意防止CO_2气体经下腔静脉进入血管内,避免气体栓塞。在每一例猪模型中,均成功切除IVC瘤栓,平均手术时间160分钟,确保术后生存6周。术后下腔静脉造影正常。虽然猪模型比成人简单,但在其用于人之前,术者通过这个实验是发展第一步的腹腔镜手术技术的第一步。猪的动物实验证实,在肾癌并IVC瘤栓的手术中,若能完全控制肝下IVC,则可在腹腔镜手术中复制开放手术的步骤,术中切开腔静脉,取出瘤栓,在体内进行修补。

Fergany AF等在2003年发展了牛的IVC瘤栓动物实验模型,在六头牛中建立IVC瘤栓III型、IV型模型,在体外循环辅助下,完全在腹腔镜下进行瘤栓切除,积累了丰富的经验。在腹腔镜IVC瘤栓切除应用于人类之前,需要发展一定技术,术中可游离显露足够长度的大血管,并予以控制。

2003年,Hsu TH等描述腹腔镜根治肾切除结合术中实时超声处理肾细胞癌并水平I型肾静脉瘤栓。术中切除8.5cm右侧肾肿物,瘤栓延至肾静脉但没有进入下腔静脉。手术时间180分钟。手术成功。无术中并发症。病理证实是T_{3b}肾细胞瘤,切缘阴性。这个病例报道是有关腹腔镜手术在肾静脉瘤栓切除中应用的第二例报道。术中要注意两点:①肾动脉尽早切断,轻轻牵引右肾静脉近段,便于显露肾静脉近端短段瘤栓;②术中实时腹腔镜超声探头可证实近端瘤栓所在部位。

2005年,Disanto V等首次回顾经腹膜后腹腔镜入路处理右肾肿瘤并 IVC 瘤栓的病例,在腹腔镜下游离肾及下腔静脉,之后加一开放的小切口辅助进行 IVC 瘤栓切除。患者 87 岁,肿瘤 8cm×9cm,腔静脉瘤栓 7cm,向颅侧延伸近肝下静脉。术中患者侧卧,常规四个腹腔镜通道,切除肾后,沿腔静脉游离到肝静脉水平,在瘤栓的上下方分别上血管阻断带,之后在腹壁上做 8cm 长切口,收紧血管环,阻断下腔静脉,切开腔静脉壁,取出瘤栓。经切口直视下,取走手术标本,放置 Satinsky 止血钳,用连续 prolene2-0 线缝合腔静脉切口。术中失血 300ml,患者第六天出院,CT 扫描四个月后无复发。腹膜后入路法可快速进入 IVC 所在部位。然而,若患者有 II 型或更高水平的瘤栓,则此方法存局限性,不可能经这一入路进行血管控制。

2006 年,Romero FR 等报道一例原发肾肿瘤延伸到下腔静脉的病例,术中完全采用腹腔镜入路处理。患者为 58 岁女性,乳腺癌史,2 个月右腰痛,血尿,消瘦。CT 示在右肾下极有 7.5cm×6.1cm 肿物,右肾静脉受侵,瘤栓延伸进入 IVC。肝肺可疑转移。手术中经脐部通道置入腹腔镜。腋前线与腋中线各置一个 5mm 通道。剑突下另置一 3mm 通道用于提起肝脏。将结肠和十二指肠游离,反向掀起显露肾门和 IVC。肾静脉的上及下方游离 IVC,游离范围向上到肝,向下方到性腺静脉起始。显露对侧肾静脉,结扎腰静脉。血管直线切割闭合器(U. S. Surgical,Norwalk,Conn)切断肾动脉。右下腹在脐与耻骨间放置第五个 Trocar。用腹腔镜 Satinsky 钳完全夹闭含瘤栓的 IVC 段,其超过肾静脉以远约 3cm。在肾静脉与 IVC 交汇处环周切开。修复用 3-0PL 线修复腔静脉。移走 Satinsky 钳,检查无出血。继续完成肾切除术。手术时间 143 分钟。失血 200ml,无术中或术后并发症。患者在术后第二天出院。这类肿瘤据报道占 IVC 瘤栓的 26% 病例,其五年生存率 45% ~ 55%。此例的成功在于他们小心选择患者,

而他们在腹腔镜肾手术中获得了广泛经验。然而,有学者指出这种腹腔镜入路并无必要,因术中还是需要做大切口取出切除的肾及肿物的标本,开放手术便于准确控制血管,预防致命并发症。

2008 年,Henderson 等报道 13 例 RCC 并肾静脉瘤栓用手助腹腔镜肾切,将瘤栓挤回肾静脉,确保其进入 IVC 血管钳钳夹范围内。术后中位住院时间 3 天,两例(15%)需中转开放手术,另一例无可疑瘤栓进入 IVC,一例术中出血,5 例(38%)需输血,其中包括 3 例(23%)失血超过 1000ml。Martin 报道相似的病例,也是在手助腹腔镜下将瘤栓挤回肾静脉内,再用腹腔镜 Satinski 或 DeBakey 钳。在这一报道中,14 例中有 13 例在腹腔镜下完成(4 例手助),据估计失血 155ml,平均住院长度 2.9 天。机器人辅助肾切并瘤栓切除也报道。此时微创手术在病例多的临床中心治疗效果很好,但仅限于水平低的瘤栓。Sundaram 等亦报道手助腹腔镜处理短段 IVC 瘤栓,术中成功从腔静脉中取出瘤栓。虽然手术成功,但术后三天患者发生心肌梗死,无法对患者进行远期的评估。

2010 年,安德森癌症中心报道从 2004 年 6 月到 2009 年 5 月腹腔镜下肾肿瘤并瘤栓切除(vena cava thrombectomy,VCT)病例。术前准备包括年龄,体块指数(BMI),临床肿瘤分期,术前影像,估计挫血,手术时间(定义为从开始切口到缝合结束),住院时间,手术切缘情况,随访时间和状态。根据梅约分类,所有患者为肾癌并 II ~ III 瘤栓。患者体位 60° 改良侧卧,如前所述,标准 LRN 用 4 ~ 5 Trocar。在游离结肠和十二指肠后,脂肪组织在 IVC 的轻轻提起,游离,并沿 IVC 向头侧直到肾门。游离肾动脉,分离使其骨骼化,并用血管吻合器控制。小心游离肾避免瘤栓破碎。分离输尿管,解剖肾上腺将其从 IVC 分开,结扎肾上腺静脉,Ligasure 血管闭合系统用于这一操作以分离肾和肾上腺相连处。

至此肾大部分游离,仅在肾静脉处相连。所有操作可用微创方法处理。术中超声采用四道腹腔镜超声,5~10Hz以确保肿瘤瘤栓无破碎,并证实其向头延伸的位置,以评估其与IVC的黏附,及向下IVC的延伸范围。在腹腔镜下游离肾、结扎肾动脉后,可在有经验的血管外科医生帮助下,使IVC骨骼化,Ⅲ型和选择性Ⅱ型的瘤栓病例,可完全游离肝脏,便于控制肝上,膈下IVC。小心以区分腰静脉和IVC分支,IVC血管夹采用Satinsky钳或相似的钳,如Rummel钳,或Cosgrove可弯钳。后两者可通过一个Trocar使用,以减少工作通道。血管夹一个放于瘤栓向头的近端部位,另一个放在IVC尾端。静脉壁用刀切开,取出瘤栓,一例瘤栓致密附于腔静脉壁,进行部分IVC管壁切除及补片修复。腔静脉切口用4-0 Prolene线连续缝合。术中超声可监测瘤栓,区分末端,确保远端腔静脉已得到控制。7个患者中,6例成功完成手术,1例因病情进展中转开放。在平均随访16个月后,6个患者中有5个随访中RCC无疾病复发证据,LARN-VCT在选择的患者中技术上的可行性和安全性。

2010年,Kovac JR报道一个58岁右肾肿瘤,瘤栓1cm延到下腔静脉,经腹腔入路手助腹腔镜,进行右肾切除,游离多个供瘤血管侧支,下腔头、尾两侧分别游离,直到右肾静脉。在腹腔镜超声下证了了瘤栓头部,采用横向手动牵引右肾法使瘤栓退回肾静脉。之后用腹腔镜血管夹在在右肾静脉开口于腔静脉处钳住腔静脉,这样在瘤栓取出过程中不需要使用Satinsky钳。手术完成时间243分钟,无术中并发症,完整摘除肾并取出瘤栓,切缘阴性。估计失血300ml。

2011年,腹腔镜已成为多数肾肿瘤的标准选择,但对于肾细胞癌并下腔静脉瘤栓仍未完全开展。机器人技术开始用于这样复杂的术式。Abaza R等报道第一个采用机器人

辅助腹腔镜的行肾切除并IVC瘤栓取出病例系列,术中第一次用到下腔静脉阻断的微创方法。共5个患者行这一手术,其中包括一个双肾静脉患者,每个肾静脉都有一个IVC瘤栓。5例由一个医生完成,所有肿瘤均是右侧。4例患者为临床局限性肾癌,另一个曾行肾部分切除术,同时伴局限性肺转移。均未经过术前动脉栓塞。总共6个瘤栓,在所有患者中切开IVC,将瘤栓整块取出,继缝合切口。平均患者年龄64岁(53~70岁),平均体重指数36.6kg/m²(22~43)。四例患者中瘤栓进入IVC的长度分别为1cm、2cm、4cm、5cm,另外双肾静脉的患者瘤栓进入IVC的长度为3cm和2cm。平均失血170ml(50~400ml)。平均手术时间327分钟(240~411分钟)。平均手术住院日1.2天,无并发症,输血或再入院。所有患者需口服止痛。所有患者在术后第一天常规饮食,四个术后一天出院,一个因慢阻肺的原因需要吸氧,在术后第二天出院。所有患者阴性切缘,平均随访15.4个月,所有患者无复发。这一报道分享了术者在早期这一新的术式中获得的有限经验,这一术式可能不能在其他术者中大量的复制,有关经验需要进一步的探索。而机器人器械甚于标准腹腔镜,但腹腔镜或开放术者需认识到机器人手术者是远离手术台进行操作。有致命错误发生可能,所以在手术中,安全措施十分重要。

2012年,Loh-Doyle JC等报道60岁男性,瘤栓在膈下近右心房,无心内累及。右肾肿物,8.8cm×8.4cm×6.9cm,在完成肾切和瘤栓切除后,腔静脉镜检采用可弯膀胱镜显示无游离肿瘤瘤栓在肾上腔静脉内。可发现可疑的转移性腔静脉壁侵犯。手术时间6小时,失血4000ml,不需体外循环。

总之,到目前为止,开放手术仍是肾癌并IVC瘤栓切除的标准方法。而微创的好处多

数是暂时或短期的,术中肿瘤控制和患者的安全仍是最重要的因素。需要进一步研究来确定机器人/腹腔镜手术是否在减少失血、疼痛、住院日等方面有作用。另外,这种手术是否可在其他医生中复制亦需做评估。随着微创技术进展,腹腔镜肾切术继续演变,机器人器械应用进展,使这一技术能更安全应用于肾癌累及 IVC 的手术处理。

第五节　腹腔镜和机器人手术技术及步骤

一、机器人/腹腔镜经腹腔入路(右侧肿瘤)

患者左侧卧位 90°,在脐右侧或脐中部上方放置 12mm 腔镜通道。一个或两个 8mm 机器人通道用作非辅助孔,Satinsky 钳经皮肤切口直接放入。必要时可设第四孔 8mm 通道。

结肠向反向中线游离牵开,游离十二指肠。在肾门或在主动脉-下腔静脉间隙(interaortocaval space)将肾动脉用机器人 hem-o-lock 夹闭,以减少过早针对 IVC 和存在大块瘤栓的肾静脉的操作。而且先阻断动脉血供,使瘤栓预先部分退缩。

在右肾静脉汇入处的上方及下方将 IVC 环周游离,直到瘤栓所在 IVC 节段的全长,术中腹腔镜超声探头置入用于鉴别瘤栓延伸的部位。所有腰静脉双极控制,大的血管夹闭。左肾静脉环周游离。

对于延伸更长的瘤栓,将机器人第四臂器械从肾的侧边进入,以提起或缩短瘤栓在 IVC 腔内长度。这需要完全游离肾,仅留侧边一点,需要确保已明确所有侧支血管和静脉。

可将瘤栓轻轻挤入肾静脉,再用有弯度的 Satinsky 钳或直角钳完全或部分夹闭 IVC,部分夹闭 IVC 的可以保留剩余 IVC 腔的血流。

沿着 Satinsky 钳内侧缘将 IVC 壁切开,整块取出瘤栓。IVC 缝合用 4-0 聚丙烯线。在移走钳后,接着在第一层的上方进行第二层的缝合。计划切除瘤栓后 IVC 腔减少的范围在 50% 以内。

如瘤栓整体充满 IVC 直到肝水平,在 IVC 阻断中可用改良隆美尔止血带(Rommel tourniquet)应用,其可在瘤栓的上方和下方绕过 IVC 两圈,必要时左肾静脉亦如此阻断。

IVC 可用小切口,确保腰静脉被完全控制,手术在无血平面进行。在瘤栓取出后关闭 IVC,缝合完成前腔内用肝素盐水灌洗。缝合完成后检查止血带但不立即完全移除,以确保止血。

样本用内镜取物袋,通过耻骨上切口或通过延长的脐周的切口或上一次手术的瘢痕处等取出标本。该切口可皮下置管释放局麻药三天。

二、经腹膜后腹腔镜入路(右侧肿瘤,Ⅱ型瘤栓)

患者左侧卧位,调整手术台,伸展右髂腰间隙。第一个通道 2cm 切口在沿 12 肋方向的腋中线上,用示指钝性分离,接着用球囊扩张建立后腹腔镜间隙。第二个 10mm 通道置于髂嵴和第十二肋之间的腋后线中部。第三个 10mm Trocar 在腋中线髂嵴边,第四个 10mm 曲卡置于腋前线,与第二通道在同一水平。打开 Gerota 筋膜游离膈到髂窝间组织。游离肾周筋膜。提起肾,鉴别出动脉并予游离、钳夹、切断。继续游离肾上腺、膈,离断肾上腺静脉。显露下腔静脉并游离,从瘤栓上缘直到肝下静脉,在瘤栓的上、下方环绕止血带两圈,但确保末完全夹闭下腔静脉。

103

区分输尿管和性腺,完全游离肾。收紧置于下腔静脉瘤栓上、下方的血管环,使血液停止流向下腔静脉。将肾向侧边牵开,显露下腔静脉和右肾静脉,在肾静脉起始处切开腔静脉,取出瘤栓。术中用到 Satinsky 钳,在腔静脉切口关闭前使用,采用 3-0 prolene 线缝合腔静脉切口。

腹膜后比腹腔入路更易显露下腔静脉。

术中不需要先游离肝或结肠和十二指肠,可更好显露手术野。

手助腹腔镜方式是先用腹腔镜游离肾及下腔静脉各分支,之后做小切口取出标本,同时经小切口行瘤栓切除术。

目前尚未有Ⅲ～Ⅳ型瘤栓腹腔镜手术报道,相关器械研制及临床经验积累仍需要进一步探索发展。

第六节　腹腔镜和机器人手术的并发症及处理

瘤栓位于肝静脉上方的 RCC 并 IVC 瘤栓手术较为复杂,即使是开放手术,在围术期并发症和死亡率可能增加。加拿大卫生信息管理部门报道在 1998—2007 年,共有 816 例根治性肾切伴 IVC 瘤栓手术在 521 例男性和 295 例女性中进行。在所有经过肾切除的患者中,4% 经历 IVC 瘤栓取除。住院死亡率 7%,75% 发生在经治医生的头两例手术。平均住院长度 10 天,633 例并发症(78%),58 例患者并体外循环的住院死亡率和并发症增加。年龄、并发症、体外循环是住院死亡率中最强的预测因子。Abel EJ 等总结 2000 年 1 月到 2012 年 12 月梅约、安德森肿瘤中心、德克萨斯西南医学中心的手术结果,根据 Clavien-Dindo 系统确认主要手术并发症共发生 162 例,(瘤栓水平 Ⅲ 和 Ⅳ 的分别为 69、93 例。根据 Neves 分类)。62 例需体外循环 (37.5%),40 例(24.7%)术前经动脉栓塞。多因素分析显示,对于主要并发症,术前全身症状和Ⅳ型瘤栓是独立预测因素。死亡率 17 例(10.5%)。术后 90 天内,对于瘤栓位置高的 RCC 患者,围术期死亡率和主要并发症发生率分别是 10% 和 34%。患者 ECOG PS>1 或低蛋白血症是围术期死亡率的危险因素。

梅约中心回顾 1970—2000 年 659 个患者,15% 经过根治行肾切除并 IVC 瘤栓切除者出现并发症。Ⅰ～Ⅳ型瘤栓的术中不良事件率分别是 18%、20%、26%、47%。其中,

出血 3.0%,肺栓塞 2.7%,伤口感染 2.6%,急性肾衰 1.8%,需附加另外的手术 3.6%。Ali AS 等回顾 15 年经验。50 例,平均年龄 59,瘤栓肝下 Ⅰ 型和 Ⅱ 型 24 例,肝下 Ⅲ 型 14 例,肝上Ⅳ型 12 例。腹腔入路,肝移植技术,无体外循环,其只用于一例Ⅳ型的。无术中死亡,中期手术时间 6 小时,失血 3.5L,按照病理分期 34 例 T_{3b} 患者,10 例 T_{3c} 患者,6 例 T_4 患者。围术期死亡率 4%。平均随访 38 个月,非远处转移组两年时 Kaplan-Meier 生存率曲线由 82% 降到 62.4%。而远处转移组,则由 26.6% 降到 0。因此,作者认为手术切除 RCC 并 IVC 瘤栓的死亡率和并发症可以接受。

腹腔镜手术除了可能发生开放手术中出现的并发症外,潜在的并发症还包括气体栓塞。术中应置患者于头低足高位,在打开 IVC 前,应完全控制瘤栓处的 IVC,以减少气体栓塞的可能。术中注意 IVC 游离动作要轻,要维持血流动力稳定。

二氧化碳气压悬浮瘤细胞在腹腔镜术中增加了肿瘤种植的危险和经 Trocar 转移的危险。这是腹腔镜瘤栓切除术中的重要问题。术中瘤栓直接暴露于气腹增加了这一危险。在术中切除肿瘤后,立即将标本放入袋中可减少瘤细胞悬浮的风险。

偶尔,瘤栓可侵犯腔静脉壁,这类患者需积极切除重建静脉壁。必要时转为开放手

术。多数医生认为,无论是放置补片,还是完全 IVC 置换,50% 以上的患者需要重建 IVC,以免术后 IVC 狭窄。当前,无远处转移的患者五年疾病特异生存率是 40% ~65%,而有远处转移的则为 6% ~28%。除非有手术禁忌,或患者的状态很差,存在肿瘤远处转移,也可以行降低肿瘤负荷的肾切除术。

肾肿瘤局部进展和远处转移并不少见。腹腔镜入路处理 IVC 瘤栓术者应进一步提高腹腔镜手术技术,但绝对不能够以患者安全或肿瘤控制作为代价妥协。

安德森中心的报道认为,肾肿瘤根治并瘤栓切除术后并发症与液体管理有一定关系。麻醉团队在腹腔镜手术中常常限制液体输入。然而,因术中这些病例前负荷减少,在阻断 IVC 时,若输入的液体不足,使前负荷急剧减少,可出现肾前性氮质血症。最好的对策是术中提供足够的液体复苏,即在腔静脉阻断前应用晶体或血制品扩张容量。

谨慎选择患者可以在腹腔镜手术下获得良好的效果。右侧肿瘤小(<8cm)、BMI<30、ECOG 评分<2 是理想的参选条件。但是,不能适合所有这些条件的患者不一定没有好的结果。但是高 BMI 会使手术更加困难,术前情况不佳者可能使术中复苏更慢。

手术中可能有严重的出血,空气栓塞和瘤栓栓塞,患者可能出现术后轻度肠梗阻、肺底肺栓塞灶。但是目前也没有证据证明开放手术就可以预防这类并发症。当 IVC 控制不佳时,及时中转开放手术行 IVC 瘤栓切除仍可达到最好的血管控制。而患者选择、术者经验仍是手术成功很重要的条件。同时需要有血管外科医生、有经验的麻醉团队和术中超声等科室的协作和支持。

(邱剑光)

参 考 文 献

1. Toren P, Abouassaly R, Timilshina N, et al. Results of a national population-based study of outcomes of surgery for renal tumors associated with inferior vena cava thrombus. Urology, 2013, 82(3):572-577.

2. Czihal M, Hoffmann U. Clinical presentation of inferior vena cava thrombosis. Vasa, 2013, 42(4):235-236.

3. Abaza R. Initial series of robotic radical nephrectomy with vena caval tumor thrombectomy. Eur Urol, 2011, 59(4):652-656.

4. Ali AS, Vasdev N, Shanmuganathan S, Paez E, et al. The surgical management and prognosis of renal cell cancer with IVC tumor thrombus:15-year of experience using a multi-specialty approach at a single UK referral center. Urol Oncol, 2013, 31(7):1298-1304.

5. González J, Gorin MA, Garcia-Roig M, Ciancio G. Inferior vena cava resection and reconstruction:Technical considerations in the surgical management of renal cell carcinoma with tumor thrombus. Urol Oncol, 2014, 32(1):34. e19-26.

6. Abaza R. Robotic surgery and minimally invasive management of renal tumors with vena caval extension. Curr Opin Urol, 2011 Mar, 21(2):104-109.

7. González J. Update on surgical management of renal cell carcinoma with venous extension. Curr Urol Rep, 2012, 13(1):8-15.

8. Kato S, Tanaka T, Kitamura H, Masumori N, Ito T, Kawaharada N, Tsukamoto T. Resection of the inferior vena cava for urological malignancies:single-center experience. Int J Clin Oncol, 2013, 18(5):905-909.

9. Steven C. Campbell, Brian R. Lane, Campell-walsh urology:56 chapter 49 Malignant Renal Tumors, 2012, 1413-1474.

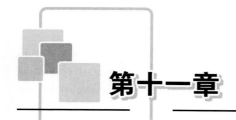

第十一章

单孔腹腔镜手术的肾癌治疗

第一节　单孔腹腔镜手术的历史、现状和展望

早在 1969 年,Wheeless 等首先报道了经脐单孔腹腔镜输卵管结扎术,开创单孔腹腔镜手术之先河。Pelosi 等在 1991 年应用单孔腹腔镜手术技术实施子宫及双侧卵巢输卵管切除术。进入 21 世纪,随着标准腹腔镜的广泛应用,促使外科医生进一步追求更加微创的手术方式,单孔腹腔镜手术技术逐渐被各学科所接受和应用。2008 年 7 月由多学科参加的大会确立了一个普遍接受的名称,命名为单孔腹腔镜手术(laparoscopic single-site surgery,LESS),经脐的单孔腹腔镜手术命名为 U-LESS。

单孔腹腔镜手术最早开始于妇科,直到 2007 年单孔腹腔镜才开始应用于泌尿外科领域。2007 年,Rane 等在世界腔道泌尿外科大会上报道了应用单孔腹腔镜手术技术行输尿管切开取石术以及肾切除手术。同年 Raman 教授演示了单孔腹腔镜无功能肾切除术。这项技术引起国内外泌尿外科学界的广泛关注,促使国内外学者探索单孔腹腔镜手术技术在泌尿外科领域应用。

我国泌尿外科领域单孔腹腔镜手术技术几乎与国外同时起步。早期,我国学者应用自制单孔操作通道进行肾上腺切除手术。目前,我国学者所完成的单孔腹腔镜手术几乎

涵盖所有适用于标准腹腔镜的泌尿外科领域疾病。有些医疗单位的泌尿外科甚至已经常规开展单孔腹腔镜技术进行肾切除、肾上腺切除、肾囊肿切除术、精索静脉高位结扎术、盆腔淋巴结清扫术、根治性前列腺切除术等手术。

与标准腹腔镜相比,经脐单孔腹腔镜手术的优势主要有以下特点:①术后切口美容效果好。一般在脐部或腰部做一长约 2.5～4cm 的切口,尤其是脐部切口,利用肚脐可很好的隐藏手术伤口。②术后疼痛减轻,经脐切口经过腹白线,不损伤肌肉组织和最少损伤皮神经,伤口疼痛程度较标准腹腔镜降低。③术后住院恢复快,住院时间缩短。U-LESS 劣势主要是手术时间较长,单孔腹腔镜手术缺少传统腹腔镜操作三角,术者须学会从近乎于同轴角度操作器械实施手术,增加了手术难度,致使手术时间延长,学习曲线较长。

单孔腹腔镜手术是在标准腹腔镜手术的基础上发展起来的,是腹腔镜手术技术不断微创发展的产物,尚处于探索阶段。现阶段单孔腹腔镜手术以其美容效果好、术后疼痛轻、术后恢复快等方面优势,备受大家关注。与标准腹腔镜相比,LESS 在诸如术中、术后并发症等方面尚需要更多

符合高级别循证医学证据的研究。但随着器械设备的发展,手术经验的积累,操作水平的进步,单孔腹腔镜手术应该具有广阔的应用前景。

第二节 单孔腹腔镜手术设备

单孔腹腔技术处于发展阶段,针对单孔技术所开发的手术设备主要为解决器械与器械、器械与腹腔镜间的平行进出,无操作三角,手术野遮挡等问题。除内镜电视显像系统和气腹机外,单孔腹腔镜操作通道和手术操作器械与标准腹腔镜有所不同。

与传统腹腔镜相比,单孔腹腔镜手术最大的差别在于特殊的单孔腹腔镜操作通道。目前单孔腹腔镜操作通道包括各种商品化或自制的单孔腹腔镜操作通道系统。商品化的单孔腹腔镜操作通道有 GelPort,AirSeal,R-Port/TriPort/QuadPort, Uni-X Port, SILS Port 和 EndoCone 等(图 11-1)。

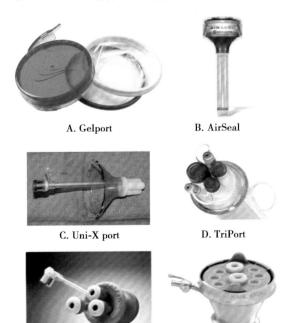

A. Gelport　　　　B. AirSeal

C. Uni-X port　　　　D. TriPort

E. SILS port　　　　F. EndoCone

图 11-1　商品化的单孔操作通道

我国学者自制的单孔腹腔镜操作通道系统也有多种,主要介绍以下两种:①"两环一套"装置,即内环、外环和外科无菌手套;②聚碳酸酯倒锥形装置+外科无菌手套(图 11-2)。

自制三通道的单孔穿刺套管由一个内径3.5cm,高4.0cm,外径5.5cm的聚碳酸酯倒锥形装置和一个 7 号外科无菌手套制作而成。将手套套入装置内手套腕部用丝线固定于装置的外径边缘处,横行剪断手套中指、环指,拇指的远端部分,向指套内分别插入13mm Trcar、5mm Trocar、11mm Trocar,于适当长度分别用丝线将指套于 Trocar 固定,示指与小指指套分别用丝线于根部结扎以防漏气。

腹腔镜在避免单孔腹腔镜术中器械遮挡具有重要作用。有些术者习惯用5mm 直镜,有些术者习惯使用5mm 头部可弯的四方向镜,后者可根据术中情况向前后,左右调整视野。

单孔腹腔镜操作器械有直器械,预弯器械和带关节器械等三种。最早开展单孔腹腔镜手术时,预弯器械和带关节的器械被广泛开发试用。预弯器械有助于建立操作三角(图 11-3,图 11-4)。随着术者操作技术的不断提高,直器械和预弯器械逐渐流行,一般术者右利手使用直器械切割,左手使用预弯器械牵拉。还有一些学者习惯左右手均为直器械,虽然操作可能更难,但可保证术者视觉和触觉的一致性。越来越多的单孔腹腔镜手术医生选择全部采用直器械来完成手术。

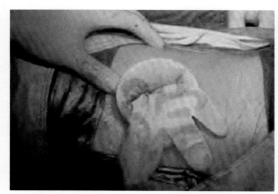

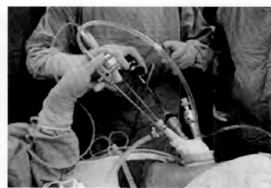

A. "两环一套" 装置

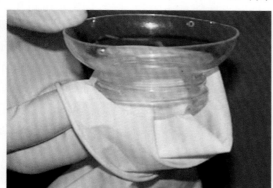

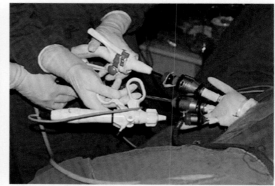

B. 聚碳酸酯倒锥形装置

图 11-2 国内报道的自制单孔腹腔镜操作通道

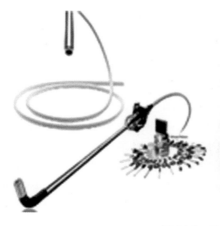

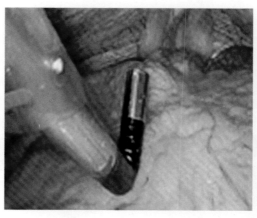

图 11-3 5mm 头部可弯腹腔镜

总的来说,单孔腹腔镜手术术者选择器械的出发点是有利于建立小的操作三角,避免器械体外、体内相互干扰。采取何种器械,应该根据术者习惯和使用便利来决定(图 11-5)。

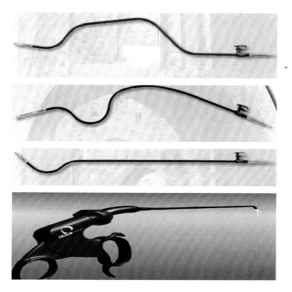

图 11-4 预弯器械和带关节器械

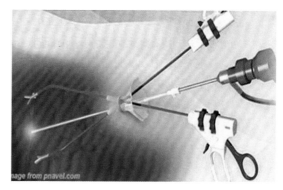

图 11-5 重建操作三角

第三节 单孔腹腔镜手术的适应证与禁忌证

根据目前国内外发表的文献,泌尿外科 LESS 适应证和禁忌证与传统腹腔镜基本相同,与开放手术已经十分接近。

当然,单孔腹腔镜也有其独特的一方面。根据目前的临床研究结果,LESS 较之标准腹腔镜手术的优势主要体现在良好的切口美容效果和可能的减小术后疼痛程度方面。因此,在有潜在体表美容等要求的患者中,单孔腹腔镜技术尤其适用。同时,与标准腹腔镜手术相类似,单孔腹腔镜手术要求气腹条件,严重心肺功能不全和有颅内高压患者要慎重选择。

妊娠、腹主动脉瘤或髂动脉瘤、巨肝巨脾症、膈疝、凝血功能异常、严重躯体骨骼畸形影响体位和入路、术区局部严重皮肤病变、其他的严重脏器功能不全或全身状态差不能耐受手术列为手术禁忌;既往的腹部、盆腔手术史可能加重腹、盆腔内粘连、术区放疗病史、过度肥胖者由于脂肪较多增加了手术操作的难度、腹围过大造成切口与手术部位距离较远手术器械较难企及也列为相对手术禁忌证。巨大占位性病变(例如直径超过 10cm)切除尽管有个案报道,但标本取出仍需要扩大切口至与开放手术切口大小相仿,为相对禁忌证。

第四节 单孔腹腔镜手术并发症和处理

单孔腹腔镜手术的手术并发症分为麻醉相关、气腹相关、术中并发症和术后并发症,与标准腹腔镜手术相关并发症基本相似。建议参阅标准腹腔镜手术相关章节。

任何切口都有感染的可能和风险,尤其是单孔腹腔镜手术切口大多选择在脐部,这里往往清洁程度不如体表,容易发生切口感染。因此,术前对脐部的清洁和消毒就显得尤为重要。

如果在实施 LESS 过程中发生不能继续实施手术的状况，建议及时中转位标准腹腔镜手术或开放手术，以保证患者安全和完成手术目标。

第五节 单孔腹腔镜手术技巧

一、手术切口的选择

经脐切口：U-LESS 充分利用了脐部掩盖手术切口瘢痕的作用，体现了良好的美容效果。正中腹壁中线主要由两侧腹直肌腱鞘融合形成的腹白线构成。由浅入深依次为皮肤、皮下组织、腹白线和腹膜。因此入路并不经过肌肉，将损伤肌肉和皮下神经的机会降到最低，从而缩短手术恢复时间并降低术后切口疼痛。根据肾手术左右侧的不同，选择同侧脐缘切口，如左肾癌根治术，脐部切口在患侧半边弧形切开。

经腰切口：通常选在患侧 12 肋尖下 1～2cm。横行切开 2.5～4cm，切开层次依次是皮肤、皮下、腹外斜肌、腹横肌、腹内斜肌进入腹膜后间隙。笔者操作时肌肉采用钝性分开而非切开，能有效地减少对肌肉的损伤，从而降低术后疼痛和切口疝发生风险。因经腰部入路在取出标本时依然需要延长切口，切断肌肉，从而影响术后美容、恢复速度和疼痛控制，肾 LESS 手术较少采用经腰切口。但在有腹部手术史，考虑腹腔内有较严重粘连患者，此入路依然是一个选择。

二、气腹的形成和维持

LESS 的操作通道一般采用直视下置入的方式，经腹腔途径者可直接将操作通道内环送入腹膜腔，收紧外环后腹腔内充入 CO_2 气体，形成气腹。而经腰部切口者需要用手指或应用扩张气囊将腹膜后这一潜在腔隙扩张后再置入操作通道。扩张气囊有制式的，亦可自制，有的制式气囊可通过中空内芯置入腹腔镜进行直视下扩张。通常需要扩张到 600～800ml 左右才能提供良好的手术空间。

制式单孔腹腔镜操作通道有预留的充排气通道，可以用来充气或将手术中产生的烟雾排出，保障清晰的视野。目前也有气腹机可以通过装置感应能量器械主机的启动而启动自动排烟装置，减少了手动排烟的操作，更有利于手术平顺进行。

三、手术操作

LESS 的手术操作和标准腹腔镜手术有许多不同。LESS 中手术器械间距离很近，两手的器械无论在体内还是体外容易互相干扰，这就更需要有更高的技巧和更好的耐心，必要时可以使用预弯和可弯手术器械进行辅助。其次，手术过程中难有助手器械进行显露，需要充分利用重力和器官自牵引，更多时间需要一只手进行显露，另一只手操作分离，切割。由于手术器械的活动空间有限，术者和持镜的助手需要更默契的配合才能更好的完成手术。LESS 中的缝合和打结更有挑战性，需要耐心来完成。对于有经验的腹腔镜医生，LESS 的操作时间和传统腹腔镜的差别并不大，可以达到同样的手术结果而且并发症没有显著增加。

到达手术部位：利用超声刀、电钩等能量器械或剪刀沿正确的解剖层次分离，到达手术部位并进行良好的显露。

控制血管，处理或切除病灶：较粗的血管一般可以应用 Hem-o-Lok 夹、钛夹或切割缝合器等控制。较细的可以利用超声刀、双极电凝等封闭切断。

缝合：LESS 中缝合和打结要求术者有娴熟的技术和良好的耐心。也可以利用带倒刺免打结缝线，如 V-loc，Quill 缝线等，降低操作难度。也可利用绕针尾打结的技术。目前,有报道机器人辅助单孔腹腔镜技术在泌尿道的重建中可以显著降低操作难度。

取出标本:制式 LESS 操作系统内径约3cm,还有一定的延展度,一般切除的前列腺可以顺利通过 Quadport 的通道不需要延长切口取出,而肾标本装袋后需要向脐上或下适当延长切口 1～2cm 取出。

放置引流,关闭切口:引流管可以通过手术切口引出并予固定,将引流管紧靠切口的一极。腹膜单独关闭,能减少粘连性肠梗阻发生的几率。皮肤采用可吸收缝线连续缝合,愈合后切口瘢痕将隐藏在脐窝内。

第六节　单孔腹腔镜肾癌手术

术前准备:告知患者及家属手术方式,签署手术知情同意书。肠道准备:口服泻药助于肠道的减压,特别是排空结肠可以提供更大的手术空间,降低损伤结肠的几率。备血:由于操作更加精细,单孔腹腔镜手术并不显著增加失血量和输血率。但术前预备一定数量的血细胞比容和血浆仍是很重要的。手术器械的准备:加长超声刀(45cm)有利于在体外将器械操作柄错开,减少相互干扰,建议采用(图 11-6)。其他器械如双极钳最好采用连线在尾部而不是垂直在操作杆上的型号,这样在转动双极钳时就不会干扰到另外一把器械。5mm 头部可弯腹腔镜,5mm 加长 30°直镜或 10mm 加长 30°直镜都可用于单孔腹腔镜手术。分离钳,剪刀一般用传统腹腔镜器械就可以。Hem-o-Lok 夹实夹钳、钛夹实夹钳或切割缝合器可以采用 10mm 器械,一般的单孔腹腔镜操作通道均有供 10mm 或 12mm 器械通过的通道。

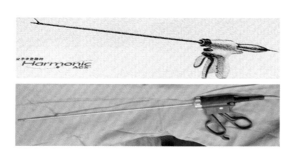

图 11-6　45cm 超声刀和双极钳

【麻醉和体位】　LESS 手术需采用全身麻醉。手术体位由所要进行的手术以及手术路径决定。经腹腔肾切除术采用侧仰卧位,身体腰部平面与手术床夹角 90°,更有利于肠道等下坠。

采用经脐经腹腔途径:患者取健侧 90°卧位,脐部对准腰桥,可以不升起腰桥(图 11-7)。术者位于健侧,监视器置于患侧(图 11-8)。手术可采用商品化操作系统,如 Quadport。采用较大内外环的单孔腹腔镜操作系统有利于保持较大的器械间距离,建立小的操作三角关系,减少器械间的相互干扰。另外,单孔腹腔镜操作系统内外环的连接建议采用软连接,如 Quadport,Triport 或自制操作系统,避免在内外环之间形成筒状效应,影响器械灵活性。腹腔镜建议采用头部可弯曲的 5mm EndoEYE 腹腔镜或 5mm 加长 30°直镜或 10mm 加长 30°直镜。取患侧脐缘切口,逐层分离出脐正中下之脐尿管,离断脐尿管,血管钳沿脐尿管腹白线缺损钝性进入腹腔并扩大腹白线切口。沿腹白线延长内切口至 4～5cm。Quadport 内环由推杆送入腹腔,收紧外套后,外环和内环卡紧腹壁,以防漏气。

腹腔镜通过位于 Quadport 位置最低的 5mm 或 10mm 通道进出,以避免干扰器械操作。但应该留出一个 10mm 或 12mm 操作通道备 Hem-o-Lok 夹实夹钳、钛夹实夹钳或切割缝合器进出。操作过程中采用加长 10cm 的标准直吸引器、标准腹腔镜器械或预弯腹腔镜器械,可采用较标准超声刀长 9cm 的 45cm 长超声刀以减少体外器械相互干扰。器械可以自 10、12mm 通道进出。Hem-o-Lok 施夹钳自 12mm 通道进出。

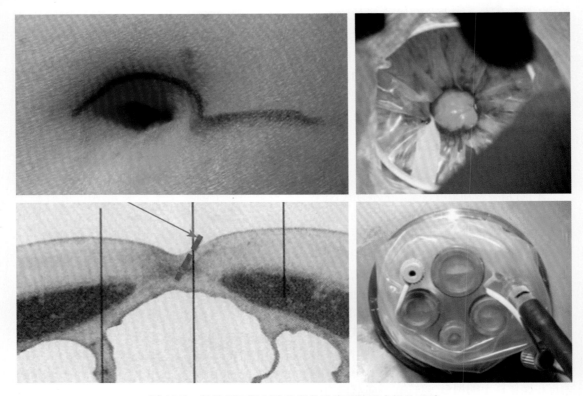

图 11-7　经脐切口解剖及放置单孔腹腔镜手术操作系统

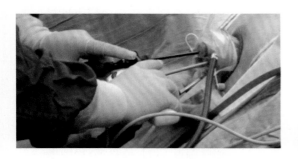

图 11-8　单孔腹腔镜肾切除术体外操作

操作时左手持分离钳，右手持超声刀。必要时左手用吸引器清理术野并协助牵引。

一、肾癌根治术步骤

手术先打开结肠旁沟腹膜返折线。下至髂血管水平，右侧上至结肠肝曲，左侧上至结肠脾曲，注意勿伤及肝、脾。打开后腹膜返折线后向内侧牵引结肠并在吉氏筋膜和结肠之间的层次分离侧方纤维连接和结肠、肾纤维

连结。分离出生殖静脉，为便于操作，左侧可将其结扎切断以进一步显露左肾静脉。在腰大肌前方分离出输尿管，牵引头侧输尿管以利显露肾门血管解剖是手术要点之一。先解剖出肾静脉，识别肾动脉后，用超声刀打开肾动脉鞘，直角钳分离。分别在肾动脉和肾静脉近

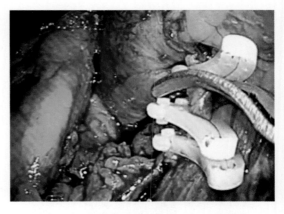

图 11-9　处理肾动脉，Hem-o-Lok 夹结扎肾动脉后用剪刀离断

112

心端上 2 个中号 Hem-o-Lok 夹,远心端上 1 个中号 Hem-o-Lok 夹,然后分别离断肾动脉和肾静脉(图 11-9)。

左侧注意识别、结扎肾上腺静脉和腰静脉。控制肾蒂后,在输尿管盆腔交界处用 Hem-o-Lok 夹结扎并离断输尿管(图 11-10)。

超声刀分离肾下极、肾内侧和后侧,游离肾上极,完全切除肾。将肾标本装入标本袋,取出 Quadport。皮肤切口向尾侧延长切口至 5~6cm 后将标本袋自切口取出。经脐部切口置入 18F 引流管至术区,关闭腹膜,腹白线。皮肤切口采用皮内缝合以取得尽可能好的美容效果。

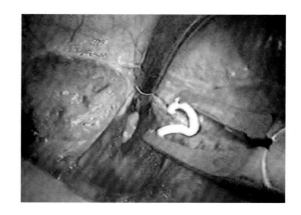

图 11-10　分离出输尿管利用 Hem-o-Lok
夹进行结扎

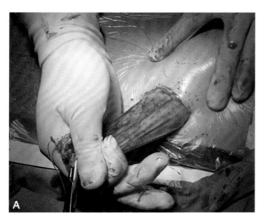

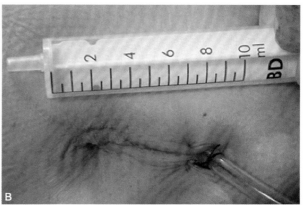

图 11-11
A. 切除的标本自延长的脐部切口取出;B. 皮内缝合后的脐部切口和引流管

术后观察生命体征变化,了解有无内出血、副损伤等并发症。术后如无明显并发症,腹腔引流少于 50ml 可拔除引流管。

二、肾部分切除术步骤

单孔腹腔镜肾部分切除术的手术适应证应更加严格,因为单孔手术缝合技术要求非常高。如果术前考虑不能在 30 分钟内完成缝合,建议行标准腹腔镜治疗。如果显露肾肿瘤后,估计缝合时间可能超过 30 分钟,应尽早转为标准腹腔镜手术。一般建议选择位于肾下极内侧的小肿瘤来实施 LESS 肾部分切除术。

手术过程如肾切除术,先打开结肠旁沟腹膜返折线。下至髂血管水平,右侧上至结肠肝曲,左侧上至结肠脾曲,注意勿伤及肝、脾。打开后腹膜返折线后向内侧牵引结肠并在吉氏筋膜和结肠之间的层次分离侧方纤维连接和结肠、肾纤维连结。到达肾门位置后,先解剖出肾静脉,识别肾动脉后,用超声刀打开肾血管鞘,直角钳分离,放入血管带。再进一步完整显露肾肿物,清除周围肾周脂肪,以便于稍候的缝合。

术中用哈巴狗钳动脉控制动脉后,用超声刀或剪刀沿肿瘤边缘切除肿瘤。如果能沿肿瘤假包膜边钝性分离边切除,将能更好完整切除肿瘤。然后使用 V-loc 缝线或 Quill 缝线或其他术者习惯的缝线分两层缝合肾缺损部位。如果肾肿瘤小，肾缺损不大，可以缝合一层就很好关闭肾缺损，完全止血。作者通常采用缝合集合系统后解除血管阻断，再缝合肾实质。这样可以缩短肾热缺血时间。

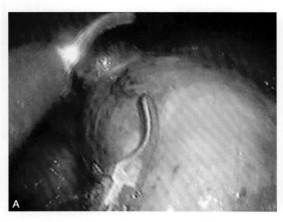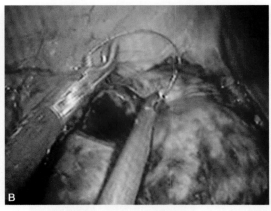

图 11-12　单孔腹腔镜肾部分切除术中显露肿瘤和缝合创面

缝合完成，检查无活动性出血后，将标本装入标本袋，取出 Quadport。如果肿瘤体积较小，则不需要延长切口就可以将标本取出。经脐部切口置入 18F 引流管，关闭腹膜，腹白线。皮肤切口采用皮内缝合以取得尽可能好的美容效果。

术后处置与标准腹腔镜肾部分切除术相同。

（朱刚　吴鹏杰　张亚群）

述　评

单孔腹腔镜手术是近年发展起来的腔镜手术新技术，他的出现显示了外科医生不断攀登高峰，为患者提供更微创、更好治疗的精神，符合泌尿外科微创外科不断发展的方向，具有良好的临床应用前景。自 2009 年卫生部北京医院泌尿科开展单孔腹腔镜手术以来，已开展十余种单孔腹腔镜手术，其中包括单孔腹腔镜根治性前列腺切除术。目前临床中常规应用单孔腹腔镜手术技术。本章内容为朱刚教授及其团队在应用单孔腹腔镜手术，特别是单孔腹腔镜肾切除术的理论和经验总结，希望对大家开展此项技术有所帮助。

（王建业）

参 考 文 献

1. 张旭，马鑫，李宏召，等. 单孔后腹腔镜解剖性肾上腺切除术 5 例报道. 临床泌尿外科杂志，2009，24（9）：647-650.

2. 朱刚，张亚群，张耀光，等. 经后腹膜腔单孔腹腔镜下肾上腺切除术的可行性和安全性研究. 中华泌尿外科杂志，2012，33（5）：333-335.

3. 朱刚，万奔，张亚群，等. 经腹腔途径单孔腹腔镜下肾切除术的临床研究. 中华泌尿外科杂志，2012，33（10）：735-738.

4. Zhu G，Zhang YQ，Grange P，et al. Laparoendoscopic single-site radical prostatectomy：technique and initial outcomes. Chin Med J（Engl），2012，125（21）：3815-3820.

5. 刘春晓，徐啊白，郑少波，等. 单孔腹腔镜下根治性膀胱切除术 10 例报道. 中华泌尿外科杂志，2011，32（2）：90-93.

6. 张树栋，马潞林，肖博，等. 自制三通道的单孔穿刺套管在单孔腹腔镜手术中的应用. 中华腔镜泌尿外科杂志（电子版），2011，5（1）：29-32.

7. Alan J，Wein. Combpell-Walsh Urology. 10th editon. Amsterdam：Elsevier Saunders，2011. 204-249.

8. 黄健主编. 微创泌尿外科学. 第 1 版. 武汉：湖北科学技术出版社，2005. 24-44.

9. 周利群,方冬.单孔腹腔镜在泌尿外科的应用现状与进展.北京大学学报(医学版),2012,44(4):497-500.

10. 朱刚,张亚群,张耀光等.单孔腹腔镜下根治性前列腺切除术的初步经验.中华泌尿外科杂志,2011,32(3):209-211.

11. 张旭,马鑫,朱捷等.经脐单孔腹腔镜肾切除术2例报道.临床泌尿外科杂志,2009,24(8):568-571.

12. 孙颖浩,王林辉,杨波,许传亮,等.经脐单通道腹腔镜下肾切除三例.中华外科杂志,2009,47(22):1709-1711.

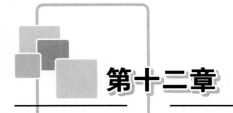

第十二章

机器人辅助腹腔镜手术的肾癌治疗

近 20 年来,肾癌(renal cell carcinoma, RCC)的发病率在缓慢上升,不过超过 70% 的病例为局限性病变。在治疗方面,根治手术比例较之前明显下降,保留肾单位的治疗已得到广泛认可,尤其是后者在保护肾功能和减少心血管疾病的发生率方面有明显优势。2008 年,美国统计的开放、腹腔镜和机器人肾部分切除术的比例分别为 79%、11.5% 和 9.5%。开放的肾部分切除术(open partial nephrectomy, OPN)仍被认为是金标准。在国内,近十年来以腹腔镜为代表的微创技术发展迅猛。相比 OPN,腹腔镜肾部分切除术(laparoscopic partial nephrectomy, LPN)具有减少术后疼痛和并发症,切口瘢痕小,住院时间(length of stay, LOS)短和术后恢复快等优势,并且两者在肾功能保留和肿瘤学预后方面并没有差异,这促使在一些大型综合医疗机构中 LPN 已基本取代 OPN。随着腹腔镜手术专用机器人系统研究的突破性进展,微创外科又进入了控制智能化和操作精细化更加微创的时代。

自 1985 年最早的手术机器人"美洲狮 200(Unimation Puma 200)"出现并被用于脑外科手术以来,机器人手术已逐步应用于各个专科领域的诊治。在机器人医疗领域先后出现了 AESOP(Automated Endoscopic System for Optimum Positioning)系统、宙斯(Zeus)系统以及达芬奇(da Vinci)机器人系统。2000 年,达芬奇机器人系统被美国 FDA 批准使用。2001 年,Binder 等报道了 10 例应用第一代达芬奇机器人系统辅助完成的腹腔镜下根治性前列腺切除术。2006 年底中国人民解放军总医院购入了中国内地第一台达芬奇机器人,2007 年完成了国内第一例机器人辅助根治性前列腺切除术。截止到 2013 年 12 月,达芬奇系统在全球装机 2967 台,国内装机 18 台;国内机器人手术共 6535 台,其中泌尿外科 1764 台位居各专科之首。尽管如此,国内达芬奇机器人辅助的泌尿外科腹腔镜手术尚处于起步和探索阶段,许多方面还有进一步深入研究的余地。

达芬奇机器人系统在 RCC 手术治疗的可行性和安全性方面已得到认可,与传统腹腔镜相比其在肾部分切除手术中的优势较为明显,例如三维视野、关节器械、缩放动作、震颤过滤、第四机械手臂的辅助、TilePro™软件、一个实时术中超声平台,所有这些工具都有益于克服传统腹腔镜肾部分切除术的技术难题。本章节主要介绍机器人手术在 RCC 治疗中的应用以及其与传统开放和腹腔镜手术之间在围术期指标、肿瘤学预后、肾功能恢复、术后切缘及肿瘤种植等方面的区别。

第一节　术前准备和手术室设备的放置

一、手术病例选择

机器人辅助腹腔镜根治性肾切除术（robot-assisted radical nephrectomy，RARN）的病例选择标准与传统腹腔镜相同。肾肿瘤大小主要依据术者的经验和操作方便程度。一般情况下，肿瘤大于 4cm 是比较理想的手术标准，不过较大的肿瘤（例如大于 15cm）将提高术中操作难度，影响操作空间，增加围术期并发症的发生率，术者应谨慎选择此类病例。与传统腹腔镜手术比较 RARN 并未见明显优势，但在费用方面机器人较腹腔镜手术花费明显增多。Rogers 等总结早期的 RARN 手术认为术中运用第 4 臂可以帮助很好的暴露肾蒂血管，同时 RARN 可以作为术者熟悉机器人操作的训练平台，为处理较复杂的手术（例如肾部分切除术）积累经验。Abaza 等报道了 5 例伴有下腔静脉瘤栓的肾肿瘤患者机器人手术，术中切开下腔静脉并缝合缺口。机器人系统可能更适合应用于伴有静脉血栓形成的复杂肿瘤（机器人辅助腹腔镜根治性肾切除术及腔静脉瘤栓取出术，RARN with vena caval tumor thrombectomy）。

机器人辅助腹腔镜肾部分切除术（robot-assisted partial nephrectomy，RAPN）的手术适应证同 LPN 和 OPN 相同。由于 RAPN 主要为经腹腔途径入路，操作难易程度依次为腹侧和肾下极肿瘤易于肾背侧肿瘤，肾门肾上极尤其是靠近身体中线部位肿瘤的处理难度较大。对于特殊部位肾肿瘤，包括肾门和内生型肿瘤，RAPN 操作的安全性更为突出。考虑到肿瘤学预后，除非存在绝对适应证（如先天性孤立肾、对侧肾功能不全或无功能者以及双侧 RCC 等），RAPN 主要选择 T_1 期肾肿瘤。

二、术　前　准　备

术前实验室检查包括血尿常规、肝肾功能、电解质、血糖、凝血四项、血型、碱性磷酸酶和乳酸脱氢酶。影像学检查包括腹部彩色多普勒超声，胸部 X 线片，腹部 CT 平扫和增强扫描（碘过敏试验阴性、无相关禁忌证者）了解患肾肿瘤的位置、大小、侵入肾实质的深度，明确是否存在肾静脉和腔静脉癌栓，同时可了解对侧肾功能。术前行肾 CT 血管成像检查，可了解患侧肾有无多支血供，以便术中控制。

术前一天进食无渣流质饮食，术前晚普通灌肠。术前留置胃肠减压管和导尿管。手术日术前预防性应用抗生素。

三、机器人操作台位置

机器人手术室设置与传统腔镜手术间相似，主刀医师操控医生操作系统，助手操作床旁机械臂系统的器械臂和镜头臂。床旁机械臂系统位于患者背侧，器械臂和镜头臂环抱至腹侧。机器人肾手术根据术者的习惯可以采用 3 臂（图 12-1）或 4 臂（图 12-2）操作。本中心对于位置较好的小肿瘤多采用 3 臂，对于复杂和体积较大的肿瘤则采用 4 臂。助手和器械护士位于患者腹侧，器械护士位于患者腿侧，头侧为麻醉师操作空间。成像系统位于患者背侧，正对于助手和器械护士以便于进行操作。

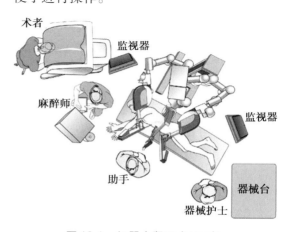

图 12-1　机器人肾手术（3 臂）

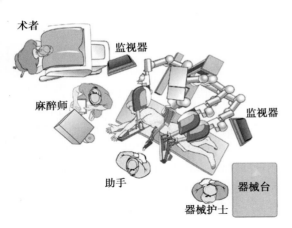

图 12-2 机器人肾手术(4 臂)

四、麻醉和体位

采用气管插管全身静脉复合麻醉。患者取健侧卧位,折叠腰桥约 45°。向患者背侧倾斜手术台约 30°~45°,以便为术中操作提供更大的空间(图 12-3)。消毒范围头侧平行于乳头,尾侧至大腿中部,背侧至腋后线,腹侧至对侧腹直肌外缘。

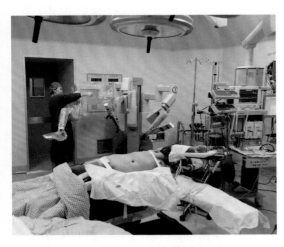

图 12-3 患者体位

五、套管(Trocar)位置

RARN 和 RAPN 可采用 3 臂(图 12-4)或 4 臂操作(图 12-5)。镜头套管位于脐平面同

侧腹直肌外缘,无论是运用 Veress 气腹针技术还是 Hasson 技术,通常情况下均取镜头孔处建立气腹。其余机械臂套管在直视下放置,分别位于锁骨中线头端内侧距肋缘下 2cm 处和锁骨中线尾侧外侧,与镜头孔呈三角形,各孔之间相距 8~10cm,第 4 臂则位于镜头孔与尾侧机械臂之间。平行于镜头孔分别在头侧和尾侧放置两个 12mm 辅助孔,头侧孔辅助牵拉肝脏(右)或脾脏(左),助手主要通过尾侧孔进行操作(吸引器,Hem-o-Lok 夹)。

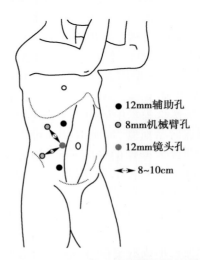

- ● 12mm辅助孔
- ○ 8mm机械臂孔
- ● 12mm镜头孔
- ↔ 8~10cm

图 12-4 机器人肾手术套管位置(3 臂)

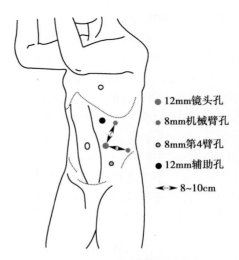

- ● 12mm镜头孔
- ● 8mm机械臂孔
- ○ 8mm第4臂孔
- ● 12mm辅助孔
- ↔ 8~10cm

图 12-5 机器人肾手术套管位置(4 臂)

第二节　机器人肾癌手术步骤

一、机器人辅助腹腔镜根治性肾切除术（RARN）

（一）游离同侧结肠

建立经腹腔入路通道，机械臂固定镜头孔和各个器械孔，气腹压为 15mmHg，镜头采用 30°向下。机器人右臂放置单极钝头弯剪刀（EndoWrist® curved monopolar scissors），左臂放置有创单孔组织抓钳（ProGrasp™ Forceps），如使用第 4 臂则同样放置有创单孔组织抓钳（图 12-6）。

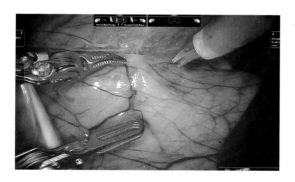

图 12-6　机器人各个器械臂内景

将同侧结肠牵向腹侧中部，沿白色 Toldt 线用单极电剪将侧腹膜剪开，游离结肠（图 12-7）。在左侧，游离并切断脾脏下方脾肾韧带和脾结肠韧带，将结肠和脾脏完全推开，切断结肠肾韧带，暴露肾筋膜（图 12-8）。游离过程中离断性腺血管，将输尿管连同周围脂肪组织一起牵拉（图 12-9）。在右侧，切开肝曲韧带，将结肠向腹中线牵拉，分离过程需要注意性腺血管，切忌过度牵拉损伤下腔静脉。右侧需要肝脏牵开器抬起肝脏右叶，左侧则需要牵拉脾脏，充分暴露肾上极和肾上腺。分离至腰大肌后，沿输尿管向头侧游离肾门，助手通过腹腔镜器械牵拉结肠和使用吸引器保证术野清晰。

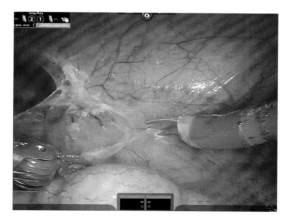

图 12-7　沿 Toldt 线切开侧腹膜

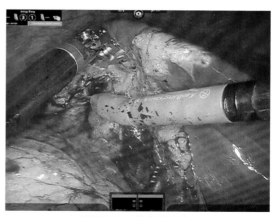

图 12-8　分离肾上极

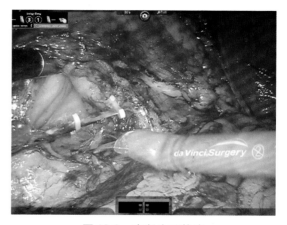

图 12-9　离断生殖静脉

（二）游离肾蒂血管

在分离肾蒂血管时，第 4 臂可以从侧方牵拉肾，帮助暴露肾门血管。通过左手的单孔弯头双极电凝钳（Maryland Bipolar Forceps）和右手的单极钝头弯剪刀充分游离肾蒂，显露肾静脉及其属支，在其后方找到肾动脉，切开动脉鞘并骨骼化肾动脉，助手以 Hem-o-Lok 夹闭（近心端 2 个，远心端 1 个）后离断（图 12-10）。同法 Hem-o-Lok 处理肾静脉及其分支（图 12-11）。分离血管困难时也可以腔镜下血管切割缝合器（endovascular gastrointestinal anastomosis=GIA stapler）直接离断肾蒂。

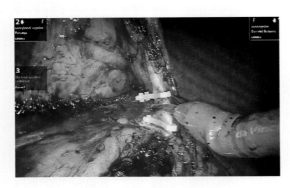

图 12-10　离断肾动脉

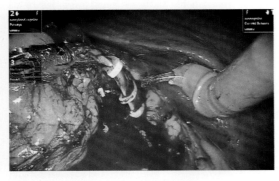

图 12-11　离断肾静脉

（三）处理肾上、下两极

控制肾蒂血管后，游离肾上极，Hem-o-Lok 夹闭并离断输尿管（图 12-12）。

游离肾上极范围主要根据是否需要切除同侧肾上腺而定。第 4 臂在分离肾上极时可以向中线、头侧和侧方牵拉肾，提供理想的手术视野。最后分离肾背侧，保持肾的完整性（图 12-13）。处理左肾时需要注意切勿过度挤压胰尾，引起术后一过性胰腺炎。

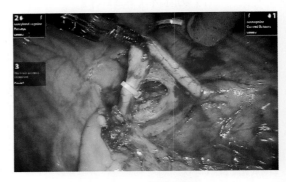

图 12-12　离断输尿管

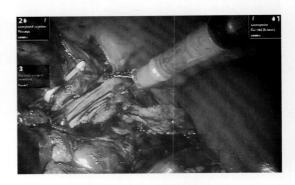

图 12-13　分离肾背侧

（四）取出标本，关闭切口

将标本置入标本袋内，延长下腹正中切口，取出标本，放置引流管，缝合关闭各切口。

二、机器人辅助腹腔镜肾部分切除术（RAPN）

1. 游离同侧结肠和游离肾蒂血管步骤同 RARN。肾肿瘤位于肾腹侧和下极时不需要完全游离肾，充分暴露肿瘤即可；若肿瘤位于背侧，尤其是肾上极，则需要充分游离肾，第 4 臂可帮助牵拉肾。

2. "Bulldog"血管夹阻断肾动脉（图 12-

14），距肿瘤边缘 0.5cm 用单极钝头弯剪刀切除肾肿瘤（图 12-15）。明确肿瘤完整性，肿瘤基底部的血管可用单孔弯头双极电凝钳予以控制（图 12-16）。

具备传统腹腔镜手术的触觉反馈，术者需要注意控制缝合的力度。

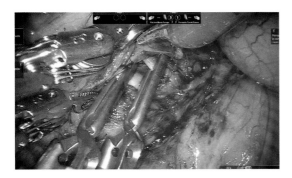

图 12-14　Bulldog 血管夹阻断肾动脉

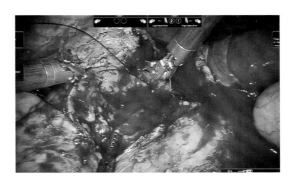

图 12-17　连续缝合肾实质

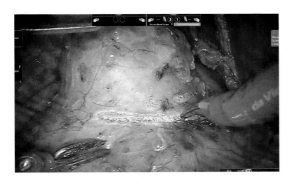

图 12-15　明确肿瘤边缘

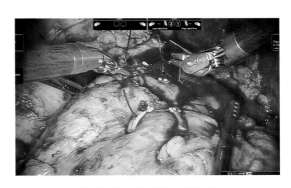

图 12-18　全层缝合肾缺损

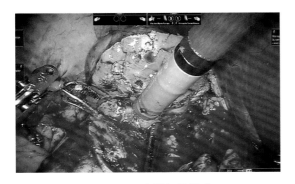

图 12-16　完整切除肿瘤

4. 移走"Bulldog"血管夹（图 12-19），恢复肾血供，检查有无活动性出血（图 12-20）。关闭切开的肾脂肪囊，切除物放置标本袋内自腹正中穿刺孔取出，置橡皮引流管一根，关闭皮肤切口。

3. 机器人 1 臂（Mega Needle Driver）和 2臂（Large Needle Driver）更换为专用针持，用2-0 单向倒刺线连续缝合肾实质一层（图 12-17），再全层缝合肾缺损（图 12-18）。由于不

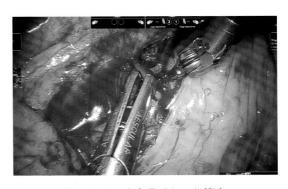

图 12-19　移走 Bulldog 血管夹

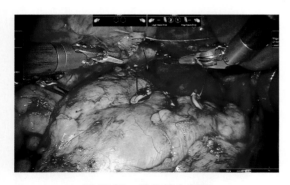

图 12-20　检查缝合创面

三、机器人辅助后腹腔镜肾肿瘤手术

机器人辅助后腹腔镜肾肿瘤手术（robot-assisted retroperitoneoscopic renal surgery）包括根治性肾切除术（robot-assisted retroperitoneoscopic radical nephrectomy，RARRN）和肾部分切除术（robot-assisted retroperitoneoscopic partial nephrectomy，RARPN）。这一术式与开放手术和经后腹腔的腔镜手术优势相似，例如避免进入腹腔损伤周围脏器，易于暴露肾动脉，减少肠梗阻的发生等，对于肾背侧的肿瘤以及既往有腹腔手术的患者，这一术式有一定优势。不过，由于后腹腔空间小，解剖结构不如腹腔入路清晰，学习曲线较长，后腹腔入路的机器人手术具有一定的挑战。既往有后腹腔手术史和肿瘤较大与邻近器官粘连的病例并不适合机器人后腹腔入路操作。

（一）体位和套管位置

患者取健侧卧位，腰桥至最大角度，以便增加 12 肋和髂嵴之间的距离。床旁机械臂系统置于患者头侧，麻醉机需调整至患者侧方（图 12-21）。因为后腹腔空间较小，一般不使用第 4 臂。套管位置与传统后腹腔镜入路相似（图 12-22）：自腋后线十二肋下切开皮肤 2.0cm 左右，长弯血管钳钝性分离肌层及腰背筋膜，自下向上、自后向前分离腹膜后腔，将腹膜向腹侧推开，此孔放置第 1 个机械

臂。球囊扩张约 800ml，维持球囊扩张状态 3～5 分钟后排气拔除。腋中线髂嵴上方 2cm 放置镜头孔（使用 0°镜）。气腹保持为 15mmHg，直视下平行第 1 个机械臂于腋前线处放置 2 臂，可稍向尾端移动 1cm。于腋前线距离髂前上棘 2cm 处置入 12mm 辅助套管，注意辨认腹膜返折，避免损伤。

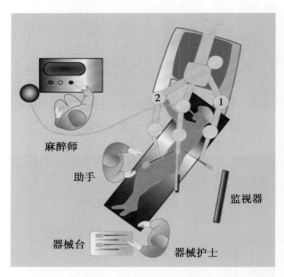

图 12-21　后腹腔镜入路机器人位置

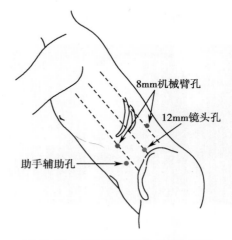

图 12-22　后腹腔镜机器人套管位置

（二）主要操作步骤

调整镜头至腰大肌上方，以此定位为水平面（图 12-23）。行 RARRN 时，首先沿腰

大肌分离出输尿管，牵拉输尿管并以此为标记向肾门方向游离，分离出肾蒂血管并分别结扎和离断肾动静脉，随后沿肾周筋膜完整游离肾，注意肾上腺中央静脉。行RARPN时，不需要寻找输尿管，自腰大肌上方1cm处切开肾周筋膜，分离肾周脂肪，充分暴露肾肿瘤，再沿腰大肌寻找肾动脉，阻断肾动脉并切除肾肿瘤，缝合步骤同RAPN（图12-24）。

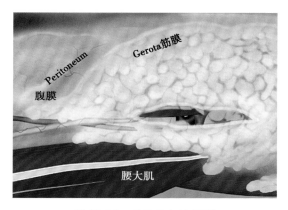

图12-23　后腹腔入路视野

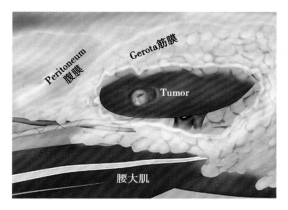

图12-24　后腹腔入路RARPN视野

四、机器人辅助腹腔镜根治性肾切除术+腔静脉瘤栓切除术

尽管已有文献相继报道腹腔镜手术治疗

RCC合并腔静脉瘤栓在技术方面的可行性，但该术式的安全性仍需要进一步验证。出血和瘤栓脱落是RCC合并腔静脉瘤栓手术中最为致命的并发症，开放手术仍是主要治疗方式。2011年，Abaza等最早报道了5例伴有下腔静脉瘤栓的RCC患者行机器人手术：平均手术时间（operative time，OT）为321分钟，平均术中评估出血量（estimated blood loss，EBL）为170ml，平均肿瘤大小为10.4cm，围术期没有输血，没有出现相关并发症，术后LOS为1.2天。虽然较少的病例数并不能提供令人信服的数据，不过这一尝试开启了机器人对RCC合并瘤栓的治疗先河，机器人手术可以较为容易的完成这一复杂的操作过程。

RCC合并腔静脉瘤栓的机器人手术步骤主要是复制开放手术过程，需要注意以下几点：①手术入路采用经腹途径，术前不需要行肾动脉栓塞；②首先控制肾动脉减少EBL，同时可以使腔静脉瘤栓部分回缩，易于切除；③完全分离患侧（图12-25）和对侧肾静脉以及腔静脉（图12-26），离断所有腰静脉（图12-27），术中超声可以判断瘤栓范围；④下腔静脉瘤栓远近段分别采用止血带阻断，防止瘤栓脱落，以同样的方法控制对侧肾静脉（图12-28）；⑤通过机械臂牵拉肾可以缩短瘤栓在腔静脉内的长度，较小的腔静脉瘤栓还可以通过类似挤牛奶的方式推入肾静脉内再行切除（图12-29）；⑥4-0单桥线连续双层缝合腔静脉破损，保证术后管腔不小于原内径的50%（图12-30）；⑦缝合腔静脉之前用低分子肝素液冲洗管腔（图12-31），完全关闭腔静脉并试探性松开血管阻断带观察缝合情况（图12-32）；⑧术后可以根据情况给予小剂量的低分子肝素皮下注射，预防腔静脉血栓形成，但要注意抗凝引起的术后出血。

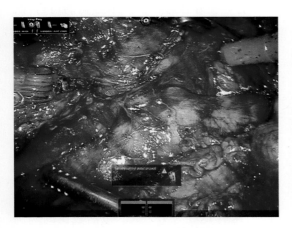

图 12-25　分离患侧肾静脉

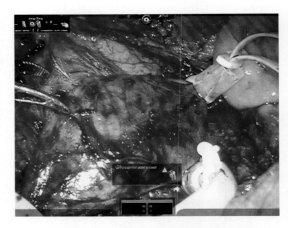

图 12-28　止血带阻断对侧肾静脉和瘤栓远近端下腔静脉

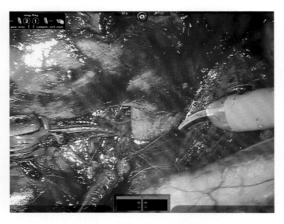

图 12-26　分离对侧肾静脉

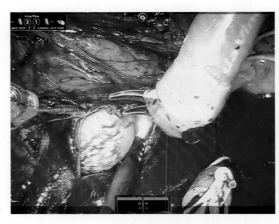

图 12-29　切开腔静脉壁暴露瘤栓并完整切除

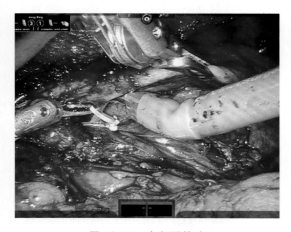

图 12-27　离断腰静脉

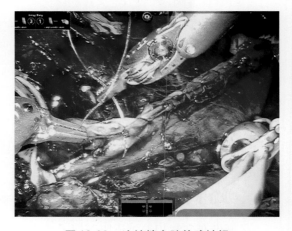

图 12-30　连续缝合腔静脉缺损

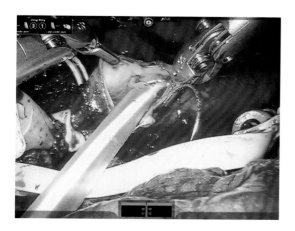

图 12-31　关闭下腔静脉前用低分子肝素液冲洗管腔

不难看出,手术过程具有一定的挑战,同时可能出现致命并发症(如瘤栓脱落至肺栓塞)。因此,机器人手术处理 RCC 合并腔静脉瘤栓要求术者有丰富的临床经验和精湛的机器人

操作技巧(例如具有处理复杂 RCC 根治、肾周和腹膜后淋巴结清扫以及完整分离下腔静脉和腹主动脉的手术经验)。除此之外,具有瘤栓开放手术和处理血管(如肾移植)经验的术者在机器人手术治疗瘤栓的早期开展中有一定优势。

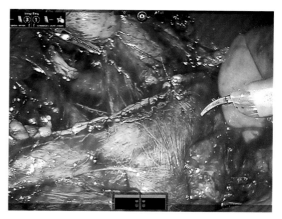

图 12-32　严密缝合后松开止血带

第三节　术后及相关并发症处理

一、术后处理

术后常规预防性应用抗生素。RARN 术后第 1 天下地活动,RAPN 患者若肾分离范围小,术中再次关闭肾周筋膜患者可术后第 1 天下地。RAPN 卧床不超过 48 小时。经腹入路术后第 1 天拔去引流管,经腹膜后手术引流量少于 10ml、无漏尿及发热,可拔除引流管。术后当天拔去胃肠减压管,术后第 1 天拔去尿管并正常饮食,术后 1 月内勿过多活动。

二、并发症及其处理

不同的手术技术引起的主要并发症往往并不一致,例如开放手术主要表现肺脏并发症,经腹腹腔镜容易发生腹腔器官损伤,腹膜后腔镜术后出血和尿漏的发生率较高,而对于机器人手术则更多表现为血管损伤的

风险。

机器人手术过程中存在的操作风险主要与解剖结构、肿瘤状态、手术条件和操作难度等相关,因此作为一名机器人手术操作医生必须熟悉潜在的并发症及其处理方法。有效的预防是关键,早期发现和恰当处理将避免致命性并发症的发生。尽管致命性并发症在机器人手术中的发生率很低,但在危机情况下必须果断的中转开放。

文献报道机器人肾手术并发症发生率与手术方式相关:已报道的数据中 RARN 最高为 18%,而 RAPN 最高为 26.7%。常见的并发症包括肠管损伤,实质脏器损伤(肝脏,脾脏,胰腺),穿刺部位出血(腹壁血管),腹腔内和腹膜后出血(肾蒂,肾上腺,肠系膜和性腺血管),尿漏,皮下气肿,高碳酸血症和切口感染等。高碳酸血症发生的主要原因为气腹压力过高致膈肌活动受限,肺顺应性下降,

同时静脉回流受阻,心输出量下降,最终导致通气/血流比例失调。其次包括 OT 过长,致 CO_2 吸收量增加;严重而广泛的皮下气肿、气胸产生 CO_2 潴留。尽量缩短 OT,必要时暂时中断气腹,排出 CO_2;气腹压力不可过高,$10\sim15mmHg$ 即可;一旦发现高碳酸血症,应给予过度换气、吸入高浓度氧以及静脉输注 5% 碳酸氢钠等治疗。

肾动脉和腔静脉损伤出血可能威胁到生命,必要时应毫不犹豫中转开放。在这种情况下,移开床旁机械臂系统需要 1 分钟左右时间。操作器械未在直视下放置,机械臂操作力度过大,粘连紧密导致分离困难和局部解剖结构不清盲目操作等是可能导致出血的原因。除此之外,偶尔也会出现由于止血夹(钛夹,Hem-o-Lok)或血管切割缝合器(GIA stapler)的使用不当或器械发生故障,造成血管结扎不完全,导致大出血。钛夹相关并发症多由施夹器卡壳、钛夹不能闭合或闭合错位引起;Hem-o-Lok 相关并发症多由结扎夹滑脱或锁扣不能闭合引起;直线切割吻合器相关并发症主要由钉线变形或锁扣异常引起。避免这一情况需要注意以下几点:钳夹阻断血管时避开周围组织,Hem-o-Lok 避免重叠钳夹,注意夹子位置并做到完全控制血管。术者应熟悉器械原理及其适用范围,切忌盲目钳夹;处理较粗血管时,例如肾蒂血管,应尽量使用 Hem-o-Lok 或直线切割器;各种血管夹及施夹器在使用前应仔细检查,排除故障;处理血管之前应尽可能将其骨骼化,一旦损伤可以迅速控制血管近心端,为修补提供清晰视野。

膈肌损伤和套管疝(常发生于 10mm 以上的套管处和取标本切口)的发生率较低。如发生膈肌或胸膜破裂,给予缝合修补,必要时放置胸腔闭式引流。切口疝患者多表现为切口处不适、局部疼痛,甚至腹痛,腹胀等肠梗阻的征象。查体可触及皮下包块,不易还纳。腹部 X 线透视、B 超检查或 CT 扫描可明确诊断。手术结束排出将腹腔(或后腹腔)内的气体时,应防止腹腔内大网膜、肠管、腹膜后脂肪等组织进入切口内。关闭切口时,要缝到深部的筋膜层。一旦诊断为切口疝,应手术还纳,可采用开放或腹腔镜手术。其他的并发症包括肠梗阻,(短暂性)切口区域麻木,睾丸痛,肾静脉血栓/肺栓塞,以及肺炎。术后出现少尿和血流动力学(血压,心率)不稳定时,应排除出血可能。

术中肠管损伤主要是因电烧灼、气腹针或者穿刺套管引起,只要及时发现并立即行修补都可以很快恢复;即使肠管未穿孔,但如肠壁明显呈灰白色,亦应将浆肌层予以缝合修补以防术后发生延迟性穿孔;若存在未发现的肠管损伤,则可能威胁患者的生命。所有操作应在直视下进行,避免电外科器械对正常组织所致误伤;在应用电外科器械操作时,应紧靠靶组织切割、电凝,尽量减少电流辐射所致邻近组织的损伤;采用 Hasson 技术建立气腹并在直视下放置其他套管将有助于避免这一情况的发生。当存在术中未发现的肠管损伤,术后患者常表现为腹部持续性的胀痛,疼痛有进行性加重趋势。血常规检查发现白细胞升高和持续的肠鸣音可以帮助早期判断。后期症状和体征包括患者恶心、呕吐,持续发热,急腹症表现明显。患者一般情况迅速恶化,血流动力学明显改变,若不能及时发现和处理可能导致患者死亡。腹部超声,腹部平片和 CT 检查都是有效的诊断方法,一旦明确立即行开腹探查,清楚腹腔内肠内容物,修补肠管破口。

一例成功的机器人手术不仅需要术中娴熟的操作技术和丰富的临床经验,而且还要术前认真的检查机器设备情况,避免出现术中机械故障引起的并发症。Lavery 等回顾性分析了 11 个中心共 8240 例机器人手术,机械故障的总发生率为 0.4%,其中 34 例为术中故障,24 例术前发现问题并终止手术,2 例中转传统腹腔镜手术,8 例中转开放手术。

第四节　机器人与传统手术之间的比较

一、围术期及肿瘤学预后比较

（一）根治性肾切除术

自 2000 年首次报道 RARN 以来，并没有太多的相关文献。与腹腔镜肾根治性切除术（Laparoscopic radical nephrectomy，LRN）相比，RARN 费用较高，安装时间较长，缺乏有力的回馈信息以及总 OT 较长。不过回顾相关文献可以看到，RARN 在 OT、EBL 和中转开放比率方面还是可以接受的（表 12-1）。Dogra 等报道中转开放比例最高（13%，3/23），主要原因是出血。

表 12-1　RARN 围术期预后

作者	病例数	体重指数	OT(min)	EBL(ml)	LOS(d)	肿瘤大小	中转手术
Klingler	5	28	321	150	3	66cm³	1-手辅助腔镜
Rogers	35	30.5	291	221	2.5	5.1cm	0
Dogra	23	未报	132.7	270	3	6.38cm	3-开放
Rogers	18	未报	224(4 臂) 322(3 臂)	未报	未报	未报	未报
Abaza	5	36.6	327	170	1.2	10.4cm	0
Nazemi	6	27.6	345	125	3	4.5cm	1-手辅助腔镜
Hemal	15	28.3	221	210	3.5	6.7cm	1-开放
Boger	13	29	168	100	2	4.8cm	1-腹腔镜
Lorenzo	38	24.3	127.8	273.6	4.3	未报	0
White	10	28.7	167.5	100	2.5	4.8cm	0

RARN 术中和术后并发症的发生率较低（表 12-2）。围术期没有死亡病例报道。术后疼痛评分普遍较低，同时术中和术后第一天镇痛剂的使用量也较少。

表 12-2　已报道的 RARN 并发症

Rogers	4 例患者切口裂开（体态肥胖）
Nazemi	1 例血管切割缝合器失败（GIA stapler）中转手辅助腹腔镜
Hemal	2 例血管并发症，1 例切口感染，2 例肠梗阻
Boger	2 例肺栓塞，1 例胰腺损伤，1 例肝撕裂
Dogra	肾蒂出血行必要的输血，1 例输血，2 例发热，1 例呕吐，1 例切口感染，1 例房颤
Lorenzo	7.9% 输血率
White	皮肤感染
Abaza	未报道
Klingler	1 例术中出血中转手辅助腹腔镜

尽管机器人手术在操作的稳定性和局部暴露(通过第 4 臂操作)方面有一定优势,但是其与 LRN 和开放肾根治术(open radical nephrectomy,ORN)相比较,并没有取得更好地结果,似乎存在"技术过度治疗"(technical overtreatment)。RARN 同 ORN 比较显示后者的 OT 较短,EBL 较多,术后镇痛剂用量较大以及 LOS 较长。而 RARN 和 LRN 对照研究显示 RARN 的 OT 较长,其他方面没有明显差异。当然,需要注意的是,早期 RARN 的报道和随访结果可能会受到术者学习曲线的影响,统计学方面存在一定的偏差。

目前的文献仅报道了短期的 RARN 肿瘤学预后,随访期间没有发现局部或远处复发。受到病例数和随访时间的影响,RARN 暂无法与 LRN 和 ORN 相比较。尽管如此,RARN 对于临床局限性和进展性 RCC,甚至是 RCC 伴腔静脉瘤栓的短期治疗效果还是值得肯定的(表 12-3)。不过,现已报道首个肿瘤种植病例:一例女性患者行经腹 RARN,病理为低级别乳头状 RCC($T_{2a}N_0M_0$),术后 2 年发现肿瘤大网膜种植,同时伴有宫颈透明细胞癌,行根治性子宫切除加淋巴结清扫和大网膜切除术,术后大网膜肿瘤病理诊断为乳头状 RCC。

表 12-3　RARN 肿瘤学预后

作者	平均随访时间(月)	PSM	局部或远处复发
Rogers	15.7	0	无
Dogra	29.4	0	无
Nazemi	4	0	无
Hemal	8.3	未报	无
Abaza	15.4	0	无
Klingler	未报	0	未报
Lorenzo	12	0	无
White	10.5	未报	未报
Boger	未报	未报	未报
Rogers	未报	未报	未报

最近的报道指出机器人技术在肾部分切除术中所占的比例越来越大;同时,在肿瘤学预后方面部分切除术和根治术之间相近,甚至是处理超过 7cm 的肾肿瘤。结合以上数据,RARN 数量可能在不久的将来由于 RAPN 中转根治比例的上升(复杂肾肿瘤,技术要求较高或者缺血时间较长)而增加。

(二) 肾部分切除术

1. LPN 和 OPN　LPN 与 OPN 相比,它的优点主要是缩短 OT,减少 EBL 和 LOS,但

由于 LPN 在技术上的要求较高,特殊位置的肿瘤(例如中心性 RCC 或者肾门旁 RCC),EBL,热缺血时间(warm ischemia time,WIT)以及术后并发症等方面的因素仍然困扰着临床医生。临床上第一个实施经腹 LPN 的是 Winfield,而第一个实施腹膜后 LPN 的是 Gill。LPN 最初的病例选择有限,以小于 4cm,孤立的,单侧,外生型的肿瘤为主。随着手术经验的积累,LPN 的适应证范围被比较谨慎的扩大:侵犯肾窦或者肾盂的肿瘤,完

全生长于肾内，邻近肾门，孤立肾肿瘤，肿瘤较大需行半肾切除，以及伴发肾血管疾病。

Gill 等对 1800 例小于 7cm 的单个肿瘤手术治疗进行对比，分别为 1039 例 OPN 和 771 例 LPN。两者之间术后肾功能的恢复相似（97.9% 对 99.6%，术后 3 个月），术后 LPN 的并发症发生率较高（$P < 0.0001$）。OPN 在术后出血的控制方面效果更好。术后功能恢复和早期肿瘤的预后之间没有区别。不过，LPN 组中术前患者的一般状况更好，肿瘤大小的平均值更小，肾功能的情况较好，以及较少有临床症状，这也似乎更有利于 LPN 组的术后恢复。

2. RAPN 和 OPN　对比 RAPN 和 OPN 的 Meta 分析显示，RAPN 倾向处理较小的肿瘤，这被认为是病例选择的偏移。Minervini 等报道两者在肿瘤大小之间存在差异，但在肾肿瘤的 PADUA 评分方面没有差异；同时，两者在手术预后如输血率、中转比例、WIT 和切缘阳性（positive surgical margin，PSM）发生率等方面没有统计学差异。

RAPN 的围术期并发症明显低于 OPN（19.3% 对 29.5%；$P < 0.00001$）；在术后并发症方面，OPN 出现不同程度并发症的比例更高（轻微：19.2% 对 14.4%，$P = 0.03$；严重：8.3% 对 3.6%，$P = 0.0007$），各组均没有出现 Clavien 分级 5（死亡）的情况。Lucas 等报道过 1 例 RAPN 组中 Clavien 4a 级并发症（脑卒中）。最大的单中心非对照研究显示，400 例 RAPN 中有 61 例（15.3%）出现术后并发症，大部分为级别较低的并发症（Clavien 3 ~ 4 级为 3.2%）。Simhan 等报道的 OPN 并发症中有 29 例（15.3%）为严重并发症，需要二次处理。Minervini 等在一组多中心对照研究中指出开放手术方式与 Clavien 3 ~ 4 级并发症相关，而且是仅有的独立危险因素。

RAPN 较 OPN 的 LOS 更短（weighted mean difference，WMD：−2.78；95% CI，23.36 to 21.92；$P < 0.00001$），但在 OT 上，后者更有优势（WMD：40.89；95% CI，14.39 to 67.40；$P = 0.002$）。两者 OT 相差大概为 40 分钟，这一差距主要为 RAPN 的准备过程和对接机械臂的时间。Masson-Lecomte 等发现 RAPN 和 OPN 在"开腹到关腹"（skin-to-skin）之间没有明显时间差异，而 RAPN 占用手术室的时间为 100 分钟，这已超过其手术本身的时间。此外，许多研究发现术者的经验也能影响总 OT。Haseebuddin 等研究 RAPN 学习曲线发现：以总 OT 为标准，学习曲线为 16 例；以缺血时间为标准，学习曲线为 26 例；肿瘤的大小对学习曲线没有影响。

RAPN 组 EBL 量明显低于 OPN 组（WMD：−106.83；95% CI，−176.4 to −37.27；$P = 0.003$）。不过，OPN 组越来越多的采用术中不阻断血管，这或许引起两组间 EBL 的统计学差异。Simhan 等指出在 WIT、术后肾功能损伤程度和 PSM 等方面，RAPN 和 OPN 之间没有差异。

Fergany 等报道行 OPN 的 RCC（pT_{1a}）长期随访结果，其中 5 年和 10 年的肿瘤特异性生存率（cancer specific survival，CSS）分别为 88% 和 73%。一组 Meta 分析指出 OPN 在控制肿瘤的复发或转移方面似乎劣于 RAPN（2.2% 对 0.4%），但由于两组随访时间的差异，无法对其进行适当的评估：OPN 组中有 11 例出现肿瘤复发，1 例出现转移；而 RAPN 组中有 1 例术后 1 例出现转移，没有病例出现局部复发（包括 11 例阳性切缘患者）。Lee 等报道 2 例 OPN 手术切缘阳性病例术后出现复发，给予射频消融治疗。虽然如此，这些研究中随访时间仍然较短，尤其是 RAPN 组。根据 2013 年欧洲泌尿指南规定，OPN 仍然是 RCC 的标准治疗，这表明在保留肾功能和肿瘤学预后方面的远期效果 RAPN 仍需要同 OPN 行进一步对比。

3. RAPN 和 LPN　大量数据显示 LPN 的并发症发生率为 9% ~ 33%，其中出血为最常见的并发症（5%），其次为尿漏（4.2%），其与 OPN 之间没有统计学差异。Simmons 和 Gill 对比分析 LPN 早期 200 例和近期病例数据提示，尽管肿瘤大小和手术技术难度在不断增加，但是总并发症、非泌尿系统并发症、出血和尿漏的发生率分别下降 44%、23%、53% 和 56%。他们同时将 Memorial Sloan-Kettering Cancer Center 的 OPN 数据与自己的 LPN 数据进行对比，OPN 和 LPN 总并发症发生率分别为 26.8% 和 19%。Zimmermann 和 Janetschek 报道 LPN 术后输血率和尿漏的比例仅为 2.7% 和 1.9%，这与术者经验的增加和缝合技术水平的提高相关。同样，在 RAPN 方面，Shapiro 等回顾 211 例患者发现有 14 例（6.6%）出现主要并发症，其中最常见的是肠梗阻（4 例）和尿漏（3 例）。Spana 等回顾性 4 个中心的 450 例 RAPN（2006 年 6 月至 2009 年 5 月），验证了 RAPN 的安全性：共有 71 例出现并发症（15.8%），其中术中和术后分别 8 例（1.8%）和 65 例（14.4%）；术中出血 2 例（0.2%），术后出血 22 例（4.9%）；7 例出现尿漏（1.6%）；并发症 Clavien 分级 I、II 级占 76.1%，III、IV 级占 23.9%；术中 3 例（0.7%）中转开放或传统腹腔镜手术，7 例

（1.6%）行根治性肾切除；没有死亡病例。

肿瘤学预后方面，Lane 和 Gill 报道 LPN 术后 5 年的总生存率（overall survival，OS）和 CSS 分别为 86% 和 100%，其中 37 例患者的无疾病生存率（disease free survival，DFS）为 97%。Gill 等报道了一组孤立肾肿瘤行 LPN：22 例孤立肾患者行 LPN（肿瘤平均直径 3.6cm）；平均随访时间为 2.5 年，OS、CSS 和 DFS 分别为 91%，100% 和 100%。Permpongkosol 等对比 85 例 LPN 和 58 例 OPN，术后病理为 pT_1，平均随访时间分别为（40.4±18.0）个月和（49.68±28.84）个月，两组 5 年 DFS 分别为 91.4% 和 97.6%。Gill 等报道 RCC（$cT_1N_0M_0$）行 LPN 和 OPN 术后 3 年 CSS 分别为 99.3% 和 99.2%。除此之外，多因素分析提示 LPN 组的 LOS、EBL 和 OT 明显小于 OPN 组。同时这组数据证明了 LPN 适合处理大于 4cm 的 RCC（pT_{1b}），因为其中分别有 68 例和 66 例行 LPN 和 OPN。一项回顾性研究比较 LPN 和 OPN：肿瘤平均直径为 2.8cm（LPN）和 2.9cm（OPN）；两组 RCC（pT_1）5 年 OS 分别为 96% 和 85%（$P=0.1$），5 年局部无复发生存率（recurrence-free survival，RFS）分别为 97% 和 98%（$P=0.9$）（表 12-4）。

表 12-4　LPN 肿瘤学预后

作者	病例数	平均随访	TNM	OS	CSS	DSF
Permpongkosol	85	40.4±18.0 月	pT1	93.75%[a]	无	91.4%[a]
Gill	771	1.2 年	pT1	无	99.3%[b]	98.6%[b]（局部复发）
Lane	37	5.7 年	pT1	86%[a]	100%[a]	97.3%[a]
Gill	22	2.5 年	pT1	91%	100%	100%
Marszalek	100	3.6 年	pT1	96%[a]	无	97%[a]（局部复发）
Simmons	35	44 月	pT1b	89%	97%	97%

[a] 5 年 Kaplan-Meier；[b] 3 年 Kaplan-Meier.

尽管 RAPN 的数据中病例数较少并且没有长期随访结果，但就当前的随访结果来看，

RAPN 的肿瘤学预后同 OPN 和 LPN 相近。Deane 等回顾性比较 LPN（11 例）和 RAPN

（10 例）数据，两者在 OT、EBL 和 PSM 方面没有显著差异；平均术后随访 16 个月，两组没有出现复发。Rogers 等报道了一组多中心数据，自 2002 年 10 月至 2007 年 9 月有 148 例患者在 6 个医学中心行 RAPN，平均随访 7.2 个月（范围 2～54 个月），没有出现肿瘤

复发，其中包括 6 例切缘阳性患者（平均随访 18 个月，范围 12～23 个月）。Mottrie 等报道了 17 例肾肿瘤行 RAPN（11 例为 pT_{1a}，5 例为 pT_{1b}，1 例为错构瘤），平均随访 19 个月（范围 14～24 个月），没有出现局部或远处转移（表 12-5）。

表 12-5　RAPN 围术期预后

作　者	病例数	OT（min）	WIT（min）	EBL（ml）	LOS（d）	总并发症（%）	PSM（%）	复发率（%）
Ellison	108	215	24.9	368	2.7	33	5.6	0.9
Haber	75	200	18.2	323	4.2	16	1.3	未报
Jeong	31	170	20.9	198	5.2	未报	未报	6.4
Kural	11	185	26.5	286	3.9	9	0.0	0.0
Pierorazio	48	152	14.1	122	未报	10	4.2	未报
Seo	13	153	35.3	284	6.2	0	0.0	未报
Williams	27	233	18.5	180	2.5	22	0.4	未报

4. RARPN、OPN 和后腹腔镜 LPN　后腹腔镜行保留肾单位的手术主要依据术者的经验和习惯，以及肿瘤的位置和大小而定。对于机器人手术来说，常规采用经腹腔入路，尤其适用于肿瘤位于腹侧和靠近中线位置，而对于背外侧肿瘤后腹腔入路操作有一定优势。Hu 等报

道了 227 例 RARPN 的多中心回顾性研究，平均 OT 为 165 分钟，平均 WIT 为 19 分钟，平均 LOS 为 2 天，总的并发症为 12.3%，PSM 为 3.5%，肿瘤复发率为 0.9%。作者认为对于肾背侧肿瘤 RARPN 是有效的手术方式，在并发症和肿瘤学预后方面是可以接受的（表 12-6）。

表 12-6　RARPN、OPN 和后腹腔镜 LPN 比较

作　者	病例数	OT（min）	WIT（min）	EBL（ml）	LOS（d）	总并发症（%）	PSM（%）	复发率（%）
Robot-assisted retroperitoneoscopic partial nephrectomy								
Hu	227	165	19	75	2	12.3	3.5	0.9
Open partial nephrectomy								
Gill	1029	258	20.1	376	5.8	13.7	1.3	1.5
Patard	600	147	19.3	386	7.7	19.5	1.5	1.6
Laparoscopic retroperitoneal partial nephrectomy								
Marszalek	70	84	22.6	未报	5	14	7.1	未报
Pyo	110	200	35	260	2.6	4.5	0.0	0.0
Ng	63	173	28.0	217	2.2	10	2.0	2
Wahafu	526	76	16.5	20	5.5	21.4	2.7	3

二、手 术 切 缘

RCC 手术的目的是完整的切除肿瘤,而未能完整切除的肿瘤组织将残留在肾缺损创面,称之为阳性手术切缘(positive surgical margin,PSM)。Martin 等回顾性分析文献总结 OPN、LPN 和 RAPN 的 PSM 分别为 0 ~ 7%、0.7% ~4% 和 3.9% ~5.7%。Karim 等对比 111 例保留肾单位 PSM 和 664 例阴性手术切缘(negative surgical margin,NSM)病例,平均年龄 61±12.5 岁,肿瘤平均大小 3.5±2cm;PSM 组中有 39%(43/111)为保留肾单位手术绝对适应证病例,其中 18 例行二次手术(部分或根治术);平均随访 37 个月,11例(10%)出现复发,12 例(11%)死亡,其中6 例(5.4%)死于肿瘤进展;在复发和死亡病例中有 91%(10/11)和 83%(10/12)属于手术绝对适应证组;PSM 和 NSM 的 RFS、CSS和 OS 之间没有差异;作者认为 PSM 将增加术后肿瘤复发的风险,但并不会影响 CSS。尽管如此,无论是 OPN、LPN 还是 RAPN,为了减少 WIT,往往当冰冻结果回报时已完成肾缺损的缝合并开放阻断,术者对患者的个体化分析将决定下一步的治疗方案。

(一) LPN 的 PSM 分析

LPN 的 PSM 比例多与 OPN 相比较:Breda 等分析了 17 个中心的 LPN 发现 PSM 比例为2.4%。同时期报道的 PSM 比例分别为:LPN(2% ~3.5%)和 OPN(0.8% ~6.8%)。Pempongkosol 等回顾了 2 位术者的 511 个 LPN 病例,9 例(1.8%)为 PSM,其中 7 例行定期随访:1 例为 von Hippel-Lindau 综合征,术后 10个月死于胰腺转移,其与 6 例平均随访 32 个月没有发现肿瘤复发。事实上,还没有 RCC切缘阳性的标准处理方案,不过目前的数据显示 PSM 并不一定导致局部复发或转移,也不影响 CSS;如果肿瘤在肉眼情况下被完整切除,仅仅是显微镜下观察到 PSM,则可以通过每 6 ~12 个月的 CT 检查进行严密监测。

近几年的一些文献报道指出肿瘤的大小或者位置与 PSM 无关:Simmons 等回顾性425 例 LPN 手术,根据肿瘤大小分为 3 组(肿瘤<2cm,2 ~4cm 和>4cm),分析发现肿瘤>4cm 并不会显著增加 PSM 的风险(0 对 0.5对 6.5%,$P=0.19$)。Simmons 等又对 35 例RCC 行 LPN,病理分期为 pT_{1b}-pT_3(平均大小4.6cm,4.1 ~ 7.5cm),没有发现 PSM。Okimura 等报道了 21 例 LPN 经验,病理分期为 pT_2、pT_{3a} 或 pT_{3b}(pT_2 平均大小 6.5cm,pT_{3a}平均大小 3.2cm,pT_{3b} 平均大小 5.8cm,),不过所有患者的肾实质和肾周脂肪切缘均为阴性;平均随访 29 个月(1 ~58 个月),CSS 为95%。Rais-Bahrami 等回顾性分析 LPN 并比较 274 例<4cm 肿瘤(平均大小 2.3cm)和 34例>4cm 肿瘤(平均大小 5.8cm);结果显示两组在手术切缘方面没有统计学差异($P=0.206$)。

复杂病理例如多中心或者较大肿瘤,以及内生型或者中央型肿瘤行 LPN 手术不会增加术后复发率:Gill 等报道了 25 例中央型肾肿瘤行 LPN(平均大小 3.7cm),全部获得成功,无中转开放或再次手术干预;病理提示17 例(68% 为 RCC,切缘均为阴性。Latouff等报道了 LPN 处理 18 例中央型 RCC,平均OT 为 238 分钟(150 ~420 分钟),仅有 1 例因肿瘤与肾动脉粘连出现 PSM(7.1%),平均随访 26 个月,没有出现局部或远处转移。

当然,无论是如何对比 LPN 和 OPN 之间的切缘阳性率,其最终目的都是尽最大可能预防阳性切缘的出现,提高患者的肿瘤学预后。

(二) RAPN 的 PSM 分析

Lam 等回顾文献发现肾部分切除术中可以通过清晰的视野和精准的肿瘤边缘来预防PSM 的发生率。机器人操作所具备的高清放大、稳定操作、高度灵活等特点,使其在保留肾单位的手术中具有一定优势。Rogers 等报道了 11 例成功的肾门处 RCC 行 RAPN,肿瘤平均大小 3.8cm(2.3~6.4cm),平均 OT 为 202 分钟(154~253 分钟),术后病理证实切缘均为阴性。Rogers 等又报道了 RAPN 对肾门处、内生性和多中心 RCC 的可行性:8 个病例有 14 个肿瘤(平均大小 2.4cm,0.8~6.4cm),平均 OT 为 192 分钟(165~214 分钟)。所有病例均成功完成 RAPN,没有出现术中并发症和 PSM。Mottrie 等报道 5 例难度较大的 RAPN 手术:1 例大小为 5.3cm 的近肾门处肿瘤,2 例同侧肾同时有 2 个肿瘤,2 例为内生型肿瘤并且与肾血管关系紧密。所有患者术后切缘为阴性,尽管术中 WIT 较长,但术后的实验室检查没有出现明显的肾功能损伤。对于术者来说,机器人技术在术中切除肿瘤和结构重建的关键步骤中提供精确放大的 3D 视野,同时灵活的机械臂和削弱肢体震颤的效果可以进行准确的术中操作,这使整个手术过程变得更简单和可能更快速,在预防 PSM 的同时减少 WIT,进而更好的保护患者肾功能。Shapiro 等关于 RAPN 的综述中指出 PSM 的发生率很低(7/211,3.3%),在术后 54 个月的随访中没有出现复发。Rogers 等回顾 148 例 RAPN,平均肿瘤大小 2.8cm(范围 0.8~7.5cm)。有 6 例出现 PSM(4%),平均 WIT 为 28 分钟,平均 OT 为 197 分钟,有 9 例出现术后并发症(6.1%)。Wang 等分析 102 例患者(40 例行 RAPN,62 例行 LPN)。这两组之间在肿瘤大小(2.5 对 2.4cm)、PSM 的发生率(各有 1 例)和 EBL 等方面没有差异。在总 OT(140 对 156 分钟)和 WIT 方面(19 对 25 分钟),RAPN 组明显缩短。一项 3 中心的回顾性研究显示 RAPN 组(129 例)的 WIT、EBL 以及 LOS 均明显好于 LPN 组(118 例),而在 PSM、总 OT 和肿瘤大小方面两组相等。

三、肿瘤溢出或穿刺点种植风险

OPN 很少出现肿瘤种植,不过当处理恶性度较高的 RCC 和术中出现肿瘤破裂时可能出现种植。近几年,随着腹腔镜技术的广泛应用,不仅需要注意局部复发还要考虑到穿刺点转移可能。尽管如此,Rassweiler 等人回顾性研究超过 1000 例腹腔镜手术处理泌尿系恶性肿瘤,仅有 2 例发生穿刺点转移(0.18%)。Lee 和 Rane 等分别报道了 5 例和 6 例行 LRN 术后出现肿瘤穿刺点转移的情况。Castillo 等首次报道了 LPN 术后穿刺点转移,不过腹壁肿瘤复发的机制仍不是很清楚,发生穿刺点转移可能更多的反映肿瘤学的预后差而非腹腔镜技术问题。文献提示穿刺点转移的发生率同 OPN 术后出现腹壁切口瘢痕的情况相似(0.4%)。

四、肾功能预后

肾部分切除术的目的是完整切除肿瘤的同时在最短的时间里充分止血。减少术后出现急性肾功能不全(acute renal failure,ARF)和慢性肾功能不全(chronic renal failure,CRF)的关键是术中安全的 WIT。缺血-再灌注损伤的程度与肾代谢相关。肾的氧合作用随着部位不同而有明显变化:肾皮质区 O_2 含量最高,其次是外侧的髓质区,肾乳头的 O_2 水平最低。由于外侧皮质区 O_2 储存量最高,因此细胞更容易受到保护。外侧髓质区上皮细胞对缺氧最为敏感,它们非常依赖氧化代谢但所在的区域 O_2 存储量却最少。肾乳头上皮细胞存在于一个特定的缺氧环境,它们可以在短暂的缺血时间内进行无氧代谢。肾功能障碍是血管和肾小管损伤的共同作用结果,特定区域的肾对缺血损伤更敏感,在阻断肾血管前后使用保护肾的药物如静脉注射呋塞米和甘露醇,同时给予很好的水化促进利尿,可以降低再灌注损伤的风险和减少自由基的释放。

最初的 WIT 与肾功能恢复之间的关系更多的是通过动物实验推测(30 分钟)而非直接的证据,不过最近的一些研究为我们进一步揭示了它们之间的联系。Godoy 等对

101 例 LPN 患者行 GFR 评估显示 WIT>40 分钟,肾功能的损害较其他组上升超过 2 倍。Thompson 等报道为了避免出现 ARF 和 CRF,肾部分切除过程中夹闭血管的 WIT 和冷缺血时间应不超过 20 分钟和 35 分钟。其他研究也有指出不超过 35 分钟是使用冰屑冷缺血的理想时间。也有报道建议如果技术上允许,对孤立肾肿瘤的患者应行不缺血的肾部分切除术,尽可能的避免 WIT 引起的 ARF 和慢性肾疾病(chronic kidney disease,CKD)的进展。虽然这项研究在病例选择上存在偏移,不过仍从一个侧面反映出 WIT 对术后肾功能的恢复是至关重要的。

当然,术后出现 ARF 或者 CRF 是多因素的结果,它并不是完全依赖 WIT。Fergany 等分析一组孤立肾病例发现在长期随访过程中,仅有肾实质切除的比例,患者年龄以及先天孤立肾或者对侧肾切除时间是影响术后血清肌酐(serum creatinine,sCr)水平的因素。Gill 等也认为术后肾功能的下降与多个因素相关,包括年龄等于或超过 60 岁(sCr 在小于 60 岁和等于或大于 60 岁患者中的上升比例分别为 19% 和 40%),30% 或更多的肾实质被切除(肾实质被切除小于 30% 对比等于或超过 30% 的病例发现 sCr 上升分别为 34% 和 53%)以及 WIT 超过 30 分钟(WIT 小于 30 分钟对比等于或小于 30 分钟病例提示 sCr 上升分别为 15% 和 43%)。Wahafu 等分析对比经后腹腔 LPN 两种不同缝合方式,发现双层连续免打结(two layers,continuous,unknotted,TLCU)缝合方式与单层间断 8 字(one layer,interrupted,figure-of-eight,OLIF)缝合相比能更好的保护肾功能($P=0.045$),同时多因素分析显示 TLCU 缝合方式是影响 WIT、LOS 和评估肾小球滤过率(estimated glomerular filtration rates,eGFR)的独立因素。

事实上,eGFR 与 sCr 和 24 小时肌酐清除率相比,可以更准确地反映肾功能变化。Huang 等报道 sCr 水平并不能真实的反映肾功能的变化,在 sCr 水平正常的患者中,高达 26% 的 eGFR 已达到 CRF 的水平(<60ml/min·1.73m^2)。因此,对肾功能的评估不能仅仅观察 sCr,还应该注意计算 eGFR。目前国内计算 eGFR 主要采用适合中国人群的 MDRD 公式:(ml/min·1.73m^2) = $186 \times [\text{sCr}]^{-1.154} \times [\text{年龄(岁)}]^{-0.203} \times [\text{女性} \times 0.742] \times 1.233$。

(一)腔镜技术缩短 WIT

虽然 LPN 与 OPN 相比有着同样不错的肿瘤预后,但是 LPN 的 WIT 较 OPN 稍长。随着手术技术和术者操作经验的提高,术中 WIT 的控制取得了明显的进步。Verhoest 等首次描述了不阻断肾血管而是通过 Satinsky 夹挤压肾实质来阻断肾局部血供技术,这一技术的主要优势是减少 OT,由于仅是肾局部缺血可以保护其与正常肾实质,同时与阻断肾动脉的 LPN 相比较它可以减少术后出现组织微结构损伤和急性肾小管坏死的风险。Nguyen 等采用"早期开放"(early unclamping)措施,仅在最初缝合肾实质时夹闭血管,术中 WIT 缩短 50%,平均 WIT 为 14 分钟。其他报道也有指出"早期开放"和"适时夹闭"(on-demand clamping)对 WIT 的缩短是可行的。Gill 等报道了 800 例 9 年的 LPN 病例(1999—2008),并将其分为连续的 3 组:组 1(1999—2003;n=276),组 2(2004—2006;n=289),组 3(2007—2008;n=235)。比较这三组发现,时间离的越近则肿瘤直径越大(大于 4cm 的肿瘤多见)越居中,而外周型和小于 4cm 的肿瘤少见($P<0.05$)。尽管增加了手术难度,不过各组间的平均 WIT 缩短了:分别为 32 分钟,32 分钟和 14 分钟($P<0.0001$)。近期术后的并发症也出现显著地减少,评估术后 GFR 发现组 3 的肾功能恢复最佳(分别为 18%,20% 和 11%)。

Eisenberg 等提出一种新的"零缺血"技术让人耳目一新。他是通过术中药物诱导的低血压降低全身的动静脉压力,进而控制肾血流灌注。这种诱导性的低血压可以在血管扩张,高流量和低压力状态下维持重要脏器的灌注(例如心血管和神经系统),而不同于大出血和休克引起血管收缩式的低血压低灌注。15 例患者平均年龄 56.2 岁(男性 9 例,女性 6 例)。肿瘤平均大小 2.5cm(左肾 10 例,右肾 5 例),中心性 9 例(邻近集合系统),1 例紧邻肾门血管。经腹入路,体位采用改良的侧斜位,腹部倾斜 45°。常规游离结肠并暴露肾。术中使用 B 超定位肿瘤,切缘距肿瘤 0.5~1cm。术中给予 1~2L 晶体液扩容,在行肾肿瘤切除之前 1 小时给予 20% 的甘露醇(20ml/h)。通过吸入性异氟烷(1.5%~2.5%)和静脉滴注硝酸甘油(50~100μg/min)控制平均动脉压至 50~80mmHg,同时静脉可以给予 10mg 艾司洛尔(短效的 β 受体阻滞剂,作用大约 9 分钟)控制心率在 70~80 次/分。术中使用 100~120W 的单极电钩,电切肾皮质时开始诱导血压下降,血压最低点控制在深部切割时,这时比较容易遇到肾弓状、叶间和段血管。可以通过缝合或者腹腔镜夹子夹闭肾内血管和集合系统分支。一旦肿瘤切除并开始切口缝合时,异氟烷和硝酸甘油的剂量可以逐渐减少直至血压恢复至基线水平。此过程大约需要 1~5 分钟(平均 3 分钟)。血压恢复过程中可以发现出血的血管,逐一结扎止血。止血彻底后可经尿路逆行注入造影剂以明确集合系统是否完全封闭,漏口处另行结扎。最后创面喷洒止血胶。平均 OT 为 3 小时(1~6 小时),平均 EBL 150ml(20~400ml),WIT 为 0 分钟。术中没有出现并发症,没有输血,平均住院 3 天(2~19 天)。术后 90 天内有 4 例患者出现 5 个早期并发症:1 例尿潴留,1 例房颤(同时伴尿漏),1 例推测由于前列腺炎和肺功能衰竭出现的脓毒症,2 例尿漏。虽然还需要更多的临床经验和随访,但不难看出"零缺血"手术对医师的操作技术有较高的要求。

有趣的是与 Eisenberg 同一医疗中心(南加州大学医学院)的 Ng 等展示了另一种"零缺血"技术。他们通过 0.5cm 薄层 CT 扫描对肿瘤的位置,侵犯深度,以及与集合系统之间的关系非常详细的描绘出来,并通过 3D 精确的重建肾动脉分支。术中对肾动脉进行血管显微解剖(vascular microdissection)在不阻断肾动脉的情况下临时夹闭肿瘤供应动脉,随即电钩和剪刀切除肿瘤。Shao 等展示了节段肾动脉阻断技术(segmental renal artery clamping)仅阻断肿瘤供应血管而保留其与正常肾组织血供,尽管与传统腹腔镜相比 WIT($P<0.001$)和 EBL($P=0.006$)稍增加,但可以很好的保护术后肾功能($P<0.001$)。

抛开技术难度问题,这些技术是否较传统的 LPN 更有优势还需要进一步的随访和观察。不过,恐怕只有腹腔镜技术高超和经验丰富的泌尿外科医师才敢尝试冒着可能损伤血管的风险进行上述操作。

(二) LPN 对比 OPN 的肾功能变化

Gill 等进行多中心研究对比 OPN 和 LPN 术后 5 年的肾功能预后:OPN 组患者的肾功能下降的风险更高(这组患者年龄较大,存在更多的并发症,生活评分下降,基础的 sCr 水平较高),而 LPN 组患者的平均 WIT 较 OPN 组更长(30.7 分钟,4~68 分钟对比 20.1 分钟,4~52 分钟,$P<0.0001$)。平均 OT 在 LPN 和 OPN 分别为 3.3 和 4.3 小时,同时多因素分析提示 LPN 的 OT 是 OPN 的 0.78 倍($p<0.0001$)。虽然如此,每组各有 0.9% 的患者因术后 ARF 需要透析治疗,而且术后 3 月两组的肾功能恢复相似(LPN 为 97.9%,OPN 为 99.6%)。然而,LPN 的 OT 更短,EBL 更少和 LOS 更短。

Gong 等对比 76 例 LPN 和 77 例 OPN 后得出同样的结论,平均随访 20 个月,两组平均 sCr 分别为 1.3mg/dL 和 1.2mg/dL($P=0.272$)。Marszalek 等回顾性分析了 200 例

行 OPN 和 LPN 的患者,后者 OT 和 LOS 较短(P<0.001);LPN 组的 WIT 较 OPN 组冷缺血时间短(P<0.001),但是 LPN 组(8.8%)术后 GFR(术后 24 小时)的下降比 OPN 组(0.8%)明显(p<0.001);术后平均随访 3.6 年,两组 GFR 下降相近(P=0.8)。术前评估显示 12% 的 LPN 和 11% 的 OPN 患者存在 CKD(P=0.8),随访 3.6 年后两组 CKD 的比例分别为 21% 和 18%,其中两组 CKD 恶化程度相同(P=0.8)。多因素回归分析显示术前 GFR、缺血时间和手术入路是影响术后即刻(24~48 小时)GFR 下降的独立因素,手术入路不能作为预测长期 GFR 的因素。当 LPN 和 OPN 的缺血时间分别低于 30 分钟和 20 分钟时,术后 GFR 的长期随访结果在两组之间相同。

Lane 等对小于 7cm 的孤立肾肿瘤治疗进行回顾性分析,其中 169 例 OPN 和 30 例 LPN。术后 OPN 组和 LPN 组的 GFR 下降分别是 21% 和 28%(P=0.24)。术后 OPN 组有 1 例(0.6%)需行透析,而 LPN 组有 3 例(10%)行透析(P=0.01)。1 年后发展为终末期肾病分别为 OPN 组 0.6%,LPN 组 6.6%(P=0.06)。LPN 组 WIT 多出 9 分钟(P=0.0001)。对于具有潜在 CKD 风险的患者,OPN 或许是更好的选择。

目前,无论操作技术和操作器械如何提高,LPN 技术的关键仍然是 WIT,术后并发症和保留肾功能。OPN 对较大肿瘤($\geqslant cT_{1b}$),完全的肾实质内肿瘤,多发肿瘤,中央型以及肾门区肿瘤的治疗中仍存在一定的优势。过去认为 LPN 对肾功能的影响较 OPN 要小,不过已有文献证明这两种术式对肾功能恢复的影响很小,LPN 只是轻微的改善肾功能。相信在未来一段时间内,LPN 和 OPN 会继续共存。

(三) RAPN 的肾功能预后

机器人技术所具备的高清视野,屏蔽震颤和不存在支点效应等优势降低了保留肾单位手术的难度。不过,Aron 等回顾性对比了 12 例 RAPN 和 12 例 LPN,发现两组在 EBL,LOS 和 WIT(RAPN 为 23 分钟,LPN 为 22 分钟,P=0.89)之间没有区别。肾功能预后方面,两组术后 3 个月的 sCr 和 eGFR 没有区别。作者认为尽管技术上可行,但 RAPN 在肿瘤切除或者肾缺损缝合方面没有表现出明显的临床优势。Deane 和 Caruso 等也得出同样的结论。不过需要指出的是这些文献中 RAPN 是术者早期的病例,并且病例数仅有 10~12 例,而术者同期的 LPN 技术已经非常娴熟。虽然如此,Deane 等指出 RAPN 的学习曲线较短这一突出的优势。

随着手术经验的提高,手术相关参数也出现明显的改善。越来越多的文献指出机器人技术可以成功的完成复杂的手术操作,降低腔镜技术的难度并明显的缩短 WIT。Rogers 等进行了 11 例肾门区肿瘤的 RAPN,平均 WIT 为 28.9 分钟(20~39 分钟),平均 OT 为 202 分钟(154~253 分钟),平均 LOS 为 2.6 天,病理切缘均为阴性,没有病例出现术后 sCr 或 eGFR 显著的变化。一组对比 RAPN 和 LPN 的 Meta 分析显示,两组在患者基本资料(如年龄,性别,肿瘤大小,术后病理等)、OT(P=0.75)、EBL(P=0.75)、中转手术(P=0.52)、PSM(P=0.61)、围术期并发症(P=0.27)和 LOS(P=0.27)方面没有统计学差异,而 RAPN 的 WIT 明显短于 LPN(P=0.01;WMD:-3.65;95% CI,-6.46 to -0.83)。

目前,RAPN 可以较为容易的在处理难度较大的肾门肿瘤。对比单一术者的连续 102 例 LPN 和 RAPN 手术,Wang 和 Bhayani 发现 RAPN 组的 OT(140 分钟对比 156 分钟,P<0.04),WIT(19 分钟对比 25 分钟,P<0.03)和 LOS(2.5 天对比 2.4 天,P<0.03)明显优于 LPN 组。Mottrie 等报道了 62 个 RAPN 病例,肿瘤平均大小(2.8±1.3)cm,平均操作时间(91±33)分钟(52~180 分钟),

平均 WIT 为（20±7）分钟（9～40 分钟），平均住院天数 5 天（4～6 天），33 例（53%）需要术中修补集合系统，PSM 为 2%。术后 3 个月，平均 sCr 和 eGFR 为（1.1±0.76）mg/dl 和（80.5±29）ml/（min·1.73m^2）；术后 sCr 水平轻度上升（$P<0.01$），而 eGFR 没有明显变化（$P=0.58$）。后 30 例手术后平均操作时间<100 分钟（$P<0.001$），后 20 例手术后平均 WIT<20 分钟（$P<0.001$）。Benway 等描述了 sliding-clip 技术（滑动 Hem-o-Lok）缝合肾缺损可以明显减少 OT（145.3 分钟）和 WIT（17.8 分钟）。Ho 等报道了 20 例小于 7cm 的 RCC 行 RAPN 结果，肿瘤平均大小 30.2mm，OT 和 WIT 分别为 82.7 分钟和 21.7 分钟，只有当术中需要缝合集合系统时 WIT 较长（24.3 分钟），不过随访 1 年后没有出现 sCr 的明显上升。此外，作者观察到尽管每个术者的技术水平有区别，但是通常情况下 LPN 在缝合过程中损伤周围肾实质的范围较大。而在机器人手术中，由于其高清 3D 视野可以帮助术者准确的辨认肾集合系统，同时灵活的机械臂可以减少术者缝合过程中对正常肾实质的损伤。Benway 等报道

了一个国际多中心的 RAPN 研究，2006 年 9 月至 2008 年 12 月 4 个中心共 183 例患者行 RAPN。肿瘤平均大小 2.87cm（1.0～7.9cm），平均总 OT 为 210 分钟（86～370 分钟），平均机器人操作时间 141.5 分钟（45～253），平均 WIT 为 23.9 分钟（10～51 分钟），平均 EBL 为 131.5ml。术前平均 sCr 为 1.03mg/dL（0.6～2.0mg/dL），术后 24 小时 sCr 为 1.18mg/dL（0.6～2.4mg/dL），平均变化+0.16mg/dL，这一变化有统计学差异（$P<0.001$），平均随访 26 个月，大多数病例 sCr 恢复到基线水平（平均 1.04mg/dL），其与术前 sCr 相比没有显著差异（$P=0.84$）。同时，随访 eGFR 和基线数值相比也没有统计学差异（82.2 对比 79.4ml/min·1.73m^2，$P=0.74$）。共出现 18 个并发症（9.8%）。术后病理提示 69% 为恶性肿瘤，7 例为 PSM（3.8%）其中 2 例为错构瘤，则恶性 PSM 为 5 例（2.7%）。作者认为 RAPN 可以缩短 WIT，而且在不影响肿瘤学预后的情况下能很好的保护肾功能。此外，机器人手术的学习曲线较短，即便是初学腹腔镜者，不超过 30 例操作既可以熟练进行 RAPN。

第五节　结　　论

达芬奇手术机器人系统所具备的高清放大、稳定操作、高度灵活等特点，在泌尿外科微创领域中具有一定优势。机器人手术在前列腺癌的治疗方面已经受到广泛的认可，但在 RCC 的治疗上似乎稍显滞后。除了机器人手术时间和费用的考虑之外，缺乏长期随访数据对其进行全面的评估是滞后的主要原因之一。

机器人行根治性肾切除术的可行性、安全性和肿瘤控制的有效性等方面已得到认可，但是同传统腹腔镜相比较，RAPN 在目前的文献分析中并没有明显优势，似乎存在"技术过度治疗"。不过在以开放手术为主

的复杂肿瘤治疗方面，例如 RCC 合并腔静脉瘤栓，机器人手术的成功为术者提供了新的思路。

而在保留肾单位的手术方面，机器人技术与传统开放和腹腔镜手术相比有着明显的优势：减少 WIT 和 LOS，降低围术期并发症和 PSM 的发生率，缩短学习曲线，在处理复杂肾肿瘤（肾门处、内生型、体积较大）时技术操作较为容易，同时在不影响肿瘤学预后的情况下能很好的保护肾功能。不过总手术时间较长和术者没有触觉反馈是机器人手术的主要缺点。

目前，机器人手术对 RCC 的治疗还处在

探索阶段,仍然有许多领域可以研究和改进。无论如何,术者的最终目的均为不断改善患者的术后生存质量和远期治疗效果。我们有理由相信,随着人们对疾病的进一步认识和科学技术发展水平的上升,机器人手术在RCC治疗方面的应用会日益广泛。

（瓦斯里江·瓦哈甫 张旭）

参 考 文 献

1. Poon SA, Silberstein JL, Chen LY, et al. Trends in partial and radical nephrectomy: an analysis of case logs from certifying urologists. J Urol, 2013, 190 (2):464-469.

2. Dogra PN, Abrol N, Singh P, Gupta NP. Outcomes following robotic radical nephrectomy: a single-center experience. Urol Int, 2012, 89(1):78-82.

3. Lorenzo EI, Jeong W, Oh CK, et al. Robotics applied in laparoscopic kidney surgery: the Yonsei University experience of 127 cases. Urology, 2011, 77(1):114-118.

4. White MA, Autorino R, Spana G, et al. Robotic laparoendoscopic single-site radical nephrectomy: surgical technique and comparative outcomes. Eur Urol, 2011, 59(5):815-822.

5. Bratslavsky G. Argument in favor of performing partial nephrectomy for tumors greater than 7 cm: the metastatic prescription has already been written. Urol Oncol, 2011, 29(6):829-832.

6. Masson-Lecomte A, Yates DR, Hupertan V, et al. A prospective comparison of the pathologic and surgical outcomes obtained after elective treatment of renal cell carcinoma by open or robot-assisted partial nephrectomy. Urol Oncol, 2013. 31(6):924-929.

7. Hu JC, Treat E, Filson CP, et al. Technique and Outcomes of Robot-assisted Retroperitoneoscopic Partial Nephrectomy: A Multicenter Study. Eur Urol, 2014, 66(3):542-549.

8. Marszalek M, Chromecki T, Al-Ali BM, et al. Laparoscopic partial nephrectomy: a matched-pair comparison of the transperitoneal versus the retroperitoneal approach. Urology, 2011, 77(1):109-113.

9. Wahafu W, Ma X, Li HZ, et al. Evolving renorrhaphy technique for retroperitoneal laparoscopic partial nephrectomy: Single-surgeon series. Int J Urol, 2014, 21(9):865-873.

10. Ng CK, Gill IS, Patil MB, et al. Anatomic renal artery branch microdissection to facilitate zero-ischemia partial nephrectomy. Eur Urol, 2012, 61(1):67-74.

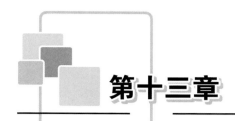

第十三章

肾肿瘤射频消融治疗

射频消融治疗（Radiofrequency Ablation，RFA）最初主要用于心脏手术中，20世纪90年代，RFA逐渐开始被用于肝肿瘤的治疗，并取得了确切的疗效。1997年，有学者利用RFA使人类肾肿瘤组织凝固性坏死，表明RFA治疗肾肿瘤具有可行性。第1例经皮超声引导下RFA治疗肾细胞癌的研究由McGovern等于1999年报道，研究结果显示其疗效确切。自此，越来越多的学者进行了RFA治疗肾癌的相关临床应用及基础研究，并取得一定成果。

第一节　肾肿瘤射频消融治疗的原理和设备

RFA消融组织的原理如下：交变电流通过RFA的电极引起周围组织的离子振动，进而摩擦产热，热能传导至邻近组织，在探针尖端产生一个球形热损伤区域。当温度达到45℃时细胞即失去功能，60℃时发生蛋白质变性，细胞骨架和细胞核受损，细胞结构和DNA复制受破坏，100℃时细胞干燥脱水，发生凝固性坏死。此外，RFA可导致肿瘤周围的血管组织凝固并形成一个反应带，切断肿瘤血供，促进其坏死并防止其发生转移。

RFA设备主要包括电极和射频发生器两大部分，不同品牌RFA设备的差异主要体现在电极的设计及射频发生器上，进而能产生不同的消融效果。电极有单极、集束之分，根据肿瘤大小的不同选用不同的电极。单个电极针的射频消融范围为2.8～4.2cm，多用于直径<3cm的肿瘤，长度越小，治疗区域越小，治疗精度越高；集束电极针的射频消融范围为4.2～7.0cm，多用于直径>3cm的肿瘤。不同型号的射频发射器其射频的频率和功率不同，在治疗肾肿瘤时要选择合适的射频发射器至关重要。另外，RFA根据射频能量的应用形式不同分为干性与湿性RFA，早期的干性RFA因周围组织升温过快，组织迅速凝固坏死，电阻增加，影响能量的扩散范围，产生有限的围绕裸露针尖的毁损灶。目前多采用湿性RFA，其内冷却电极针为中空绝缘针，内含温度传感器以监测针尖邻近组织的温度，其内有两个工作内腔，通过电动泵使循环冷却水达针尖处，降低针尖温度，防止针尖组织过早焦化，有利于能量的传递，扩大消融灶，治疗终末，停循环冷却水再对针尖区域加温，达到局部消融和止血目的；冷却水多使用传导性强的高渗盐水溶液。

具体到品牌：Radionics装置有3根标准穿刺针，以三角形的排列聚拢在一起；RITA装置有9根大小不同的穿刺针，可造成球形或卵圆形损毁区；Tyco装置的主要特点是可在能量传递前和传递时直接将水灌注至组织，可更好地导电并防止组织阻抗的增加；Boston Scientifics装置的电极可以如伞一样分开，最大直径可达5cm，可治疗最大径为

7cm 的肿瘤。动物研究显示 Tyco 的灌注电极可产生最大的凝结灶，而 Radionics 和 RI-TA 的可重复操作性最强。

临床上可根据各个装置不同的技术特点，按照具体情况选择不同的品牌来使用，以达到最佳的疗效。

第二节　肾肿瘤射频消融治疗的影响因素和途径选择

影响肾肿瘤 RFA 疗效的因素主要包括以下几点：

一、肿瘤体积

肿瘤体积的大小是决定 RFA 治疗肾肿瘤成功的关键性因素，肿瘤的大小应小于射频系统可达到的坏死范围，消融区域应有一个安全的界限。小于 3cm 肾肿瘤患者一次 RFA 治疗成功的可能性更大，术后肿瘤残留和复发的风险也更低；而大于 3cm 者经常需多次 RFA，术后肿瘤残留和复发率也较高。

二、肿瘤位置

与选择 RFA 途径有关。目前根据射频电极达到肿瘤组织的途径不同分为开放、腹腔镜和经皮穿刺三种。其中开放和腹腔镜途径均在直视下进行操作，具有直观、定位精确、易于保护邻近脏器、可取病理活检等优点；但其最主要的缺点是对患者创伤大、并发症相应增加、费用较高、术后恢复较长；开放 RFA 由于创伤和开放手术类似，达不到微创的效果，现已比较少用。而经皮途径具有创伤小、操作简便易于重复治疗、经济、恢复周期短、患者易于接受等特点；但其局限性在于受肿瘤的位置及毗邻器官的限制。如肿瘤位于肾背侧多选择经皮途径；而位于肾腹侧的多选择经腹腔镜途径；肿瘤邻近肾门大血管、输尿管、肠管、肝脏、脾脏等重要器官时，可在腹腔镜下行 RFA；被脂肪包绕的外生型肿瘤最适合行 RFA，脂肪的隔绝作用可帮助组织达到并保持较高的温度；中央型或靠近大血管的肿瘤却因血流灌注丰富而引起热能损

耗，故疗效欠佳。

三、局部血流情况

由于射频介导的热损伤受组织血流流量的影响，血流起散热片的作用，消耗了射频的热量，从而降低了局部的温度。因此，血供越好的肿瘤组织其射频效果越差。近年来，还有人提出 RFA 结合肾血管栓塞术治疗瘤体较大的肾癌，并证实是一种治疗大体积肾癌的安全、可行方法。

四、射频的功率和作用时间

射频的功率和作用时间一般与其消融范围成正比，但射频损伤范围有其最大值，同一位置的射频治疗当达到其最大损伤范围后，增加治疗时间或治疗功率基本不再增加其损伤范围，但对周围组织的损伤和术中术后并发症的发生风险会相应的增加。临床上应在保证疗效和降低损伤和并发症发生风险之中作出一个平衡。临床治疗肾癌多使用 480kHz 的射频发射器，使用 50～150W 的功率，时间持续 8～12 分钟，温度控制在 60～110℃。在肿瘤边缘通过影像学方法精确定位放置温度探针，术中实时进行温度监控，可以提供确切的治疗终点，缩短手术时间。Wingo 等率先应用温度探针联合射频消融，对 131 例患者共 146 个肿瘤进行治疗。肿瘤体积 1.0～5.3cm，患者采用俯卧体位，通过 CT 引导穿刺，置入射频针及测温探针，距离腹侧脏器 2cm 以内的肿瘤，采用腹腔镜下 RF。测温探针放置于肿瘤边缘外侧 5mm 处，术中治疗时间以探针温度达 60℃维持 10 秒以上，脉冲做功间隔时间超过 20 秒作为终

止条件。39 例患者共 41 个(28%)肿瘤为内生型,平均直径 2.7cm(1.0～5.0cm),平均随访 29 个月,射频消融联合应用周围实时温度探针使内生型肾肿瘤的治愈率提高到 90.2%。

五、其　　他

组织的热导性与 RFA 的治疗效果有关。

第三节　肾肿瘤射频消融治疗的动物实验研究

RFA 治疗肾癌的实验性研究已在家兔、狗、猪、鼠等动物模型上展开。家兔模型因体积适合操作,血管便于注射及取血,以及易使用 VX2 细胞构建肾肿瘤模型,故应用广泛。VX2 肿瘤作为目前可获得的最好肾肿瘤模型,一直在 RFA 治疗肾肿瘤的研究中被使用,但由于其侵袭性较人类肾癌细胞强,易发生早期转移,因此无远期研究的价值。猪肾的体积及解剖学形态与人的肾相似,但目前尚无合适的肿瘤细胞可在体内或体外构建增殖的猪肾肿瘤。

Ho 等在 17 只家兔上建立 VX2 肾肿瘤模型,其中 13 只在 15～30W 的冷循环射频系统下治疗 3～6 分钟,另 4 只作为对照。因为在电极内建立了水循环,电极尖温度可保持 17～21℃,RFA 治疗后肿瘤组织的温度为 52～55℃。在这个温度范围内,肿瘤组织仅发生凝固性坏死而不发生过热、脱水和炭化。因此,热能可持续作用并形成更大的坏死灶。术后应用增强 CT 检查以明确消融区域,并将家兔分为 3 组,分别于治疗后 3、7 及 14 天处死后行组织病理学研究,结果显示完全肿瘤消融占 76.9%。根据肿瘤部位的不同,并发症有梗死形成、肾周血肿、肾盂积水和脓肿,总的并发症发生率为 38.5%。

Yoon 等将 24 只肾 VX2 肿瘤模型新西兰白兔均分为 2 组,A 组行肾动脉栓塞联合 RFA,B 组单纯行 RFA,术后第二日行计算机断层扫描检查评估疗效。结果显示,A 组的肿瘤完全消融率(11/12)显著高于 B 组(8/12,$P<0.05$),平均操作时间(547 秒)显著短于 B 组(826 秒,$P<0.05$)。笔者认为,同侧

肾动脉栓塞可安全有效地阻断肾血流而不影响周围的正常肾实质,RFA 联合肾动脉栓塞可更好地促进凝固性坏死,增强治疗效果。

为评估砷剂降低肿瘤血流的程度及其对射频引起的凝结灶的影响,有学者选取肾内 VX2 肉瘤(兔)、RCC786-0 人肾细胞癌(裸鼠)和 R3230 乳腺癌(大鼠)3 种动物模型。在行 RFA 前注射一个剂量的砷剂,RFA 后应用激光多普勒血流仪量化血流量的改变,并与肿瘤凝结灶的直径相比较。结果显示,注射砷剂后 3 种肿瘤模型的血流均显著降低($P<0.05$),并加剧了肿瘤的破坏。表明砷剂可选择性地减少肿瘤血供而不影响正常肾实质的血供,并可避免对邻近组织造成不必要的热损伤,从而进一步增强 RFA 的效果。因此,砷剂结合一些在缺氧条件下疗效增强的抗肿瘤药物(如多柔比星)进行治疗,可能也是有效的。此外,进一步阐明选择性抑制肿瘤血供的潜在机制可能催生新型肿瘤靶向治疗药物。

为了研究 RFA 治疗的最佳温度、阻抗及时间,Queiroz 等保持时间不变的情况下探讨射频细胞破坏的温度和狗肾组织的阻抗变化。经腹腔镜对 16 只狗行 RFA,在不同的温度(80℃、90℃及 100℃)下由同一射频发生器治疗 10 分钟;术后第 14 天处死动物并行肾切除。对所有病灶行宏观和微观研究,评估 3 种不同温度下的生物电阻抗。结果显示,90℃时肾损伤较 80℃及 100℃时更广、更深($P<0.001$),80℃及 100℃时肾损伤的差异无统计学意义($P>0.05$);90℃时生物电阻抗显著低于 80℃及 100℃时($P<0.001$);光

学显微镜检查消融区域未发现存活的细胞。因此,该研究认为,就广度和深度而言,90℃是最有效的细胞破坏温度,也是 RFA 的最佳温度。

第四节 影像学在肾肿瘤射频消融治疗中的应用

医学影像学的飞速发展不仅提高了无症状性肾癌或小肾癌的检出率,还可以与 RFA 技术相结合,引导电极置入目标靶点,同时也是检测 RFA 术中治疗范围和术后疗效的主要手段。目前,临床上与 RFA 相关的影像学检查主要包括超声、CT 和 MRI 三种。

一、超 声

McGovern 在超声引导下成功地应用经皮 RFA 技术治疗第一例肾肿瘤,开创了超声引导下 RFA 的新纪元。传统的超声检查以其无创性、经济性和操作简便性在肾肿瘤筛查中占有重要的地位。Polascik 研究发现,二维超声图可以实时连续监测 RFA 治疗过程;灰阶超声可以为引导电极的放置提供实时准确指导;能量多普勒可以较准确地描述肿瘤位置、大小、血管状态,从而用来观察治疗前后的血管变化,并且也可以作为术后评估肿瘤消融范围的重要工具。虽然 CT、MRI 能提供更细腻的图像,但近年来发展出来的超声造影技术为临床医师提供了更多的选择。对于肾功能不全的患者、经腹腔镜肾肿瘤射频消融治疗的患者、碘过敏而不能行增强 CT 检查以及因金属植入物而不能行增强 MRI 扫描的患者,超声造影可能是更好的选择,不仅更安全,而且费用更低廉。但肿瘤组织越深,超声反射的信号越弱,对肿瘤组织的准确判断越差。目前可以通过减少探头与肿瘤组织间距的方法来减少这种干扰,如采用腹腔镜下超声辅助的方法,新型造影剂也可能克服这一缺陷。

RFA 使用超声引导的一个主要问题是,射频电极在肿瘤局部组织加热过程中产生微气泡,导致超声图像上形成大量伪像,伪像干扰常会影响射频电极和肿瘤的显示。治疗后即刻用超声评估毁损病灶的大小也是不准确的,但是灰阶超声在 7 天后评估病灶毁损的大小较准确。病灶毁损的大小用能量多普勒评估也是不准确的,但是它可用于随访射频疗效,如果毁损区持续出现血流灌注缺失可作为判断治疗成功的标志。

超声造影能更准确地反映肾肿瘤的血供情况,通过观察注射造影剂后肿瘤血管形态及灌注相的变化,可对肿瘤病灶的良恶性做出较明确的鉴别诊断;同时也可作为一种术后随访的手段。目前第三代超声造影剂声诺维(Sonovue)是一种含氟碳气的微气泡,不经尿路排泄,尤其适用于肾功能不全的患者。声诺维经静脉弹丸式注射后,快速进入肾,在肾血管中存留时间较长,可清晰地反映肾肿瘤微血管的灌注信息,对肾肿瘤(尤其是内生型肾肿瘤)的定位及消融效果和毁损范围的评估有重要的应用价值。术中超声定位肿瘤可以减少医患的 X 线摄入量,可以动态实时纠正射频针穿刺方向、穿刺深度,提供准确的定位手段。术后即刻对患侧肾进行超声造影检查,如果发现射频治疗区域的边缘出现造影剂的早填充、高增强、早消失,则提示肿瘤消融未完全,可在超声引导下进一步消融治疗,以达到彻底治疗目标。

相关研究方面,Veltri 应用超声引导经皮 RFA 技术治疗 31 例患者的 44 个肾肿瘤,直径最大者约 5cm,其中 36 个肾肿瘤(86%)一次性 RFA 成功;残留的肾肿瘤行二次 RFA 治疗;主要并发症有:无症状、不需要任何处理的少量肾周积血,还有少见的经皮穿刺点疼痛、镜下血尿、穿刺道肿瘤播散等。Meloni 等的研究表明,超声造影评估术后肿瘤消融效果的灵敏度、特异度、阳性预测值、阴性预测值分别为96.6%、100%、100%和95.8%，与 CT 和 MRI 相当。Zhao 等在 2008 年至2010 年，随访了 73 例单发肾肿瘤行射频消融治疗的患者，分为声诺维增强超声组和传统超声组，肿瘤直径 1.7～5.8cm，平均3.4cm。声诺维增强超声组 37 例，超声引导下置入穿刺针，在启动射频消融治疗前先进行超声造影，射频消融后，再次行超声造影，观察肿瘤是否消融完全，如不满意，再次置针并消融治疗；传统超声组 36 例，仅利用超声引导放置穿刺针。平均随访 22 个月，局部肿瘤控制率在声诺维增强超声组和传统超声组分别为 94.6%（35/37）和 86.1%（31/36）（P<0.05）；肿瘤特异性生存率和总的生存率 2组均为 100%；射频消融术后 12 个月，平均GFR 水平与术前相比，2 组均无明显统计学差异。

二、CT

CT 是目前使用最广泛的 RFA 引导方式，目前小肾癌的经皮射频消融多数利用 CT 作为引导，可以在 CT 引导下将射频针准确置入肾肿瘤组织中，并在 CT 引导下准确定位肿瘤边缘并放置温度探针以确保射频消融的完全性。其优势在于显像直观，可以清晰显示电极的位置、肿瘤及其毗邻解剖结构，尤其肾腹侧的肠管。由于 CT 精度较高，可以极大地提高无症状小肾癌的检出率，提高了保留肾单位肾肿瘤消融治疗的可能。此外，和超声相比较，CT 成像在治疗过程中不受加热后微气泡伪像的干扰，同时增强 CT 肿瘤区是否会出现强化也是目前大多数研究者判断 RFA 彻底与否和复发的标准，增强 CT 扫描的主要原理是：由于肿瘤血管较正常肾组织丰富，通过外周血弹丸式注射的静脉造影剂通过肾时，动脉的 CT 密度高于肾组织。因此，肿瘤组织与周围正常组织对比更明显；但射频消融治疗后，肿瘤凝固性坏死，血管闭

锁，造影剂不能进入消融的肿瘤区域，动脉相与平扫相比，无明显增强，这也是目前比较公认的对射频消融术后治疗效果的评价标准。CT 引导下 RFA 的主要缺点是机器庞大，携带不便；在治疗过程中实时性不如超声；患者接受放射线数量也明显增加；此外，相关的治疗费用也会明显增加。

相关研究方面，Zagoria 等对 22 例肾肿瘤小于 3cm 的患者进行了 27 次经 CT 引导的治疗，RFA 随访 1～35 个月显示肿瘤无继续生长，未发现转移灶；2 例有肿瘤残留再次行 RFA 术后未发现残留或转移，证实 CT 引导经皮 RFA 治疗小肾肿瘤安全、成功率高，而且认为治疗即刻行增强 CT 可以可靠地评估肿瘤残留与否，如有残留可即刻再次 RFA治疗。国内有学者通过观察 37 例患者 39 个肾癌病灶射频消融治疗前后肿瘤截面积和CT 值的变化，发现术后晚期肿瘤区域截面积较术后早期明显缩小，提示肿瘤固化坏死，而区域内 CT 值增强量无明显差异，并提出术后区域 CT 值增强量<10Hu，不仅适用于肝癌射频消融完全的判定，同样适用于肾肿瘤射频消融完全的判定。

三、MRI

MRI 与 CT 一样，可以进行矢状位和冠状位成像，都可以进行射频针的精确引导定位。MRI 成像的最大优点在于矢状位和冠状位成像，在其引导下操作更有利于精准的空间定位，同时对患者无射线损伤，对肌酐升高不宜行增强 CT 的患者更有其优点。

肾肿瘤射频消融后，由于组织凝固性坏死，组织脱水，氢质子数量减少，密度减低。在 MRI 扫描中，T1 弛豫时间延长，在 T1 加权图像上显示高信号影，T2 弛豫时间缩短，在T2 加权图像上呈低信号影，增强扫描时 T2加权图像上射频消融完全的肿瘤区域无增强。Merkle 等报道了应用 MRI 引导经皮RFA 治疗 18 例肾肿瘤患者（平均随访时间

为 1611 个月），研究发现 RFA 区域在 MRI 主要表现为：T2 加权相的低信号影其周围附有明亮的区域，T1 加权相主要为高信号影，在钆剂增强影上显示为中央低信号其周边稍强化。2 例在 RFA 后发现肿瘤的残留，肿瘤的残留在未增强的 T2 加权相和钆剂增强的 T1 加权相更容易发现。

但由于目前限于仪器价格、体积、软硬件及人员培训等因素，MRI 作为常规的术中引导定位及术后评估还较困难。

第五节　肾肿瘤射频消融治疗的适应证和禁忌证

一、适 应 证

尚缺乏足够的 RFA 治疗肾癌的病例数及长期的随访结果，故目前肾癌的标准化治疗仍是根治性肾切除术、保留肾单位手术或腹腔镜下肾部分切除术。RFA 主要适用于以下患者：

1. 因年龄、其他系统伴随疾病等原因无法行外科手术的患者；

2. 直径<3cm 的肾肿瘤；

3. 孤立肾性肾癌、一侧肾癌已切除对侧肾有癌转移或新发癌、单发转移性肾癌、双侧肾癌（特别是具有家族遗传趋势的肾多发性肿瘤综合征患者，如 Von-Hippel-Lindau 疾病及遗传性乳头状肾癌）；

4. 移植肾、局部复发或出现转移的肾肿瘤患者；

5. 患肾癌行一侧肾根治性切除或部分肾切除，有可能导致肾功能不全的危险的患者；

6. 肾功能不全无法耐受麻醉或手术的患者；

7. 肾癌的对侧肾存在某些良性疾病，如肾结石、慢性肾盂肾炎或其他可能导致肾功能恶化的疾病（如高血压、糖尿病、肾动脉狭窄等）；

8. 有微创治疗要求，不愿手术切除的患者。

Zagoria 等研究表明，小肾癌也可以行射频消融治疗，并且无明显肿瘤残留和复发。对于年老体弱，伴有严重心脏病、糖尿病等无法承受麻醉、手术创伤的肾癌患者，也可采用射频消融治疗，使这些以前"无药可治"的患者有了新的治疗方法。

二、禁 忌 证

RFA 的禁忌证包括：

1. 无法纠正的凝血功能障碍。

2. 急性重症感染。

3. 多系统广泛转移。

4. 合并严重的心、脑、肝、肾等器官功能障碍。

其中凝血功能障碍是 RFA 的唯一绝对禁忌证，相对禁忌证有合并严重的心、脑、肝、肾等器官功能障碍如近期发生的急性心肌梗死或不稳定型心绞痛，以及严重的急性感染和多系统广泛转移。输尿管或肠道离消融区域<1cm 时是经皮 RFA 的禁忌，但可行腹腔镜下 RFA。有学者曾尝试在两者之间注射无菌水、5% 葡萄糖溶液、CO_2 或空气以避免误伤肿瘤的邻近器官，取得一定的效果。

第六节　肾肿瘤射频消融治疗的临床研究

和传统的治疗相比较，RFA 治疗创伤小，可重复进行，尤其对孤立肾患者及手术高危患者提供了更好的选择。大量研究均提示 RFA 具有良好的疗效和安全性。

McDougal 等的早期研究挑选了一组有严重并发症或预期寿命不长的患者,5 年随访结果显示其肿瘤根治率与行保留肾单位手术者相当。

Gervais 等在 6 年间应用 RFA 治疗 85 例患者的 100 个肾肿瘤,肿瘤的中位直径为 3.2cm(1.1~8.9cm),其中 52 个小肿瘤(直径<3cm)及 68 个外生型肿瘤均得到充分治疗;92%(36/39)的直径为 3~5cm 的肿瘤及 25%(2/8)的直径>5cm 的肿瘤达到完全坏死。

Mylona 等给 18 例孤立肾肾癌患者行 24 次 RFA 治疗,术后随访 1~6 年,其中 6 例因术后 1 个月增强 CT 检查见持续增强提示肿瘤残余而行二次 RFA,其中 5 例的肿瘤直径 >3.9cm,2 例有肝转移者的肿瘤直径均 >6.4cm,肿瘤直径<3.0cm 的患者在随访期内均未复发;肿瘤完全坏死者的平均存活期为 38 个月,显著长于部分坏死者的 20 个月(P=0.0094);所有患者术后均未发生严重并发症;24 次 RFA 中有 2 次(2 例患者)出现小被膜内血肿,但无血尿;3 例患者主诉消融区有轻微疼痛,予镇痛剂后好转。

Arellano 等通过查阅文献评估在 CT 引导下向腹膜后腔注射 5% 葡萄糖液以隔离肾癌与其邻近脏器的有效性。所查文献中共有 135 例患者的 139 个肾癌(活组织检查证实)在 CT 引导下行 154 次经皮 RFA,其中 31 例 33 个肿瘤在注射 5% 葡萄糖液后行 36 次 RFA。隔离前肾癌与邻近结构的平均距离为 0.36cm(0.1~1.0cm),显著小于隔离后的 1.94cm(1.1~4.3cm,P<0.0001)。达到器官隔离的平均注射液的体积为 273.5ml。未见相关并发症。由此可见,向腹膜后腔注射 5% 葡萄糖液是使脏器远离肾癌的有效方法。

Zagoria 等在局部麻醉下对 104 例患者的 125 个肾肿瘤行经皮 RFA 治疗,平均肿瘤直径为 2.7cm(0.6~8.8cm),平均随访时间为 13.8 个月,所有直径<3.7cm 的肿瘤被完全治愈,更大的肿瘤的治愈成功率为 70%。所有患者均于治疗当天出院,并发症发生率为 8%。其另一项研究使用 CT 引导经皮射频消融技术治疗 104 例共 125 个肾肿瘤,平均随访 13.8 个月,116 个(93%)肿瘤获得完全消融,其中 109 个一次消融完全,另 7 个肿瘤经二次治疗获得完全消融。Kaplan-Meier 分析提示<3.6cm 的肿瘤均获得一次消融完全,>3.7cm 的肿瘤,直径每增加 1cm,肿瘤残留的风险因子增加 2.18。

Ferakis 等的长期随访报道显示肾肿瘤射频消融术后 3、5 年无瘤生存率分别为 92% 和 89%。研究中对 31 例共 39 个平均直径为 3.1cm(1.3~7.5cm)的肾肿瘤进行了长达 61.2 个月的随访,仅 4 个肿瘤见复发,一次射频消融成功率达 90%,二次射频消融成功率上升到 97%,与肿瘤残留和复发的相关因素为肿瘤体积>4cm。研究提示,对于直径<4cm 的肾肿瘤患者,与肾肿瘤部分切除术相比射频消融术能获得更优的效果。

RFA 技术亦可应用于儿童患者,但因儿童腹膜后脂肪较少,不足以隔绝邻近的重要器官及结构,增加了损伤的风险。此外,儿童用电极板较小,需降低能量以防止烧伤。通过注射 0.9% 氯化钠溶液以隔绝重要结构及减小电流等方法可有效地降低这些风险。Brown 等曾应用这项技术成功治疗 1 例儿童 Wilms 瘤。

第七节　肾肿瘤射频消融术前检查、准备以及术中处理

一、术前检查

1. 实验室常规检查　主要包括血常规、尿常规、肝肾功能、生化电解质、凝血功能、感染筛查等。重点关注患者的肝肾功能和凝血功能,如上述功能出现异常,可能是 RFA 的禁忌证。

2. 医学影像学检查　包括超声、CT 平扫加增强或者 MRI 平扫加增强。若准备行 CT 引导下 RFA,肾 CT 平扫加增强扫描为术前必需的检查项目。这些检查对疾病的诊断、分期和术中定位的参考都具有重要意义。

二、术前准备

1. 准备　充分了解患者的疾病情况,严格掌握 RFA 治疗的适应证及禁忌证。必要时可请介入科、影像科、超声科等相关科室会诊一起制定具体的 RFA 治疗方案。根据患者肿瘤的大小、位置等特点,选择合适的穿刺途径及引导方式,在保证疗效可靠的情况下,争取对患者创伤做到最小化,同时兼顾节省费用的原则。与患者讨论 RFA 对其疾病的适合程度、有何获益、手术风险及可选的替代治疗方式,明确 RFA 治疗的目的和意义,解释可能发生的并发症及相应的应对措施,争取得到患者及其家属的理解和支持,签署手术知情同意书。

2. 患者准备　术前夜禁食水,留置导尿管,备留置针,备心电监护仪及氧气。

3. 药品准备　邻近肾上腺的肾肿瘤消融,在 RFA 术前、术中,须密切关注血流动力学变化,随时实施抗肾上腺素和糖皮质激素的治疗。肾上腺是激素活性的器官,负责儿茶酚胺和糖皮质激素激素的合成、储存和释放,若术中损伤肾上腺,有可能导致这类激素在短时间内大量释放入血,引起急性高血压危象,甚至心、脑缺血或梗死导致生命危险。这也是肾上极肿瘤消融不同于其他部位肿瘤射频消融的地方,偶见肾肿瘤消融引发高血压危象的报道。上述情况一旦明确,须立即在术中和术后强制使用肾上腺素受体阻滞剂。术前预防性使用肾上腺素受体阻滞剂可以降低术中出现相关风险的可能性。

三、术中处理

治疗开始前,必须仔细阅读影像学图像以确定最佳的穿刺方式及路径。患者多取俯卧位,通过后入路或者外侧入路穿刺,电极容易到达肾位置,可以有效减少同侧肺损伤和气胸的发生风险。偶尔取仰卧位,电极经过肝脏入路到达肾实施射频消融,这样也是安全的,不过在电极经过肝脏包膜时需要行穿刺路径的消融,以防止术中术后出血和局部血肿的发生。

有时候在实施消融前,为了保护周围组织,可采取向肿瘤周围组织间隙注水的方法把周围组织与肿瘤的间隙扩大以尽量减少对周围组织的损伤。具体操作方法是:在影像学引导下把千叶针穿刺至肾肿瘤周围合适的潜在组织腔隙,注入 5% 葡萄糖注射液约 50ml 左右,注入液体总量的把控原则是,周围组织不会因为热消融而受到损害;然后使用相应的影像学方法确定周围组织或器官与消融靶区的距离。水分离有助于保护肠道、胰腺、肺、肝脏以及膈肌和胸壁避免受到不必要的热损伤。若器官与靶区分离效果不理想,可以适当改变患者体位来帮助其进一步分离。使用含有造影剂的液体来分离组织有

助于进一步识别分离程度。

肾肿瘤消融术中要密切监测患者生命体征的变化,如肿瘤靠近肾上极,由于有潜在损伤肾上腺的风险,尤其要注意患者的血压变化。

第八节　肾肿瘤射频消融治疗的并发症

目前大多数研究者证实 RFA 在治疗肾肿瘤方面安全性高。一项多中心研究报道,RFA 并发症的发生率约为 8.3%,其中 6% 为轻微并发症,2.8% 为严重并发症。总体而言,RFA 的并发症发生率低于开放性肾部分切除术(13.7%)和腹腔镜下肾部分切除术(33%),并发症主要包括:

一、出　　血

最常见的是出血,发生率约为 6%,常为自限性,可发生于肾周间隙和(或)集合系统,具体可表现为肾周血肿、血尿(镜下或肉眼)。多为自限性,多不需要治疗。肿瘤越大发生此并发症的可能性随之增加,中央型肾肿瘤发生概率较外生型大。肾周血肿的发生率为 2%~5%。术前良好的定位、术中密切的动态监视以及术后密切观察生命体征的变化是预防和早期发现出血并发症的主要方法。

二、感　　染

虽然采取无菌操作,仍有 0~2% 的感染发生率,糖尿病或者免疫力低下的患者发生感染的风险会更高,因此术后预防性使用抗感染药物是合理的。

三、气　　胸

穿刺电极误入胸腔可导致气胸,发生率较低。少量气胸不需要特殊处理,中至大量气胸可影响患者肺功能甚至发生生命危险,术中、术后需注意患者的呼吸情况和血氧饱和度,必要时需行穿刺抽吸或留置闭式引流。

四、邻近器官组织损伤

这类损伤在经皮穿刺时发生率会稍高,电极误入相关脏器可引起不同部位的损伤,如结肠穿孔、胰腺损伤、肝脏损伤等,在熟练掌握 RFA 技术、引导良好的前提下,此类并发症发生率很低。

五、集合系统损伤

如术中 RFA 区域涉及肾集合系统,术后有发生肾盂输尿管狭窄可能。如术中电极置入位置过深达肾盂甚至输尿管水平,或者消融区域离肾盂较近,随着热量的释放,肾盂或输尿管局部会出现灼伤,术后可导致局部的狭窄和积水。如局部灼伤形成瘘道,也有导致尿瘘的风险。偶有出血入集合系统引起肾绞痛的情况发生。如术中发现损伤输尿管,需留置输尿管支架。

六、皮肤损伤

术中高热电极出入皮肤,可导致皮肤及穿刺道的灼伤,出现暂时性疼痛或感觉异常。

七、神经肌肉损伤

RFA 术中电极行经的神经肌肉会受到损伤,部分患者术后会产生局部的感觉和运动异常。

八、高血压危象

如肿瘤位于肾上极,则术中消融的热量有可能传到至同侧肾上腺导致肾上腺的损伤,进而发生肾上腺素和糖皮质激素大量释放入血导致高血压危象的风险。

九、肿 瘤 播 散

穿刺电极到达肿瘤区域之后再拔出的过程,有可能导致肿瘤细胞通过电极种植转移到穿刺道的风险。为了减少上述风险,建议治疗电极垂直放置,术后应该对穿刺路径进行消融。

十、其 他

偶见粘贴负极板处皮肤烫伤等情况。

第九节 肾癌患者多电极射频消融治疗前后细胞免疫功能变化

癌组织及宿主血清中存在某些可溶性抑制因子,能广泛地抑制杀伤细胞群的活性。细胞免疫功能的下降可能导致癌细胞逃避机体免疫系统的监控而得以存活。肾癌患者红细胞免疫功能也明显低下,表现为 RBC-C3bR 率下降,而 RBC-ICR 形成率明显升高。这是因为肾癌细胞产生的抗原物质形成的免疫复合物(IC)大量增加,占据了红细胞膜上的 C3b 受体而使该受体空位及活性下降。红细胞的 C3b 受体 95% 在细胞膜上,活性下降导致其调整促吞噬癌细胞能力降低及循环免疫复合物清除障碍,通过多种机制破坏宿主免疫功能及抗肿瘤能力,从而肿瘤细胞逃脱免疫系统的攻击。

RFA 不仅可直接销毁肿瘤组织,使肿瘤发生凝固性坏死,坏死物质的吸收还可刺激机体抗肿瘤免疫,增强机体免疫力,从而限制残留和原发肿瘤组织的生长。RFA 诱发或增强免疫反应的机制不很清楚。可能为原位肿瘤消融时组织凝固性坏死使肿瘤抗原暴露,大量肿瘤碎块释放,它们可能被机体免疫系统吸收,给机体免疫系统提供抗肿瘤免疫效应的始动抗原源泉。RFA 后可诱发肿瘤特异性的免疫反应。Wissniowsk 等对动物研究发现 RFA 后消融区有大量的有活性的针对肿瘤抗原的 T 淋巴细胞渗透,外周血和肿瘤组织均有大量的真对肿瘤的 T 淋巴细胞反应。说明 RFA 可导致隐藏的肿瘤抗原表达,诱导肿瘤特异性 T 淋巴细胞反应,克服免疫耐受。但大量肿瘤碎块通过自身不足以诱发机体有效抗肿瘤免疫反应,必须有成熟的抗原呈递细胞,树突状细胞的协同是获得性免疫反应的先决条件。此外,肿瘤细胞被杀死后,组织发生凝固性坏死,肿瘤细胞负荷减少,其免疫抑制因子的产生也大大减少,从而改善了免疫功能。

机体抗肿瘤效应主要是 T 淋巴细胞介导的细胞免疫,细胞免疫的状态直接反映机体的抗肿瘤免疫功能,常作为肿瘤患者手术后预后的一种重要指标。因此,检测患者外周血 T 细胞亚群的变化可作为反映机体抗肿瘤免疫能力的一个指标。肾细胞癌患者免疫功能缺陷和紊乱,机体 CD4$^+$ 细胞和 CD4$^+$/CD8$^+$ 明显降低,CD8$^+$ 细胞升高。在化疗-免疫治疗中,早期外周血 CD4$^+$/CD8$^+$ 淋巴细胞比值升高是一项独立的强预后因子。

研究发现,在有转移且对细胞因子治疗有反应的肾细胞癌患者中,治疗后伴随着血和肿瘤组织 T 细胞亚群的相对或绝对增加。VERRA 等进行的转移性 RCC 应用 IL-2、IFN 和粒细胞集落刺激因子治疗的多中心研究发现,其治疗反应和治疗前 CD4$^+$ 细胞的数量有关,而免疫治疗后 CD3$^+$、CD4$^+$ 和 CD8$^+$ 的水平和长期生存关系密切。

第十节　肾肿瘤射频消融治疗疗效评价、术后随访和展望

一、疗 效 评 价

虽然术后穿刺病理活检是明确肿瘤残留和复发与否的金标准,但是其为有创检查,可操作性差。因此,术后定期行 CT 增强扫描或 MRI 增强扫描是检测肿瘤残留和复发的主要方法。根据 2010 年修改版实体瘤疗效评价标准,采用增强 CT 或 MRI 评价 RFA 术后疗效,有条件的可结合 PET-CT 评价疗效。具体包括以下几种情况:

1. 完全消融　肾 CT 或 MRI 增强扫描动脉期,消融区无强化。或 PET-CT 扫描消融区无异常放射性浓聚。

2. 不完全消融(肿瘤残余)　肾 CT 或 MRI 增强扫描动脉期,消融区出现强化。或 PET-CT 扫描消融区出现异常放射性浓聚。

3. 局部肿瘤进展(肿瘤复发)　先前判断为完全消融区内或其相邻部位出现新的强化病灶或异常放射性浓聚区。

二、随　　访

通常肿瘤残留或复发多在 RFA 治疗后 3 个月发现。因此,提示术后随访肿瘤的残留和复发是至关重要的。具体方案是:

1. 治疗结束后第 1、2、3 个月行增强 CT/MRI 检查,检查范围包括原发灶区域和其他有潜在转移风险的部位。

2. 第 3 个月复查若无肿瘤残余或者复发的征象,可间隔 3 个月再次行增强 CT/MRI 检查至一年。

3. 若仍无肿瘤残余或者复发的征象,复查间隔可改为每 6 个月复查一次。

4. 如复查过程中发现肿瘤残余或者复发,需积极治疗,可再次行 RFA 治疗。术后复查按照上述要求重新执行。

三、展　　望

RFA 治疗肾癌已被证实是有效的,且并发症较少,中期疗效与传统治疗方法类似,在被作为一线治疗方法之前,尚需进行长期随访。我们有理由相信,随着经验的积累和射频技术的进步,RFA 将逐渐扩大适应证,造福更多的患者。

（杜　鹏）

参 考 文 献

1. Zlotta AR, Wildschutz T, Raviv G, et al. Radiofrequency interstitial tumor ablation (RITA) is a possible new modality for treatment of renal cancer: ex vivo and in vivo experience. J Endourol, 1997, 11: 251-258.

2. McGovern FJ, Wood BJ, Goldberg SN, et al. Radio frequency ablation of renal cell carcinoma via image guided needle electrodes. J Urol, 1999, 161: 599-600.

3. Park S, Strup SE, Saboorian H, et al. No evidence of disease after radiofrequency ablation in delayed nephrectomy specimens. Urology, 2006, 68: 964-967.

4. Goldberg SN, Solbiati L, Hahn PF, et al. Large-volume tissue ablation with radio frequency by using a clustered, internally cooled electrode technique: laboratory and clinical experience in liver metastases. Radiology, 1998, 209: 371-379.

5. Pereira PL, Trubenbach J, Schenk M, et al. Radiofrequency ablation: in vivo comparison of four commercially available devices in pig livers. Radiology, 2004, 232: 482-490.

6. Zagoria RJ, Hawkins AD, Clark PE, et al. Percutaneous CT-guided radiofrequency ablation of renal neoplasms: factors influencing success. AJR Am J Roentgenol, 2004, 183: 201-207.

7. Yamakado K, Nakatsuka A, Kobayashi S, et al. Radiofrequency ablation combined with renal arterial embolization for the treatment of unresectable renal cell carcinoma larger than 3.5cm: initial experience. Cardiovasc Intervent Radiol, 2006, 29: 389-394.

8. Raj GV, Reddan DJ, Hoey MF, et al. Management of small renal tumors with radiofrequency ablation. Urology, 2003, 61: 23-29.

9. Wingo MS and Leveillee RJ. Central and deep renal tumors can be effectively ablated: radiofrequency ablation outcomes with fiberoptic peripheral temperature monitoring. J Endourol, 2008, 22: 1261-1267.

10. Ho Y, Huang Y, Lin C, et al. Application of radiofrequency ablation of renal VX2 tumors by cooled-tip electrode in a rabbit model. J Endourol, 2009, 23: 677-684.

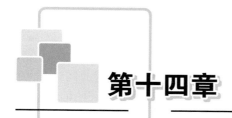

第十四章

肾癌的HIFU治疗

第一节 HIFU 概述

一、简 介

高强度聚焦超声(high intensity focus ultrasound, HIFU),是利用超声发生器分散发射高能超声波,并在体内将超声波能量聚焦在选定的脏器组织区域内,在焦点区域形成瞬间高温,从而既达到杀灭肿瘤,而又对焦点周围组织没有明显影响。此外,HIFU 的空化效应(cavitation effect)和机械效应(mechanical effect)也对焦点处的组织细胞产生一定的影响。HIFU 引起肿瘤组织的病理改变以凝固性坏死为主,同时伴有细胞的变性和凋亡。由于 HIFU 为一种物理治疗,只要在焦点部位能够形成一定的高温,就可对肿瘤细胞造成杀伤作用,因此可用来治疗不同种类的实体肿瘤。目前在临床应用 HIFU 治疗的肿瘤包括前列腺癌、肝癌、肾癌、胰腺癌、膀胱癌、子宫肌瘤、浅表软组织肿瘤等。

二、高强度聚焦超声的发展历程

1927 年,Wood 报道聚焦超声的物理和生物效应,发现超声聚焦后产生热效应。1942 年,Lynn 将 HIFU 作为神经行为学研究的一种实验手段用以损伤组织,发表了有史以来的第一份报道。1950—1960 年 Fry 等通过切除部分颅骨打开声窗,用于治疗帕金森症,因同时出现了治疗该症的有效药物左旋多巴而未能推行。20 世纪 80 年代,Lizzi 等用 HIFU 治疗青光眼等,因同时出现了更为方便的激光疗法而被替代。1996 年,Vallancien 等报道采用 HIFU 方法治疗 25 例浅表膀胱肿瘤,因治疗过程需要麻醉,与 TURBT 治疗膀胱癌比较并无明显优势而未能推行。20 世纪 90 年代中期,法国 EDAP 公司和美国聚焦外科公司分别研制出经直肠治疗局灶性前列腺癌的 HIFU 设备(Ablatherm 和 Sonablate 500),目前已治疗了数千例前列腺癌患者。2004 年,以色列 Insightec 公司生产的 Exablate 2000 获得美国食品药品监督局(FDA)认证,用来治疗子宫肌瘤和乳腺纤维瘤。20 世纪 90 年代后期,中国的 HIFU 发展迅速,多家企业生产的 HIFU 设备获得中国食品与药品监督管理局(SFDA)的批准,在适应证的选择方面由于受到当时认识水平的限制及其他各种原因的影响,导致适应证过宽或不够明确。近年来,随着大家对 HIFU 认识的逐步提高,其应用也越来越规范。

三、高强度聚焦超声的原理

(一) 热效应

由于生物组织的声吸收特性,射入组织的部分超声能量将会变成热能,并使其温度升高。HIFU 能使超声波在人体内传播,使超声能量聚焦于靶区,在很短的时间内(0.5 ～

10 分钟）焦斑的温度可以达到 65～100℃。使靶组织中的细胞发生结构和功能的改变，以达到治疗疾病、改善患者症状的目的。HIFU 治疗的精确性比较高，基本上不损伤正常的组织细胞。超声的热效应与频率密切相关，而且热效应在超声的治疗中起着举足轻重的作用。

（二）空化效应

空化效应是超声波作用于生物组织时所产生的一种特有的物理现象。在液体和软组织中存在一些小气泡（也称为空化核），当做用的超声波的声强和频率超过一定阈值时，这些小气泡就发生振动、膨胀、收缩、崩溃等一系列的过程。小气泡在破裂时可以产生局部的高温（>5000℃）、高压（$>5×10^7$ Pa）、自由基和强冲击波等现象。这些可以导致组织的活性发生变化，破坏生物组织。由于空化效应所致损伤是非可控制性和非预测性的，而且它对组织的作用主要表现为机械性损伤，例如容易引起出血，故在治疗中应控制空化效应。

（三）机械效应

超声波是一种机械波，超声波在生物组织中传播时可以引起生物组织产生弹性振动。声强较小时，振动的幅度与声强的平方根成正比；声强比较高时，组织的机械振动超过了其弹性限度范围，而造成组织的断裂、拉伤和粉碎。

除了以上效应，HIFU 可能尚有以下作用：①破坏肿瘤滋养血管：Yang 等应用高强超声照射肝脏时发现直径小于 0.2cm 的血管可被直接破坏，但对大血管较安全。此外，HIFU 可阻止血管生成因子的产生，破坏再生的内皮细胞及其形成的管腔，在多环节阻断肿瘤血管再生。HIFU 也可使微小血管收缩关闭，损伤血管内皮细胞，形成血栓，使其不能继续向肿瘤供血，有利于防止肿瘤转移；另外，迟发的组织坏死同样可抑制肿瘤的增生和转移，可能由于继发性受照射区微循环破

坏所致。而大血管如腹主动脉管径粗、血流速度较快，应用较长照射时间时，由于血流散热作用不会造成血管损伤。②免疫功能：Yang 等观察到肿瘤原发灶消退的同时，远处转移灶也会发生消退，认为 HIFU 治疗后能提高机体对肿瘤的特异性和非特异性免疫能力。肿瘤细胞的杀伤作用可间接促进辅助性 T3 淋巴细胞的发育、成熟、激活细胞毒性淋巴细胞（CTL）对肿瘤细胞的细胞毒作用，促进淋巴细胞产生细胞因子。Madersbacher 分析 HIFU 治疗后的前列腺标本时发现，围绕凝固性坏死区域的基底分泌性上皮细胞热休克蛋白 HSP27 的表达明显增加，有可能是诱导机体免疫反应重要因子之一。已发现 HSP27 高度表达的乳腺癌细胞能激发外周血淋巴细胞增殖并能增强 B 细胞和 T 细胞对肿瘤细胞的溶解作用。③可作为肿瘤综合治疗的一部分。热疗对放疗有增敏效应（sensitizing effect），主要是因为热疗对血供较差的乏血、乏氧的肿瘤细胞及 S 期细胞更容易产生热蓄积作用而将其破坏，提高放疗的效果，联合使用可减少放疗剂量。很多化疗药物对血供少和代谢静止期的组织细胞不敏感，热疗弥补了化疗的不足，使更多肿瘤细胞进入增殖周期，有利于化疗药物发挥更好的疗效。熊树华等应用 HIFU 与碘油动脉栓塞联合治疗肝癌，治疗后发现，超声治疗剂量可明显减低，可能是肝组织变性后改变了吸收系数，阻断了肝脏的血供，减少了靶区热量的丢失。治疗方法的联合应用减少了治疗时间和发射功率，因此减少了并发症发生的可能性，提高了治疗效果。

四、高强度聚焦超声的临床应用

高强度聚焦超声技术是继激光、γ 刀和 X 刀之后的一种新的、应用更为广泛的治疗肿瘤的方法，既真正无创又能确保组织安全，在临床医学中得到越来越广泛的应用。HI-

FU 技术在治疗肿瘤时,不开刀、不流血,对组织损伤非常小。通过把声能聚焦在病灶区,由于病灶区(也就是焦斑所对应的区域)中的声强度很高,可以使病变组织在很短时间内升温到 60℃以上,肿瘤细胞发生不可逆转性的坏死,达到切除肿瘤的目的。高强度聚焦超声在切除肿瘤时,它的精确性比较高,可以在显微镜下观察到肿瘤细胞和正常细胞之间只间隔了几个细胞。HIFU 技术不仅可以用来治疗浅表肿瘤,更重要的是 HIFU 技术是唯一可以进行深部肿瘤切除的非侵入性治疗手段。在治疗的时候由于焦斑小,时间短,所以受血管散热和人体器官的影响小。

HIFU 技术可以应用于神经外科,Fry 等通过开颅手术和局部麻醉,利用 HIFU 技术治疗了 50 名帕金森综合征的患者,结果比较令人满意,但由于这种手术比较复杂和技术要求比较高,而且后来发现了治疗这种疾病的药物,所以用 HIFU 技术来治疗帕金森的方法没有得到推广和应用。HIFU 技术也可以用在眼科学上,它可以用来治疗青光眼,而且治疗的效果比较好。HIFU 在其他方面的应用性实验研究包括泪腺缺损缝合、眼内肉瘤治疗、视网膜分离、玻璃体充血等实验。HIFU 技术还用于妇科疾病的治疗,如慢性宫颈炎,也可以用来终止妊娠。

五、高强度聚焦超声治疗的优势及局限性

高强度聚焦超声是一种非介入性治疗,创伤小,无放、化疗毒副作用,且可重复进行。大量文献治疗表明,HIFU 治疗后可刺激机体免疫系统,对人体免疫反应产生一定的促进作用。但 HIFU 的临床应用还处于初级阶段,还有许多技术难题急需解决,特别是超声剂量学、无创温度监控、热剂量学等方面技术有待突破,HIFU 在不同疾病治疗中的作用和地位还缺乏多中心随机对照研究资料,HIFU 如何与其他治疗手段进行有效配合等都是值得深入研究的课题。

第二节　肾癌的高强度聚焦超声治疗

目前在临床上治疗的肾肿瘤患者当中,早期无症状的偶发小肾肿瘤的比例越来越高。对于 4cm 以下的肿瘤,约 20% 为良性。尽管在肿瘤大小为 3 ~ 4cm 的肾癌中,约有 26% 的 Fuhrman 分级在 3 级或以上,pT_3 期肿瘤占 36%,8.4% 的患者在发现时已经全身广泛转移,但是大多数小肾肿瘤生长缓慢。有观察表明,低分期、分级的肾癌生长缓慢,常常不能立刻危及患者生命。

对于小肾肿瘤,主动监测是可行的治疗策略之一。但是,有研究表明,肿瘤每增加 1cm,其转移的风险增加 22%。而目前影像学方法并不能区分高危肿瘤,因此目前的观点认为主动监测仅仅适用于某些无法接受手术的特殊人群。

目前小肾肿瘤标准的治疗方法是肾部分切除术,但是这类手术存在一定的围术期并发症,即使是很有经验的专家采取腹腔镜的手术方式也是如此。而近年来小肾肿瘤发病率增长最快的年龄段是 70 ~ 90 岁,65 岁以上肾癌患者的比例增长近 1 倍。这些高龄患者术前伴随疾病较多,肾部分切除的术后并发症的发生率为 21%,其中 50% 以上是医源性原因。老年患者的手术风险增加,2 家欧洲中心的数据显示,80 岁以上老年患者肾根治切除术后围术期死亡率为 15%。因此,相对微创的治疗方式显然更具有优势。

冷冻消融和射频消融可以通过以能量为基础,应用消融技术靶向破坏肿瘤组织,它们已经是相对成熟的方法。小肾肿瘤非常适合作为靶点,因为它们常常是单发的球体,被周围均匀一致的肾实质组织或者肾周脂肪所包

绕。一般说来我们很容易通过经皮穿刺的方法或者腹腔镜的方法接近肿瘤，而组织破坏的实时监测，也可以通过术中温度监测以及超声、CT 或者 MRI 等检查完成。然而，呼吸所引起的肾的运动，以及肾的高血流灌注，也给这类治疗方法提出了巨大挑战。这些方法中，穿刺针刺过肾周筋膜往往立刻引起穿刺通道的出血，可能带来能量丧失的风险以及肿瘤种植的风险。肾内部丰富的血供也使得一般的能量很快被稀释，因此这类消融技术往往局限在周边部位外凸型的小肾肿瘤。

因此，临床上需要一种治疗方法，它应该具有如下特点：作用迅速、有足够安全的边缘；能够对肿瘤病变进行均匀一致的破坏，达到有效控制肿瘤的目的；而且在能量释放的过程中，肿瘤表面覆盖的组织最好能免于损坏；通过体外非接触的方式完成。理论上 HIFU 满足上述这些要求，是一种理想的治疗方法。

目前应用 HIFU 治疗小肾癌主要存在两种方式：体外 HIFU 和腹腔镜 HIFU。两种方法各有优劣，分述如下。

一、体外 HIFU
（Extracorporeal HIFU）

目前为止，有关体外 HIFU 的文献报道尚缺乏大样本量的随机对照研究，相关报道多为试验性研究报道或者是少数病例的回顾性研究。早期一项 II 期临床研究，应用体外 HIFU 治疗 16 例肾肿瘤，其中 2 例为治疗目的，14 例 HIFU 治疗后行手术切除。随访过程中，2 例 HIFU 治疗患者的肿瘤缩小；而在所有 14 例 HIFU 治疗后行手术切除的标本中，都发现了肿瘤残留。Robert 等对 17 例非转移性肾癌进行了 I 期临床研究，并进行了长期随访。患者在 2004—2006 年入组，均为拒绝外科手术或者无法耐受手术治疗的患者。HIFU 治疗在全麻下完成，应用 Model-JC HIFU 系统（重庆 HIFU 公司），术中利用超声定位，应用 0.83MHz HIFU 探头实施。应用超声进行术中定位，便于术前制订计划及术中调整。17 例患者中有 15 例按照标准方案完成了治疗过程，2 例由于治疗野肠道的干扰而放弃治疗，而采取手术切除。所有患者均未出现严重不良反应，而且均在治疗后 24 小时之内出院。8 例患者在术后 12 天的影像学随访过程中发现无消融证据，其中 3 例接受了肾部分切除术，1 例行射频消融。7 例患者 12 天的影像学随访过程中存在消融证据，其中 5 例患者消融范围小于肿瘤范围，也就是消融带完全位于肿瘤之内，而 2 例患者消融带超出肿瘤范围，也就是包含了周围一部分正常肾实质。从另一角度看，4 例完成治疗的完全内生性肿瘤患者中，有 1 例存在消融；相比而言，10 例完成治疗的外生性肿瘤患者中，有 6 例存在消融。而对于肥胖患者（BMI 大于 30kg/m^2）未见消融。最终 10 例患者仅接受了 HIFU 治疗而且获得长期随访（平均随访时间 36 个月）。8 例患者转归较好，所有患者肿瘤中心位置无强化，而在病变周围形成很薄一层新月样强化环。在 6 个月随访时消融野平均减小 18%，在最终随访时肿瘤直径平均缩小 30%。

超声波在不同的组织中间传播，在两种差异的组织层面之间会存在衰减。超声波从探头到达肾要经过多个不同的组织层面：皮肤表面、胸廓、腹壁肌层和肾周脂肪。因此，体外 HIFU 最主要的困难就是如何保证声波能量到达靶病灶时没有明显衰减。这也是体外 HIFU 失败率较高的原因。呼吸运动也会影响超声波的能量传导，从而影响治疗效果。腹腔镜 HIFU 似乎能够解决上述问题，但是相对于体外模式，增加了创伤，具体情况将在下节介绍。

二、腹腔镜 HIFU
（Laparoscopic HIFU）

为了克服腹壁及胸廓对 HIFU 治疗作用的影响，研究者设计出与腹腔镜下探头相连接的 HIFU 传感器,这样可将其直接作用在肿瘤表面。

　　早期 Paterson 等人利用动物模型,对腹腔镜 HIFU 做了初步尝试。他们对 13 头猪的单侧肾病灶进行 HIFU 治疗,之后切除肾了解治疗效果。结果发现,治疗侧与非治疗侧的分肾肌酐清除率无明显差别,13 个肾中有 1 个未发现 HIFU 治疗后改变,而其余 12 个肾靶病灶都出现了均匀一致的坏死改变,并与周围正常组织界限清晰。基于以上研究,学者改进了探头设计,开始 I 期临床研究。最初在两例肾癌根治术之前应用腹腔镜 HIFU 治疗,结果显示肿瘤区域出现了不可逆的组织热损伤。之后又对平均直径 2.2cm 的小肾肿瘤进行了腹腔镜 HIFU 治疗尝试,治疗后行腹腔镜肾部分切除,根据标本评估 HIFU 治疗效果。在最初的两例肿瘤标本可以发现,在与探头紧邻的 1～3mm 组织仍可见活性肿瘤组织。显然这是由于探头与组织紧贴,探头无法汇聚足够的能量。在之后的病例中,将探头调整至距离肿瘤 7mm 以外,这一问题得到解决。Ritchie 等在动物实验的基础上,对 12 例患者先进行腹腔镜 HIFU 治疗,之后接受腹腔镜根治性肾切除或者腹腔镜肾部分切除,其中 1 例患者因伴随疾病较重,只接受了腹腔镜 HIFU 治疗,而未进行进一步的手术切除。同样经过能量调整,在治疗第 4 例患者后,取得了比较稳定可靠的结果。随访期间也没有发现局部复发或者远处转移的患者。

　　腹腔镜 HIFU 在动物实验及早期临床研究中安全、有效,具有可行性。目前仍缺少大样本量的临床研究证实其治疗效果,值得我们进一步研究。

（关有彦）

述　评

　　在过去的 30 年中,肾癌的流行病学及临床表现发生了显著的变化。肾肿瘤发生率的增加以及腹部影像学检查的广泛应用使得肾肿瘤的发病率和早诊率显著提高。值得注意的是,老年人群发病率增加的最多,65 岁以上患者人群所占比例增加近 1 倍。这种变化也给泌尿外科医生提出一个问题:如何更好地处理肾肿瘤?尤其对于那些偶然发现的小肾肿瘤。有研究表明,对于低级别低分期的肾癌,由于肿瘤生长很慢,实际上并不能立即威胁患者生命。此外对于 3cm 以下的肿瘤,仅有 5% 会同时存在转移病灶;而对于 2cm 以下的肿瘤,几乎无同时出现转移病灶。因此小肾肿瘤主动监测是一种可行的治疗选择。

　　但是,由于影像学检查并不能鉴别高危肿瘤,所以目前大多数学者认为主动监测仍是少部分患者、即不能手术患者的选择。对于 T₁ 期肿瘤,肾部分切除相对于肾根治切除能够更好地保护肾功能,控制肿瘤的效果相当。因此,是比较合理的选择。然而,21% 的肾部分切除术会出现手术并发症,而 80 岁以上患者接受肾根治切除术围术期的死亡率高达 15%。因此,对于小肾肿瘤患者,尤其是高龄人群,更加微创的治疗方法似乎是更好的治疗选择。冷冻治疗和射频消融是相对成熟的治疗方法,中期数据显示肿瘤控制满意。一项对 1300 例患者的荟萃分析显示,冷冻治疗和射频消融的局部复发率分别为 5.2% 和 12.9%,远处转移发生率分别为 1% 和 2.5%。

　　HIFU 治疗小肾肿瘤尚在探索阶段。对于体外 HIFU,它可以相对准确地定位肿瘤,使病变组织产生均匀一致的坏死,达到治疗目的,没有手术切口,对周围组织损伤小。理论上来说,应该是比较理想的治疗方法。但是由于患者呼吸运动以及胸廓的阻挡,HIFU 治疗的成功率较低,可能由于定位不准确而造成肿瘤残留。因而目前没有广泛应用于临床。而对于腹腔镜 HIFU,现有的动物实验及早期临床研究表明,腹腔镜 HIFU 可以将探头直接置入肿瘤表面,定位准确,肿瘤残余可能性小,疗效确实,术后并发症少,在临床上应该有一定的应用前景。但其缺点是患者仍需要麻醉,同时需要建立腹腔镜操作空间,存在一定的穿刺孔损伤。

可见,目前肾肿瘤的 HIFU 治疗由于其技术的局限性,并不完美,两种方法均存在一定的缺陷,尚不能广泛开展。但是,随着技术的进步以及设备的创新,我们有理由相信,HIFU 作为一种相对无创的治疗方法,可能成为小肾肿瘤患者的一种治疗选择,尤其适用于那些高龄、伴随疾病较多而无法耐受传统手术的患者。

随着我国逐步步入老龄化社会,高龄肾癌患者必将逐步增多。因此,探索一种微创、有效、安全的治疗方法,是我们泌尿外科医生的责任和义务。

（李长岭）

参 考 文 献

1. 熊六林.高强度聚焦超声(HIFU)治疗肿瘤原理及临床应用现状.中国医疗器械信息,2009,15(3):17-25.

2. 刘亚慧,林书玉,郭树琴.高强度聚焦超声的原理和应用.现代生物医学进展,2008,8(7):1344-1349.

3. 苏海兵,邹建中,王智彪.高强度聚焦超声肿瘤治疗技术原理.中华肝胆外科杂志,2011,17(3):271-275.

4. Olweny EO, Cadeddu JA. Novel methods for renal tissue ablation. CurrOpin Urol, 2012 Sep, 22(5):379-384.

5. Klingler C, Margreiter M, MarbergerM. New ablative treatments for small renal masses:HIFU ablation. Arch Esp Urol,2013 Jan-Feb,66(1):79-89.

6. Ritchie RW1,Leslie T,Phillips R,et al. Extracorporeal high intensity focused ultrasound for renal tumours:a 3-year follow-up. BJU Int,2010 Oct,106(7):1004-1049.

7. Ritchie RW1,Leslie TA,Turner GD,et al. Laparoscopic high-intensity focused ultrasoundfor renal tumours:a proof of concept study. BJU Int,2011 Apr,107(8):1290-1296.

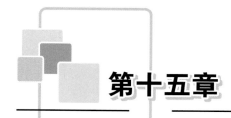

第十五章

肾癌的冷冻治疗

肾肿瘤的发病率在泌尿、生殖系统中仅次于膀胱肿瘤，且肾肿瘤多数为恶性，其中以肾细胞癌最为常见，约占肾肿瘤的80%左右。在过去二十年间，肾细胞癌的治疗发生了巨大的转变。在此期间，低级别肾肿瘤的数量急剧增长，这得益于现代影像学技术的广泛应用和精细化。这促使泌尿外科医生打破传统、探索更加微创的治疗方案，其中包括保留肾单位手术和肾消融技术。与肿瘤特异性相关的生存率、对肾功能的保护、避免与治疗相关的发病率和以患者为中心的生活质量的保证，共同构成了我们对肾细胞癌治疗的最终目标。

目前肾肿瘤的主要治疗手段仍然是手术治疗，特别是肾部分切除术在局限性的单侧肾小肿瘤治疗中具有独特的优势。研究表明，对于肿瘤直径小于4cm的肿瘤，和传统的肾根治性切除术相比，肾部分切除术可以使患者获得更高的肿瘤特异性生存率（大于95%），而且在对肾功能、心脏功能的保护和患者的总体生存率方面更具优势。此外，令人关注的是，肾部分切除术可以有效避免对惰性肿瘤和良性肿瘤的过度治疗，因为有接近20%的在影像学上有恶性表现的体积较小的肾肿瘤最终经病理证实为良性肿瘤。所以，到目前为止，对于在影像学上有强化的体积较小的肿瘤，肾部分切除术是治疗的最佳方案。

然而，手术治疗创伤大、并发症多，对于双侧肾癌、孤立肾肾癌或已并发对侧肾功能中、重度损伤的肾癌以及年老体弱的患者适用性较差，具有更高的风险，手术步骤对术者的技术亦有更高的要求。所以，对于位置较表浅、级别较低的肾肿瘤，为了尝试寻找一种可行的更加微创的治疗方案，原位肿瘤消融术应运而生。与肿瘤切除手术相比，局灶性消融治疗具有众多优势。首先，肾肿瘤消融术后并发症更少，复发率更低，术后康复时间更短。其次，前瞻性的研究通过术后随访发现，消融治疗对肾功能没有明显的影响。尽管有少量的肾实质损伤发生，但因为肾门血管在消融治疗中不需要阻断，所以肾缺血性损伤得以避免。

目前，肾恶性肿瘤的局部消融技术主要有冷冻消融（cryotherapy）、射频消融（radiofrequency ablation，RFA）、微波凝固（microwave coagulation therapy，MCT）、激光间质热疗（laser interstitial thermo-therapy，LITT）及高强度聚焦超声（high-intensity focused ultrasound，HIFU）等。其中冷冻消融以其针对性强、疗效确切、创伤小、安全独特的优越性得到广泛应用。

第一节　冷冻治疗的机制

冷冻用于治疗肿瘤已有很长时期,1845年英国 Arnott 报道用冷冻的破坏作用治疗癌症,开创了冷冻治疗恶性肿瘤的先例和尝试。19 世纪后叶及 20 世纪初由于液态气体的制成,如液氮、液氧、液态空气、液氦等,冷冻外科在肿瘤治疗方面有了一定的发展。1961年,Cooper 应用液氮制成了能控制冷冻范围的液氮冷冻机,以极低温度治疗肿瘤,使冷冻消融技术得到迅速发展。我国冷冻消融技术虽然起步晚,但进展迅速,成就显著,具有广阔的发展前景。

冷冻消融治疗是应用高压、常温氩气及氦气在直视或在影像导引下利用探针作用于肿瘤区域,通过低温、冷冻、复温导致靶区凝固性坏死,以获得治疗疾病的目的。有关冷冻治疗肿瘤的机制,目前仍存在争议,许多研究人员根据实验及临床所得到的研究结果,提出许多冷冻损伤机制:①冰晶形成理论(ice formation theory),冷冻时细胞内外可以形成冰晶,造成细胞膨胀,相互挤压,引起细胞损伤,在融化过程中,细胞内的小冰晶聚成大冰晶,促使细胞坏死。②细胞脱水(cell dehydration),冷冻可以造成细胞内外渗透压的改变,引起细胞脱水,从而改变细胞内蛋白质的理化特性,酶的活力失活,造成细胞中毒和死亡。③生物膜伤害理论(biological membrane damage theory),冷冻时能引起细胞膜脂蛋白变性,细胞膜破裂,造成细胞损伤。④局部血液循环障碍理论(theoretical obstacle of local blood circulation),冷冻可以导致血液瘀积和微血栓的形成,引起局部缺血,造成细胞损伤。目前认为冷冻导致生物细胞死亡是多因素作用的综合结果,在一定的低温冷冻条件下,冷冻通过对单个细胞的直接损伤及术后几小时到几天通过毛细血管造成的间接损伤,使肿瘤细胞发生不可逆的凝固性坏死,从而达到治疗肿瘤的目的。冷冻对细胞的直接损伤是指低温时细胞的代谢与结构发生改变。伴发细胞内 pH 的改变、蛋白质的变性和细胞膜的破坏。冷冻温度达 0℃ 以下时,细胞间质内冰晶形成,细胞内外电解质改变、胞膜两侧渗透压平衡被打破,继而导致细胞脱水、细胞膜的损伤,-50℃ 至 -60℃ 时细胞内形成冰晶,通过机械损伤造成细胞的直接死亡。冷冻通过脉管系统造成的损伤包括冷冻后小血管收缩,毛细血管迅速闭塞,微循环停止,细胞由于缺血而死亡。

近年来,人们发现冷冻肿瘤可以产生免疫反应,包括以巨噬细胞和 NK 细胞为主的非特异性免疫及以 Treg 淋巴细胞减低、CD4+ T 淋巴细胞增多、CD4+,CD8+ T 细胞比例升高为主的特异性细胞免疫。Ferguon 提出冷冻可以改变肿瘤细胞,增强其抗原性,对原发肿瘤冷冻手术亦产生不同程度的免疫反应,并证明冷冻获愈的动物出现较强的免疫力,可以抑制同肿瘤株的生长。上海医科大学实验动物冷冻免疫观察:冷冻 hepatoma-22 实体瘤,除原瘤生长受抑制外,还可能产生抑制再植肿瘤生长的肿瘤特异移植免疫,此种能力大致在冷冻后 10 天较显著。有关冷冻免疫的问题目前仍存在一定的争议,有待更进一步的实验及临床研究。

第二节　冷冻治疗的发展历程

利用低温将组织破坏的概念是由英国医生 JamesArnott(1797—1883 年)提出的。他成功利用冰、盐混合物对宫颈癌和乳腺癌进行局部冷冻治疗并取得成功。在随后的几十年间,研究人员开发出了更复杂的、重复性更好、更容易处理和应用的局部冷冻剂。1963年,来自纽约的神经外科医生 Irving S. Cooper 推出了一种能够使深部组织达到-196℃的探针。利用加压液氮,这种探针用来消融治疗无法手术的脑肿瘤,以及对帕金森病患者丘脑部分进行治疗。Cooper 的创新理念开创了冷冻治疗的新纪元,它使得更大体积的肿瘤在更短的时间内被定位,并成功地和可重复地接受消融治疗。

尽管 Cooper 的经验从原则上对冷冻消融术进行了论证,但是冷冻消融术对腹盆腔肿瘤的实用性被没有马上被发觉。早期的制冷剂输送系统无法可靠地控制组织坏的程度,因为大家普遍缺乏对冷冻探针使用的熟练度,而且监测冻结过程的系统并不可靠。因此,治疗往往会引起不可逆的副损伤,所以该技术瞬时被人们所抛弃。直到术中超声实时图像引导下冷冻消融的发展才使消融治疗成为一个安全和可选的治疗方案。

术中超声的应用解决了许多前述的不足之处。首先,超声是了解患者解剖结构的一个很好的手段,病灶的大小和部位可以直观地了解到,而且整个肾的全貌可以看到,可以发现一些隐蔽的转移灶或卫星灶。其

次,可以通过观测探针头部的回声做到精确探针穿刺。最重要的是,整个冷冻治疗过程可以通过回声改变监测冰球的边缘从而监测整个冷冻治疗过程。在动物实验中已经证实,细胞坏死的区域和超声观察到的冰球的范围有密切关系,所以外科医生现在可以在没有附带损伤的情况下精确定位并杀死肿瘤。

拥有了影像技术的引导,另一个对冷冻消融术有里程碑意义的事件是引入氩气冷冻治疗系统。在 20 世纪 90 年代中末期,冷冻消融术仅仅能使用效率较低的液氮冷冻治疗系统。随后研究人员开发出了新的氩气冷冻系统,该系统利用焦耳-汤姆森定律(高压惰性气体在迅速变为低压气体时可获得低温)获得-185.7℃的低温。该系统所需要的治疗时间更短,使用更精细的穿刺探针,探针可以在腹腔镜下使用或结合术中超声使用;也可以在 CT、MRI 或超声引导定位下对受治疗组织行经皮穿刺。目前市场上能买到的大多数冷冻消融治疗系统(CryoHit, GalilMedical, Plymouth Meeting, PA; CryoCare, Cryo-Care CS, Endocare, Irvine, CA; SeedNet, Oncura, Philadelphia, PA)都使用上述的氩气冷冻治疗系统。

第三节　冷冻治疗的途径

冷冻消融可由开放、腹腔镜及经皮途径进行,其中以腹腔镜及经皮途径占多数。腹腔镜下冷冻消融(laparoscopic cryoablation, LCA)可以精确地定位肿瘤,并可在直视和使用可控超声探针的情况下监测冰球的形成,能使冰球精确的超出肿瘤边缘 1cm 以保证病灶的完全坏死。相比之下,经皮冷冻消融(percutaneous cryoablation, PCA)主要在 CT、MRI 或超声的监测下进行,尤其适用于位置偏后的肿瘤。其优点除了微创外,还有住院时间短,止痛药的需求少和性价比高。超声

花费少,但在治疗过程中,不断增长的冰球边界表现为后伴声影的低回声区,以致难以确定后方及侧方的边界,影响了对消融范围的判断,而且在肥胖患者身上使用时分辨率较低,限制了其目前的应用。MR 可提供清晰的病灶成像,但它需要全身麻醉和昂贵的与 MR 兼容的冷冻系统。CT 不要求全麻,且能够在置针及形成冰球过程中实时清晰成像,因此是目前公认最合适的影像监测手段。由于低密度区域的边界在 CT 上对应于 0℃等温线,为了达到可靠坏死效果,冰球要明显大

于肿瘤。PCA另一个潜在缺陷是治疗位置靠前的肿瘤时容易伤及结肠,有学者通过注射生理盐水形成所谓的"盐水保护窗(salino-ma window)"有效地解决了这个问题。

第四节 冷冻治疗的临床应用

接受冷冻消融治疗患者的纳入标准:①一般状况差、体质较弱、年龄较大不能耐受开放性手术的肾癌患者;②希望保留部分肾功能不愿进行开放性肾全切除术者;③无肝脏、肺、淋巴结等远处转移;④患者血生化、血常规、凝血功能检查正常;⑤无心肌梗死和心功能不全病史;⑥无严重的肾功能不全;⑦无心、肝、脑功能障碍;⑧无明显恶病质及出血倾向者。

手术方法

1. 术前准备 根据病变的位置让患者采取不同体位,手术全程行心电、呼吸频率、血压和血氧饱和度监测,治疗过程中采用温毯加热防止患者体温降低,避免冷休克的发生。常规建立输液通道。

2. 操作步骤 穿刺前行增强CT扫描明确肿瘤的血供情况及肿瘤位置,在增强CT图像上设计穿刺点和穿刺路径,常规消毒、铺巾,并以2%的利多卡因10ml进行局部穿刺点麻醉,根据病灶大小选择冷冻针数目,病灶大小与冷冻针数量成正比。原则上冷冻探针起始数为2根,病灶最大径≥3.0cm的病灶,瘤径每增加1.5cm增加1根冷冻针,但冷冻探针实际数目需要在CT扫描下,根据病变的解剖位置及冰球形成情况进行增减。在不降低疗效的前提下尽量减少冷冻探针数,以减少肾包膜的损伤。穿刺路径尽量选择在肿瘤边缘与肾皮质最短距离的肾凸面进针,避免穿刺肾盂。布针后开启氩氦冷冻系统(argon helium cryoablation system),保证氩氦气体适当压力,冷冻消融一般模式为:冷冻10分钟,复温3分钟,重复冷冻1次。冷冻过程中每间隔5分钟,对冷冻区域扫描1次,监测低密度冰球的大小,密切观察有无肾盂及肾外周围组织器官的损伤,同时注意监测有无

冰球破裂和出血。肾实质肿瘤根治性治疗时,冰球要完全覆盖病灶并且超出边缘>1.0cm。冷冻完成后复温所需时间以能够无阻力、无创地拔出冷冻探针为准。病变邻近肾盂、肾盏、输尿管、肠管、脾脏等重要结构时,密切观察冰球形成情况,可通过缩短邻近探针的冷冻时间达到病灶的"差时"冷冻,改变冰球的形状,避免重要结构的冷冻损伤,防止血尿、脾出血、尿瘘及肠瘘等严重并发症。

3. 术后处理 冷冻完成后即刻行CT扫描评价冷冻结果,对于冰球覆盖病灶不满意时,可适当增加冷冻时间或增加冷冻探针数量来达到理想的冰球覆盖。增强CT显示肿瘤内血供较丰富者,拔针前给予多次氦气复温,促进肿瘤内凝血,预防出血。拔针后根据CT扫描图像观察。肾周有无高密度影及判断有无出血及粗略估计出血量。术后较大量出血者,增强扫描显示肾动静脉受累者应立即给予介入栓塞治疗,少量及中等量出血者可先行静脉内输注2IU凝血酶和(或)1mg特利加压素(terlipressin),密切观察血压变化及有无血压持续性下降。10分钟后再次行CT扫描。术后24小时内患者严格卧床休息,行心电监护观察血压、血氧饱和度,观察有无血尿及腹部进行性疼痛加重,必要时行CT平扫或增强扫描观察有无活动性出血。对怀疑有慢性隐性出血者,要急诊检查血常规观察红细胞计数、血红蛋白等。

在冷冻消融过程中组织破坏的充分性和可重复性取决于几个参数:

1. 治疗温度(treatment temperature) 实验数据表明,只有达到一定的阈值温度才能将肿瘤细胞充分杀伤。虽然对冷冻消融治疗的敏感性取决于受治疗组织,但据估计,能够使组织遭受不可逆损伤的温度大约在-20℃

与-50℃之间。在一般情况下,正常肾组织在-19.4℃可出现坏死,而肿瘤细胞死亡则需要更低的温度,这可能与肿瘤细胞的多纤维特征有关。富含胶原蛋白和弹性蛋白的组织对冷冻的耐受性更好。由于这个原因,肾集合系统和肾血管可较好的耐受冷冻治疗而没有远期的并发症。相反地,尿道、肠管和输尿管则对冷冻敏感,如果保护措施不当的话,可能出现狭窄、脱落和穿孔。现代冷冻消融设备可以将核心治疗温度设定在-130~150℃之间。目前,肾冷冻消融治疗的最小优选治疗温度为-40℃或更低。

2. 双冻-融循环(freeze thaw cycle)　动物体内试验最早证明单个冷冻-复温循环可以将正常组织细胞杀死。然而,在针对小动物肿瘤模型的实验中,单次冻融循环在对于组织消融和肿瘤局部控制的充分性和双冻融循环相比处于劣势。这一发现是由 Woolley 等通过前瞻性比较 16 只狗的雌性模型分别接受单或双次冻融循环治疗所得出的结论。接受双冻融循环的模型液化坏死的区域显著更大和更充分。因此,双冻融循环是目前肾肿瘤冷冻消融治疗的标准化方案。

3. 确定充分的消融区域(ablation area)　Campbell 等研究表明,达到了在不断变化的冰球边缘内 3.1mm 处可以达到上述临界温度-40℃(已证明可致组织坏死)。为了保证肿瘤完全被消融并且边缘包含一部分正常组织,通常需要在实时成像监测下将冰球范围扩大到肿瘤边缘外 5~10mm。此外,可在肿瘤边缘定位热敏元件,以确保边缘可以达到足够的处理温度(-40℃)。与单探针消融设备(例如射频消融)相比,多探针设备的优势在于放置多个探针在不同的位置共同塑造冰球,并通过这些探头,提供不同的能量,从而使目标温度达到一致。目前,肾肿瘤的冷冻消融应当在实时成像监测下进行,消融的范围应该超过肿瘤边缘 1cm。

4. 治疗持续时间(treatment of continuous time)　关于冷冻消融治疗中冷冻的最佳时间数据很少。Auge 等进行了一项前瞻性研究,他们对 9 只雌猪分别给予 5、10 或 15 分钟冷冻治疗。治疗结束后,对标本进行组织学检查,发现接受 5 分钟治疗的猪组织坏死不充分和术后出血更多。接受 15 分钟治疗的群组,表现出均匀和一致的坏死,但组织断裂的概率较高。接受 10 分钟治疗的群组细胞死亡充分且并发症少。虽然冷冻的最佳持续时间目前尚无定论,但根据我们的临床经验,多数肿瘤接受 8~10 分钟的初始冻融循环和大约 6~8 分钟的第二冻融循环处理后能够达到较理想的效果。

5. 主动与被动复温(active and passive rewarming)　现代氩气为主的冷冻治疗装置在冰球形成以后采用氦气主动解冻组织,或者终止氩气供应,使组织被动解冻而不需要使用氦气。虽然主动解冻更高效,缩短了手术时间,但很少有数据能说明在组织破坏方面,主动和被动解冻哪个更具有优越性。Woolley 等所做的实验研究表明,两者在组织破坏的程度和再生性方面没有明显差异。相反地,Klossner 等却得出了不同的结论。他们利用人前列腺癌细胞 PC-3 和 LNCaP 的培养物测试冷冻手术的结果发现,被动解冻由于增加的溶质在-30~-20℃时影响和增加了重结晶从而使组织遭受更大的破坏。但是并没有前瞻性的临床研究提到这一结果。笔者更倾向于在第一个冻融循环中使用被动解冻,使低温持续较长的一段时间。在第二个冻融循环中我们使用主动解冻,这样可以使探针拔除后所出现的出血尽快得到解决。

冷冻消融技术在临床的应用已较成熟,最初由 Delworth 等于 1996 年经开放途径治疗 2 例孤立肾肾肿瘤,取得良好疗效,且术后患者无明显不适。此后陆续有应用开放式、腹腔镜下或经皮途径冷冻治疗肾肿瘤的报道。

Weld 等对 31 例患者(36 个肿瘤)进行了肾肿瘤 LCA 治疗。平均手术时间 2.9 小时,平均估计失血量 97ml。活检结果证实其中 22 个肿瘤为恶性，14 个为良性。肿瘤平均大小 2.1cm。3 年肿瘤特异性存活率为 100%，没有发生转移。1 例患者术后出现出血及漏尿，保守治疗后好转。

Lehman 等回顾总结了 44 例患者（51 个肿瘤）行 LCA 的治疗结果。将这 44 例患者依肿瘤大小分为两组。第一组 23 例患者的 30 个肿瘤，平均大小 1.8cm（范围：0.7 ~ 2.8cm），术后平均随访 9 个月，没有复发及并发症；第二组 21 例患者的 21 个肿瘤，平均大小 4cm（范围：3.0 ~ 7.5cm）。共有 13 例并发症（62%），包括 2 例死亡。最常见的并发症是出血（38%）。平均随访 11 个月，有 1 例（4.8%）复发。作者认为 CA 治疗小于 3cm 的肾肿瘤是安全且有效的，但治疗较大的肿瘤时疗效降低。

Atwell 等在 CT 引导下行 PCA 治疗 110 例患者（115 个肿瘤），平均肿瘤大小 3.3cm，其中 90 个活检发现有 52 个（58%）为肾癌，术后 3 个月随访影像学显示 3 个残余瘤，治愈成功率达 97%。其中肿瘤大于 3cm 的 40 例患者进行了 40 次 PCA 治疗，其中 38 次（95%）获得技术性成功。明显的并发症发生率为 3%。3 个月或更长时间（平均 9 个月）的影像学随访了其中 26 例（65%）患者，未发现局部肿瘤复发或肿瘤进展。

Weight 等研究了肾肿瘤射频消融术（ra-diofrequency ablation，RFA）后影像学发现与病理生理学的联系。总共 88 例患者（109 个病灶）进行了 RFA，同时有 176 例患者（192 个病灶）进行了 CA。6 个月后两组的影像学成功率分别为 85% 和 90%，134 个病灶取活检后发现 RFA 组的成功率降为 64.8%，而 CA 组成功率仍高达 93.8%。RFA 组 13 例活检阳性的患者中有 6 例在术后 6 个月随访 MRI 或 CT 上未见增强，而 CA 组所有活检阳性患者均在影像学随访上有明确增强。

Finley 等回顾性地研究了行 CA 治疗的 37 例患者（43 个肿瘤），其中 24 个肿瘤行 LCA，19 个在 CT 引导下行 PCA。经过对比发现，LCA 组手术时间明显长于 PCA 组，总并发症发生率低，但镇痛药需求较高。5 例要求输血的出血病例都使用了多重探针。两组分别随访 13.4 个月（LCA 组）和 11.4 个月（PCA 组）后，肿瘤特异性生存率均为 100%，治疗失败率分别为 4.2% 和 5.3%。

Lin 等评估了单侧多发肾肿瘤行腹腔镜下肾部分切除术（laparoscopic partial nephrectomy；LP）和 LCA 的结果。14 例患者（28 个肿瘤）行 LP，13 例患者（31 个肿瘤）行 LCA，没有病例改行开放或肾切除术。结果显示两组的并发症发生率、肾功能结果和中期肿瘤特异性生存率都相似。

第五节　冷冻治疗的并发症

并发症的发生率各家报道不同，都缺乏大规模循证医学的证据。

肾是富血供器官。肾血流量占全身血流量的 1/4 ~ 1/5，肾皮质的血流量占肾血流量的 80%，且血流速度较快，因此冷冻探针穿刺部位集中在瘤内及瘤周的肾皮质，在穿刺过程中应尽量避免或减少肾皮质部分的损伤。尽管有少量的肾实质损伤发生，但因为肾门血管在消融治疗中不需要阻断，所以肾缺血性损伤得以避免。当出现较大量出血后应积极采取血管内介入栓塞，降低失血性休克发生的概率。对术前 CT 增强扫描显示在消融过程中极易损伤到供血动脉的患者，建议术前行相应供血动脉的介入栓塞，并在术前进行血型测定以利于出现较大量出血后及时配血输血。此外，当肾出血时，肾的被膜可起到一定的阻挡减缓出血的作用，因此，在冷冻计划时，要尽可能地减少冷冻探针数和使用细探针，降低对肾和被膜的损伤。肾透明细胞癌实质部分在 CT 增强皮质期强化较明显,说明血供丰富。因此,在穿刺冷冻后可发生出血。但较损伤到肾实质血管发生的出血还是较少,可在缓慢拔出冷冻探针的过程中采取多次氦气复温,尽可能在拔出的针道中形成凝血块减少针道内出血。冷冻后临床上无特殊要求时应尽量避免穿刺活检,因活检后可导致血管切割伤出现较大量出血。冷冻后复温过程中由于冰球内外温差较大,冰球可发生张力性断裂,造成肿瘤内的供血血管和正常肾实质内的血管断裂而发生出血,肿瘤内的少量出血可通过多次积极复温减少冰球内外温差,从而降低发生冰球破裂的机会;肾实质内的血管断裂发生的大出血要积极采取栓塞治疗。术后当冰球未完全融化时,患者由手术台到病房的搬运过程中,因冰球与周围正常肾组织间存在较大的硬度差,患者体位的改变可诱发冰球边缘断裂及肾被膜的撕裂造成活动性出血。因此,手术完成后CT扫描显示冰球全部融化方可改变及移动患者体位。对于肿瘤血供异常丰富的患者建议行术前栓塞来预防出血。

病变邻近肾盂、肾盏、输尿管、肠管、脾脏等重要结构时,应密切观察冰球形成情况,可通过缩短邻近探针的冷冻时间达到病灶的"差时"冷冻,改变冰球的形状,避免重要结构的冷冻损伤,防止血尿、脾出血、尿瘘及肠瘘等严重并发症。

经腹腔镜肾肿瘤冷冻消融术的主要并发症包括出血和邻近脏器的损害。在操作过程中不慎将低温的冷冻探针或者冰球接触到了肠道等内脏表面时,就可能引起非常严重的并发症。完全性肠梗阻,肾盂输尿管移行部狭窄、梗阻、胰酶的损伤等在过去的文献中也都有过报道。但是与经腹腔镜肾部分切除术相比,经腹腔镜肾冷冻消融术后出血的发生率较少。另外 Carvalhal 等回顾了 22 例肾肿瘤患者冷冻消融术后随访平均约 20.6 个月,患者术前、术后的血清、尿肌酐水平,收缩期、舒张期血压无明显差别,可见冷冻消融术对于心、肾功能的损害很小,总体来说是一种较为安全的治疗方法。

此外,皮肤冻伤、感染、穿刺道种植转移、房颤、术中肠道损伤、需要保守治疗的呼吸窘迫、侧腹部疼痛、感觉异常、肌红蛋白尿等也有过报道。

与肝组织不同,肾组织较脆且血供丰富,肾盂也极易受冷冻损伤,在手术操作中应避免误伤正常的肾组织并与肾盂保持一定距离;因此,病例选择时,此项治疗只适应于那些病灶位于肾周围或向外生长的孤立肾肾癌,或是伴有下腔静脉癌栓及远处转移的大肾癌,这在一定程度上也限制了患者的来源。肾癌组织血供较丰富,直接穿刺后要尽快冷冻,手术结束后一定要用止血绫彻底填塞止血,以避免术后出血。对于孤立肾肾癌慎用肾动脉栓塞,应超选择供应肿瘤的小血管分支动脉栓塞,尽可能保护正常肾组织。

第六节 展 望

肾肿瘤冷冻消融术与肾部分切除术相比较具有以下确切的优点:出血少,不需要行肾蒂钳夹,很少引起肾局部缺血梗死,不会牵涉肾结构重建的技术难题,不会引起尿瘘。与外科手术相比,冷冻消融术显而易见的优势是能够更好地保护肾实质,避免了肾集合系统及肾组织结构重建。氩氦刀冷冻治疗孤立肾肾癌或无法手术的肾癌,操作简单、安全,时间短,术后恢复快,住院时间短。大量试验及临床实践证明,肾肿瘤冷冻消融术是安全的,可行的,它能快速缩小肿瘤,改善患者症状,减轻患者痛苦,提高生存质量,保证综合治疗疗效,具有放化疗不可替代的地位。从肿瘤学的角度讲,冷冻消融术最主要的问题是手术治疗有效的标准尚未明确。文献中也没有统一的标准定义冷冻消融术后肿瘤的复发。Adam 等将术后横断面扫描图像无强化、肿瘤体积减小定义为手术有效，手术失败包括术后≤6 个月内发现肿瘤消融不完全及术后 6 个月以后发现肿瘤复发、影像上显示强化。大多数文献作者将影像学检查无强化定义为肿瘤治疗有效。但是，有研究明确指出，即使对于没有强化的部分肿瘤，术后活检仍能检测到肿瘤组织。国内史德刚等提出对于靶区的消融疗效应该提出新的评价标准，即结合影像学和病理学制定的标准。研究显示，术后手术区域常规活检的缺失可能导致高估了手术有效率。事实上，基于大多数小肾癌的惰性特征，术后长期随访（例如 10 年）预防临床及放射学复发是必要的。总之，冷冻消融术是治疗小肾肿瘤（small renal masses，SRMs）可选择的手术方式之一，其临床效果也已得到肯定。但手术后迹象、生物学意义、局部血供改变对患者即时和远期疗效的影响亟待解决。冷冻消融术目前仍缺乏长期的临床随访资料来进一步考察临床疗效，如何认识和评价冷冻消融术治疗在肾肿瘤临床治疗中的远期疗效，如何设计冷冻消融术后的辅助放疗、化疗方案，如何认识冷冻消融术对患者细胞免疫功能的调控及其分子生物学机制，如何设计不同肿瘤的最佳冷冻消融术手术方式和术程，今后还任重道远。

尽管患者易于耐受消融治疗，与根治手术相比，技术难度上更小，但是对肿瘤的疗效一直存在质疑。一项最近的 Meta 分析表明，与肾部分切除术相比，冷冻消融术（RR = 7.45）和射频消融术（RR = 18.23）存在更高的肿瘤复发概率，但在这三组患者之间，在出现远处转移的概率方面没有明显差异。但是，在研究中对肿瘤复发的定义并没有统一的标准，而且并不是所有的病例都得到术后病理的证实。

不断发展的技术，包括治疗定位系统，更丰富的治疗经验，以及患者选择权的权重不断增加，可能促使肾消融技术作为肾肿瘤治疗的一个不错的选择。事实证明冷冻消融术在临床上的广泛应用必将为人类的健康作出重大贡献，具有广阔的发展前景。

（郝钢跃）

参 考 文 献

1. Klatte T，Mauermann J，Heinz-Peer G，et al. Perioperative，oncologic，and functional outcomes of laparoscopic renal cryoablation and open partial nephrectomy：a matched pair analysis［J］. Journal of Endourology，2011，25(6)：991-997.

2. Venkatesan A M，Wood B J，Gervais D A. Percutaneous ablation in the kidney［J］. Radiology，2011，261(2)：375-391.

3. Berger A，Kamoi K，Gill I S，et al. Cryoablation for renal tumors：current status［J］. Current opinion in urology，2009，19(2)：138-142.

4. Weld K J，Figenshau R S，Venkatesh R，et al. Laparoscopic cryoablation for small renal masses：three-year follow-up［J］. Urology，2007，69(3)：448-451.

5. Lin Y C，Turna B，Frota R，et al. Laparoscopic partial nephrectomy versus laparoscopic cryoablation for multiple ipsilateral renal tumors［J］. European urology，2008，53(6)：1210-1218.

6. Schmit G D，Atwell T D，Callstrom M R，et al. Ice ball fractures during percutaneous renal cryoablation：risk factors and potential implications［J］. Journal of Vascular and Interventional Radiology，2010，21(8)：1309-1312.

7. Tsivian M，Chen V H，Kim C Y，et al. Complications of laparoscopic and percutaneous renal cryoablation in a single tertiary referral center［J］. European urology，2010，58(1)：142-148.

8. Mues A C，Landman J. Results of kidney tumor cryoablation：renal function preservation and oncologic efficacy［J］. World journal of urology，2010，28(5)：565-570.

9. 王波，郑军华. 冷冻消融治疗肾癌新进展［J］. 中华腔镜泌尿外科杂志(电子版)，2011，(1)：59-61.

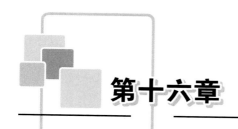

第十六章

肾癌的微波治疗

作为一种新的治疗方式,热消融(thermal ablation)已经越来越广泛地用于肿瘤、心律失常、静脉曲张和月经过多等多种疾病的治疗。常用的热消融能量源包括射频电流、微波、激光和聚焦超声,它们可以通过开放手术、腹腔镜、导管介入以及经皮穿刺等多种方法置入病患处进行操作。而影像学则是热消融进行治疗、导引和疗效评估过程中不可缺少的辅助工具。本章仅对微波消融治疗肾肿瘤的临床应用进行介绍。

第一节 微波的物理特性及其在肿瘤消融治疗应用中的特点

微波(microwave)是宇宙中最古老的光,在宇宙刚刚380 000岁的天空上,它就显示着微小的温度涨落,对应着天空中局部密度的细微差异,代表着所有的未来结构,是当今恒星与星系的种子。微波的频率在300～3000GHz之间,由于其频率比一般的无线电波频率高,通常也称为"超高频电磁波(electromagnetic wave)",是无线电波中一个有限频带的简称,其波长在10m～1mm之间,是分米波、厘米波和毫米波的统称。从现代微波技术的发展来看,一般认为短于1mm的电磁波(即亚毫米波)也属于微波范围,而且是现代微波研究的一个重要领域。作为一种电磁波它也具有波粒二象性(wave-particle dualism),其量子的能量为$199×10^{-25}$～$1.99×10^{-22}$焦耳。其基本特性表现为穿透、反射和吸收。对于玻璃、塑料和瓷器,微波几乎是穿越而不被吸收,而水和食物等就会吸收微波而使自身发热,而对金属类物质,则会反射微波。目前微波已经广泛应用于雷达、通信、

"主动回避系统(ADS)"射线武器、微波炉、等离子发生器、无线网络系统、传感器系统以及医疗领域。

微波在医疗领域的应用主要是通过其对生物体的热效应(thermal effect)和非热效应(non thermal effect)两个特点决定的。微波对生物体的热效应是指由微波引起的生物组织受热而对生物体产生的生理影响。局部组织温度升高后可以使局部血管扩张,并通过热调节系统使血液循环加速,组织代谢增强,白细胞吞噬作用增强,促进病理产物的吸收和消散;而当组织温度过高、蛋白出现不可逆变性时,组织则会出现变性、坏死。

微波的热效应主要通过以下三方面实现。

首先,热效应主要是生物体内极性分子在微波高频电场的作用下反复快速运动而生热。人体组织中含有大量的水分,而水分子是极性分子,它在快速变化的高频电磁场(微波)作用下,其极性取向将随着外电场的

变化而变化,造成水分子自旋运动效应,此时微波场的场能转化为介质内的热能,使组织内温度升高。

其次,体内离子在微波作用下振动也会将振动能量转化为热量。微波具有良好的穿透性,当微波透入介质时,由于微波能与介质发生一定的相互作用,以微波频率 2450GHz 为例,它可以使介质的分子每秒产生 24 亿五千万次振动,介质分子间互相产生摩擦,引起介质温度升高。其特点是使组织内部和外部几乎同时加热升温,大大缩短了常规加热中的热传导时间。

最后,一般分子也会吸收微波能量后使热运动能量增加。如果生物体组织吸收的微波能量较少,它可借助自身的热调节系统通过血液循环将吸收的微波能量(热量)散发至全身或体外。如果微波功率很强,生物组织吸收的微波能量多于生物体所能散发的能量,则引起该部位体温升高。物质吸收微波的能力,主要由其介质损耗因数来决定。介质损耗因数大的物质对微波的吸收能力就强。相反,介质损耗因数小的物质吸收微波的能力也弱。水分子属极性分子,介电常数较大,其介质损耗因数也很大,对微波具有强吸收能力。而蛋白质、碳水化合物等的介电常数较小,其对微波的吸收能力比水小得多。因此,对于组织来说,含水量的多少对微波加热效果影响很大。

根据上述微波热效应产生的原理,在实践中微波对组织的升温是瞬时的,速度快。另一方面,在频率稳定的情况下,微波的输出功率随时可调,组织升温可无惰性的随之改变,不存在"余热"现象。此外微波在生物体内传播时,当其场强减弱到初始场强的 37% 时,微波深入生物体内的距离被称为透入深度。透入深度随频率的降低而增加(频率低时热损耗少),随组织含水量的增加而减小(水分子为极性分子,它能大量吸收微波能量)。所以同样功率、同样作用时间、频率越

低的微波在组织内作用的范围就越大,而同样功率、同样作用时间、同样频率时,含水量越多的组织微波作用范围就越小。微波上述的热效应特点与临床中治疗不同疾病以及准备获得的效果之间密切相关。

微波的非热效应是指除热效应以外的其他效应,如电效应、磁效应及化学效应等。在微波电磁场的作用下,生物体内的一些分子将会产生变形和振动,使细胞膜功能受到影响,使细胞膜内外液体的电状况发生变化,引起生物功能的改变。微波干扰生物电(如心电、脑电、肌电、神经传导电位、细胞活动膜电位等)的节律,会导致心脏活动、脑神经活动及内分泌活动等一系列障碍。对微波的非热效应,人们还了解的还不很多。当生物体受强功率微波照射时,热效应是主要的;一般认为,功率密度在 $10mW/cm^2$ 者多产生微热效应。且频率越高产生热效应的阈强度越低;长期的低功率密度($1mW/cm^2$ 以下)微波辐射主要引起非热效应。

在应用微波消融治疗肾肿瘤时主要是利用微波的热效应,频率主要包括 2450MHZ、915MHZ、433MHZ 三种。但目前对治疗不同组织肿瘤的最佳使用频率还没有确定的研究结果。通过超声或 CT 引导、腹腔镜或开放下将连有微波发生器的微波消融针准确定位到肿瘤内,利用高频电磁波使组织中的极性分子旋转振荡,高速运动摩擦产生热量,由于肿瘤细胞对热的耐受能力比正常细胞差,在 60～100℃下组织蛋白出现变性凝固,导致肿瘤细胞不可逆的坏死,从而达到治疗的目的。此外,微波消融还可使肿瘤周围的微血管和动脉闭塞,从而形成一缺血反应带,使之不能向肿瘤组织供血,从而可能在治疗时达到防止肿瘤转移的目的。

从机体的整体来看,热疗破坏的细胞还可以作为抗原刺激机体产生抗体,提高免疫能力。Duan 等报道了对 10 例脾功能亢进患者行微波消融治疗并监测其外周血免疫功能

的变化,结果示:B 细胞、CD3⁺和 CD4⁺的淋巴细胞比例增加,CD8⁺、CD4⁺/CD8⁺的淋巴细胞和 NK 细胞未增加。Dong 等对 82 例肝癌患者行微波消融治疗,术前和术后对肿瘤组织进行免疫组织化学研究示:消融组织区及其周围组织中有 CD3⁺T 细胞、CD56⁺NK 细胞及巨噬细胞的浸润,未发现 B 细胞浸润。Torigoe 等报道热疗可以促进机体的热休克蛋白(heat shock proteins)的合成,从而刺激并增强机体的先天和获得性免疫力,促进机体

杀灭肿瘤细胞。Youn 等报道热损伤可引起机体内的巨噬细胞释放多种细胞因子和炎症介质包括白介素-1、白介素-2、肿瘤坏死因子等。此外,高能热量治疗还可引起 P53 的变化,从而诱导肿瘤细胞的凋亡。这些结果提示我们,微波消融治疗肿瘤时并不单单是通过组织局部的消融作用,同时还可能诱导机体全身的免疫反应而对肿瘤细胞产生杀伤作用。而这对放、化疗反应不佳、但对免疫治疗有效的肾细胞癌来说,可能尤为重要。

第二节　微波消融治疗肾肿瘤

肾癌是泌尿系统最常见的、恶性度最高的肿瘤之一,其发病率占我国泌尿系肿瘤的第二位,占全身恶性肿瘤的 3%。根据文献报道,2011 年美国将近有 60 000 的新发肾肿瘤病例。在过去的 50 年中,肾肿瘤的发病率上升了一倍。随着肾肿瘤发病率的升高、现代诊断技术及人们健康意识的提高,很多肾癌被早期发现,其治疗方法也逐渐从根治性肾切除术逐步倾向于保留肾单位的手术治疗。Kim 等对肾癌根治性和保留肾单位的手术治疗效果进行了荟萃分析,结果显示保留肾单位手术的患者生存率高,术后引起慢性肾功能不全的风险小。这种手术变化可以更好地保护肾功能,减少了对患者的创伤。近年来随着肿瘤能量消融技术的发展,射频、冷冻、微波、激光、高能聚焦超声等技术逐渐应用于肾肿瘤的微创治疗,成为一种新的保留肾单位手术的治疗方式。微波消融术作为肿瘤能量治疗方法的一种,已广泛用于肝癌、肺癌、子宫肌瘤、胰腺癌、前列腺癌、骨肿瘤、甲状腺癌、乳腺癌等实体肿瘤的临床治疗,并已显现出其良好的治疗效果。

与其他消融能量相比较,微波具有很多不同的特性。其中最重要的是微波可以穿透各种类型的组织以及非金属材料,包括水蒸气、脱水的干燥组织以及粉末化组织。而射

频、激光和超声在不同组织中的穿透能力不同,特别是它们会被热消融后的组织所影响。例如射频电流会被含气组织所阻碍,例如肺脏;在应用射频治疗过程中,当其射频针周围组织温度达到 100° 以上时,其阻抗会迅速增高,从而抑制其后射频电流的消融作用。只有当射频针周围组织冷却、再度水化、或者是人工应用含离子的液体灌注后,射频才会对这些组织再次产生治疗效果。对于激光和超声来说,它们作用周围组织的高温,同样会抑制这些能量的进一步应用。然而在微波治疗过程中并不会受到这类影响,这也是在热消融治疗中微波更具吸引力的地方。

其次,与其他能量相比,即使在高血流灌注的地方,微波也可以直接给组织提供更多的能量。体内研究发现,在直径约 3mm 左右的血管旁,射频电流的能量就无法影响组织,但是微波却仍然可以发挥其热消融作用。而且研究还发现,在总输出能量相同的情况下,微波对于肝、肺和肾的作用也会优于射频。并且在体内时微波的高能量、短时间作用效果还要优于其在体外的效果。这也是它远优于其他消融能量的地方。

再次,微波的波长和穿透性也适合应用于不同的组织。在 915MHz 和 2.45GHz 的频率下,微波可以穿透 2~4cm 的大多数种类

组织。而对于射频能量来说，它在离开射频电极后会迅速衰减，所以射频更适合电凝组织或热消融治疗小体积的肿瘤。而激光的散射和衰减在组织中也非常迅速，并且与激光的波长密切相关。

但是微波能量并非没有缺点，对作用组织升温快、范围广，意味着其作用范围不能像其他能量那样精确。从监测其作用的方面来看，由于能量起效快，所以进行实时监测也非常困难。此外，微波从发生器传导过程中，也会使传播通路过热，为了降低这种可能对周围组织的热损害，就需要降低能量输出，或者是将通路降温。目前使用的微波针内部降温系统，可以降低微波在这方面的不利作用。

在 20 世纪 70 年代，微波技术应用于临床，开始主要用于外科术中止血。1988 年日本久留米大学第二外科首先试用微波凝固灭活肿瘤治疗，取得成功后，在日本全国推广。日本福冈市国立医院九州医疗中心对 300 多例肝癌微波凝固治疗后，3 年生存率为 81%，5 年生存率为 69%，与手术切除效果相差无几。1989 年，国内开始开展植入式微波治疗肝癌的临床研究，并报道了植入式微波治疗肝癌的手术方法，简化了肝脏切除技术，在不阻断肝门的情况下，解决了半肝切除不出血、减少医源性扩散。将中、晚期肝癌切除率从 20% ~ 42.5% 提高到 74.7%。经过治疗，患者半年以上生存率为 75%，延长了患者生命，为中、晚期肝癌提供了一种新而有效的治疗手段。1998 年，上述研究者通过改变了辐射电极芯线的材料和裸露长度，不仅使凝固体积显著增大，凝固形态接近球形，并使电极的组织匹配性等技术指标大大改进。实验结果提示，在功率 60W 作用时间 300 秒条件下，可形成稳定的 3.7cm×2.6cm×2.6cm 的凝固体，这一组合至今仍广泛应用于临床治疗，为经皮微波凝固治疗（percutaneous microwave coagulation therapy，PMCT）在临床中的广泛应用奠定了基础。如今的冷循环技术

可以在微波天线里内置循环冷媒，使微波天线杆温度降至 37℃ 以下，防止烫伤皮肤，降低患者术中痛苦，提高了手术的安全性。

目前，因心、肺、肝功能不全等原因不能实施手术的原发性肿瘤（尤其是肝、肺等实质性肿瘤）、转移性癌灶、术后复发性癌灶和多发性癌灶、因位置原因不能手术切除或术中不能完全切除的肿瘤，已经越来越广泛的应用微波消融治疗（microwave ablation therapy）。此外，对于拒绝传统手术治疗或者是为提高生存质量、延长晚期肿瘤生存时间的患者也可以通过微波消融治疗而获益。

但是目前针对微波消融治疗肾癌的基础与临床研究均较少。2009 年，Zhang 等报道将 VX-2 肿瘤细胞植入 26 只兔肾，制作肾癌动物模型，然后将其分为微波消融治疗、根治性切除治疗和不处理三组，结果示微波治疗的有效率为 83%（10/12），微波治疗组的生存率和根治性治疗组无明显差别但显著高于未治疗组，血清肌酐值在微波治疗组未增加但根治性治疗组明显上升。Hope 等对活体猪的肾进行微波消融研究，应用微波频率为 915MHz，以消融的能量和时间为变量，能量强度分别为 20、30、40、45、50、60W，时间为 2、4、6、8、10、15、20 分钟，结果显示 45W、10 分钟组的消融范围最理想。2011 年，Sommer 等报道了组织灌注对微波消融范围的影响，以猪的肾为模型，利用温度控制装置将微波消融的温度控制在 110℃，保持 80 秒，结果示中断肾血流的一组消融的体积为（6.7±1.0）cm^3，而未阻断的一组为（3.3±1.2）cm^3。

2007 年，Clark 等首次发表了有关微波消融术应用于人体肾癌研究结果。此项研究利用 1 ~ 3 根水冷循环微波针在 60W 的能量下对肾癌组织消融 10 分钟，然后测量被消融肿瘤组织的大小。结果显示利用一根和三根微波针消融的平均范围分别是 4.1cm×2.7cm×2.2cm 和 5.7cm×4.7cm×3.8cm，然而利用一根和三根射频探针消融得到的范围

只有 1.4 ~ 2.4cm 和 2.2 ~ 6.3cm,后者明显小于前者。射频和冷冻需进行多个序贯治疗才能达到微波消融产生的消融范围。组织病理显示微波消融的区域无残留的肿瘤组织。2008 年,Liang 等发表了对 12 位经过严格筛选的肾细胞癌患者直径为 1.3 ~ 3.8cm 的肾癌组织进行微波消融治疗的初期研究。其中 2cm 以下的肿瘤使用一根微波针,2cm 及以上的肿瘤使用两根微波针,以 50W 的功率平均消融 500 秒。组织病理示肿瘤组织均被消融,未见明显并发症,在随后 11 个月的随访中也未发现肿瘤残留和复发,肿瘤消融区域控制良好而且体积变小。2010 年,Carrafiello 等总结了 12 位接受微波治疗的肾癌患者资料,肿瘤直径为 1.7 ~ 2.9cm(平均 2.0cm),所有患者经过平均 6 个月的随访,结果显示临床有效率为 100%,未发生严重的并发症或副作用,影像学检查也未显示肿瘤的复发。2011 年,Castle 等对 10 位接受微波消融治疗的肾癌患者做了 18 个月的随访调查,肿瘤直

径为 2.0 ~ 5.5cm(平均 3.65cm),使用的微波为 915MHz、45W,结果显示肿瘤复发率为 38%(3/8),术中和术后的并发症发生率分别为 20% 和 40%。此项研究中,肿瘤直径较大,其中 50% 的肿瘤侵犯了肾的集合系统而且肿瘤位置较深。2011 年,Muto 等报道了将腹腔镜与微波消融联合应用于肾肿瘤的治疗。对肿瘤直径 1.3 ~ 4.2cm(平均 2.75cm)的 10 位患者,首先利用微波对肿瘤进行消融,然后在腹腔镜下切除消融后的肿瘤组织。手术过程中未出现明显出血,术后组织病理示消融区的肿瘤组织完全坏死,无残留。术中和术后未出现明显并发症。2012 年,Yu 等对 46 位接受微波消融治疗的肾癌患者做了中期回顾性分析,肿瘤直径为 0.6 ~ 7.7cm(平均 3.0±1.5cm),消融的频率为 2450MHz,功率为 50W,平均消融时间为 10 分钟,结果示治疗的有效率为 98%(48/49),3 年的总生存率为 97.8%,未出现严重并发症(表 16-1)。

表 16-1 微波消融治疗肾癌的临床研究

研究者	引导途径	病例数 (肿瘤数)	肿瘤平均大小 (范围 cm)	随访时间 (月)	有效率	复发率	并发症	功率/频率
Liang P	US	12(12)	1.3 ~ 3.8	11	100%	0	0	50W/2450Hz
CarrafielloG	US	12(12)	2.0(1.7 ~ 2.9)	6	100%	0	0	45W/915Hz
Castle SM	CT	10(10)	3.7(2.0 ~ 5.5)	18	NA	38%(3/8)	30%	45W/915Hz
Muto G	CT	10(10)	2.8(1.3 ~ 4.2)	13	100%	0	0	45W/915Hz
Yu J	US	46(49)	0.6 ~ 7.7	20.1	98%	0	0	50W/2450Hz

备注:US(ultrasound-guided) CT(computer tomography-guided) NA(not available)

综上所述,根据目前有限的随访研究显示,微波消融治疗对于经过选择的肾癌患者有效率很高、肿瘤复发率和并发症发生率均低。对于肾癌的最大直径<8cm(尤其适合小肾癌,直径<4cm)、无远处转移及肾静脉瘤栓形成;双侧肾癌;孤立肾;肾功

能不全;肾癌复发;腹腔粘连严重难以行外科手术的患者微波消融治疗尤为适宜。此外,曾行肾部分或根治性肾切除的患者、移植肾肿瘤、Von Hippel-Lindau 遗传病引起的多发性肾肿瘤等也是肾癌治疗指南推荐的适应证。

第三节　微波消融治疗肾肿瘤的相关设备

微波消融治疗肾肿瘤需要的设备包括两方面，一方面是肿瘤穿刺活检设备，一方面是微波消融设备。基础微波消融系统一般由三部分组成：微波发生器、能量传导系统和天线。目前为解决轴杆传输过程中发热的问题，循环冷却系统也成为了天线的重要组成部分之一。

一、肿瘤穿刺活检设备

无论是开放、腹腔镜、或者是经皮穿刺肿瘤进行消融治疗，均需要在影像学引导下进行，以求位置精准、效果良好。一般来说，CT和超声均可应用，但是由于便携、方便、易于掌握等原因，超声在外科系统更为常用。

超声检查是通过压电效应产生的机械波、穿过耦合剂到达皮肤、进入人体，这些超声波在人体内纵向垂直传导，对人体组织产生压缩和拉长作用，部分超声波反射回传感器，而传感器则将这些机械信号改为电信号重新传到回机器，迅速重建并实时更新图像。临床常用的超声检查方式包括灰阶超声、多普勒超声、谐声超声和三维超声等。在检查方面，常用的B型超声可以反应多数器官的二维图像，而谐声超声通过谐声原理，可以将常规灰阶超声减噪，增加图像的清晰度，多普勒超声则可以反应器官的血流、或者是尿液流动的信号，在检查一个脏器时，将他们联合使用往往可以获得更多的信息。

术中一般结合彩色多普勒超声仪及低频超声探头（2~3.5MHz）。目前常使用的是小曲率半径凸阵探头，探头与皮肤接触面积小，扫描角度大，不仅能够实时显示整个进针过程及针尖确切位置，而且监测盲区小（图16-1）。

为了获得更佳的穿刺位点，精确的穿刺肿瘤，一般需要使用导向装置。可以使用专门为介入超声设计的穿刺探头，也可以使用与超声探头配套的穿刺适配器，也就是通常所说的穿刺架（图16-1）。

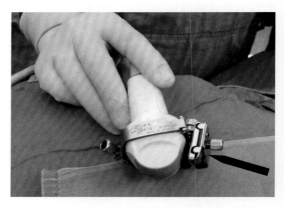

图 16-1　小曲率半径凸阵探头，箭头所指为穿刺架

在影像学引导下，将穿刺针置入待检部位，之后进行操作就可以获得病理学标本。穿刺活检针（biopsy needle）包括抽吸针和切割针两类，抽吸针直径细，对组织损伤小，但只能获得细胞学和细菌血标本，一般很少用于肾组织的活检。切割针（图16-2）直径粗，对组织损害大，并发症相对多，但是可以取到

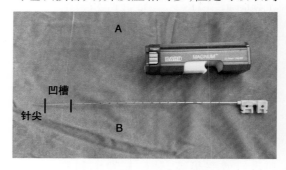

图 16-2　全自动切割式活检针

A 为穿刺把手；B 为穿刺针，需要注意的是，穿刺针尖端没有凹槽，尖端后的凹槽是切取组织的部位，需要将其盲端全部刺入带穿刺组织后，再激发穿刺枪，才能够使其后方的凹槽充分取到活检的组织柱

较多的组织,进行病理学检查。

二、微波消融设备

磁电管或者是固态能量源均可以作为微波发生器(microwave generator)(图 16-3)。目前常用于临床肿瘤微波消融的频率为 915MHz 或者是 2.45GHz。但仍然没有文献报道哪种频率对肿瘤的治疗作用会更好,但是在同样功率和作用时间内,915MHz 的微波消融范围会更广。此外,由于微波的穿透特性,与射频消融相比较,并且被其消融的组织不产生炭化,热池效应降低,消融范围更广。图 16-4 是在活体肾试验中微波和射频消融时周围组织温度的变化情况,微波可以使周围组织增温更快,温度更高。

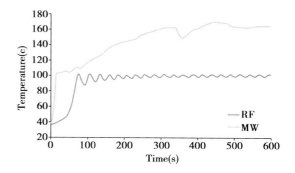

图 16-4　在活体猪肾试验中,将测温探头置于距离探针 0.5cm 处,分别测得的射频(RF)周围组织温度,以及微波(MW)周围组织温度。微波周围组织温度升高速度更快,温度更高

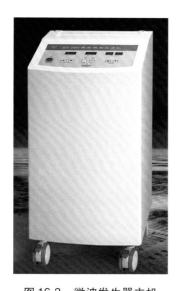

图 16-3　微波发生器主机

微波能量产生后,通常通过同轴传输线(图 16-5)传输到作用天线(图 16-5)。同轴传输线有着良好的传播特性,但是随着其传输线直径的降低,能量损失会增多,从而造成传输线温度增高。所以在应用过程中如何降低传输线的直径、同时并不导致传输线损伤性高温的产生非常重要。为了降低这种可能对周围组织的热损害,就需要降低能量输出、

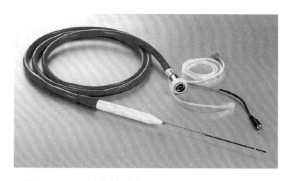

图 16-5　同轴传输线与作用天线(微波穿刺针)

短时间多次穿刺消融治疗、或者是将通路降温。目前使用的微波针内部降温系统,可以降低微波在这方面的不利作用。目前常用的水循环系统(图 16-6)是应用水泵,让冷却水在轴杆内循环(图 16-6),带走热量,以降低对周围组织的热损伤。在应用过程中,需要注意同轴传输线接头处不得接触液体,这样会造成机器故障。

微波天线(微波消融穿刺针)是将能量作用于组织的最终、也是最重要的组件。消融的区域和范围与天线本身的形状和微波天线的多寡密切相关。例如同样的单针和多针消融微波热场不同,并且消融形状也不同(图 16-7),所以对于体积较大的肿瘤来说,应用多针穿刺更加快速和可靠。

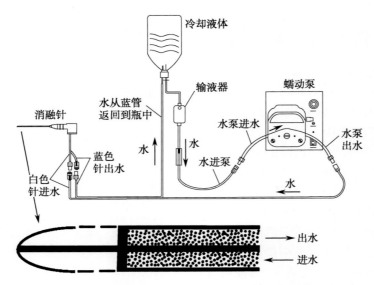

图 16-6　在同轴传输线内部,使用水冷降温系统,可以降低微波可能对周围组织的热损害,所以真正能够起作用的微波穿刺针是头端的天线部分

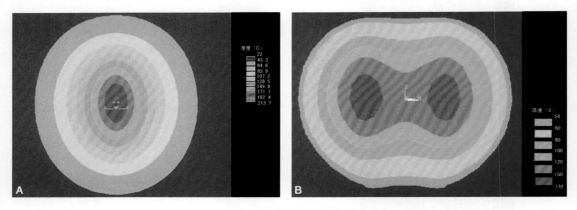

图 16-7　微波热场分布图

A 所示为单针的微波热场,B 所示为双针同时作用组织的微波热场。所以同样的功率与作用时间,单针穿刺两次的效果较双针同时穿刺要差

目前为了使微波消融治疗肿瘤的流程更加合理化,设计出了微波消融针检测仪(图 16-8),该装置可以在体外测定消融针是否做功。所以在最后准备穿刺前,务必应用该装置检测微波消融针是否做功,以避免不必要的穿刺损害。

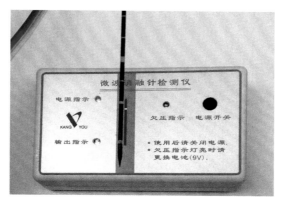

图 16-8　波消融针检测仪
应用微波消融针穿刺患者前,先开机、在体外检
测消融针是否做功,然后再行穿刺

第四节　微波消融治疗肾肿瘤的临床应用

微波消融治疗肾肿瘤的途径很多,主要可以分为影像学引导(image guidance)下经皮肾肿瘤穿刺消融、腹腔镜下肿瘤消融、开放手术下肿瘤消融以及肿瘤消融联合肿瘤切除手术等几类方法。实际上即使在腹腔镜或者是开放手术直视下,也往往需要应用超声定位,确定穿刺位置以及检测消融范围。所以超声影像检查贯穿微波消融治疗肾肿瘤的始终。以下我们简述一下临床应用方法。

一、手术适应证

目前主要适用于直径≤5cm 恶性肿瘤的根治性治疗,和>5cm 恶性肿瘤的姑息性治疗,以及良性肿瘤的治疗。但是由于肾为泌尿器官,且血供丰富,为了避免大血管和肾盂对消融范围的影响,微波消融治疗对于外凸性肿物的治疗效果会更好。此外,对于以下情况,尤为适宜。

1. 遗传性肾癌;

2. 孤立肾肾癌;

3. 肾功能不全患者肾癌;

4. 双侧肾癌;

5. 高龄、一般情况差、高手术风险患者的肾癌;

6. 根治性肾切除术后、肾部分切除术后肿瘤原肾/或原位复发,术区粘连,手术难度大的的患者;

7. 其他部位肿瘤转移至肾的转移瘤;

8. 复发肿瘤无法切除,为缓解症状进行治疗。

二、手术禁忌证

1. 无法纠正的凝血功能障碍;

2. 肾静脉或下腔静脉瘤栓;

3. 穿刺部位感染;

4. 肿瘤毗邻空腔脏器。

三、术　前　准　备

1. 超声及 CT 的影像学检查,必要时进行泌尿系统三维重建以及肾动脉三维重建;

2. 患者心、肺、肾功能、凝血功能及血、尿常规等的评估;

3. 患者全麻术前 12 小时禁食,4 小时禁水；

4. 器材准备。

四、操作步骤

（一）经皮肾肿瘤消融治疗步骤

1. 麻醉　局麻下操作患者痛苦，一般建议静脉全麻下进行。

2. 体位　根据患者的一般情况，肿瘤位置和预穿刺位置，可以采用平卧、斜仰卧、侧卧或俯卧位。

3. 常规消毒，普无菌巾。

4. 根据患者肿瘤的大小、位置、数目选择穿刺针，对于肿瘤直径大于 4cm，形状不规则、属于姑息治疗、无法切除的肿瘤，可选择

2~3 针多针同时穿刺。

5. 结合术前影像学检查，应用超声检查确定肿瘤位置，之后应用多普勒超声确定肿瘤血管供应、再应用灰阶超声在穿刺定位装置引导下穿刺（图 16-9）。

6. 应用穿刺活检针穿刺肿瘤组织，需要注意的是：首先要避免穿刺坏死组织，以防无法获得有效地病理组织；其次避免穿刺大血管，避免出血量增多、或者是大出血；穿刺针尖一般有 0.7cm 的盲端、非活检区，穿刺时该部位针尖需要穿刺进入目标组织后再激发活检针、进行穿刺，否则无法获得完全的组织柱、或者是针尖被弹出，导致活检失败。

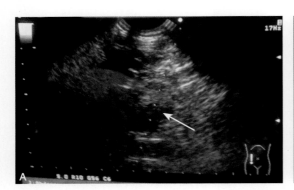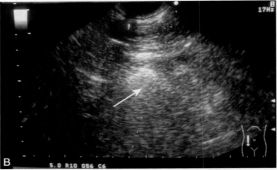

图 16-9　右侧近肾盂肿瘤的微波消融治疗

A. 箭头所示为低回声肿物；B. 为穿刺消融过程中，由于消融所产生的气泡，肿物区域转变为高回声。需要注意的是高回声范围并不代表消融范围，具体消融范围需要根据微波做功的时间和功率来确定

7. 检测所选用微波穿刺针工作良好，尖刀切开皮肤约 2mm，应用微波穿刺针穿刺肿瘤，如直接穿刺，由于微波消融针较粗，有折断的可能；微波消融针前方的天线务必全部穿刺进入肿瘤组织，微波消融范围均以天线为中心计算；微波消融范围见下表（表 16-2）。微波消融治疗结束后，应用 40 瓦功率、做功下、缓慢撤出消融针，以保护针道周围组织。如需多次穿刺，可以在超声监视下再次穿刺肿瘤进行消融。

8. 应用超声检查周围组织无异常。应

用创可贴覆盖伤口。

9. 术毕、送检标本，患者回恢复室观察。

（二）腹腔镜下肾肿瘤消融治疗（开放手术下应用微波消融治疗肿瘤步骤与其大致相同，不作另述）

1. 患者麻醉、体位、消毒、铺无菌巾、建立后腹膜腔等同经后腹膜腔、腹腔镜肾手术。

2. 清除腹膜外脂肪，暴露 Gerota 筋膜（图 16-10）。

3. 剪开 Gerota 筋膜，暴露肾周脂肪（图 16-11）。

表 16-2　不同功率 2450Hz 微波消融范围(针前极 1.1cm,长 18cm,外径 1.9mm)

消融范围 (横径/长径+前冲)cm	消融时间(min)					
	3	5	8	10	12	15
20	(1.0~1.2)/ 1.5+0.3	(1.2~1.5)/ 1.8+0.3	(1.5~1.8)/ 2.2+0.3	(2.0~2.2)/ 2.5+0.3	N	N
30	(1.2~1.5)/ 1.8+0.3	(1.5~1.8)/ 2.2+0.3	(2.0~2.2)/ 2.5+0.3	(2.2~2.5)/ 3.0+0.5	N	N
40	(1.5~1.8)/ 2.2+0.3	(2.0~2.2)/ 2.5+0.3	(2.2~2.5)/ 3.0+0.5	(2.5~3.0)/ 3.5+0.5	N	N
50	N	(2.6~3.0)/ 3.5+0.3	(3.0~3.5)/ 3.5+0.5	(3.6~3.8)/ 4.2+0.7	(3.8~4.0)/ 4.4+0.7	(3.8~4.2)/ 4.8+0.7
60	N	(2.8~3.2)/ 3.8+0.5	(3.2~3.6)/ 3.8+0.7	(3.8~4)/ 4.8+0.7	(3.8~4.2)/ 4.8+0.7	(4~4.5)/ 5.0+0.7
70	N	(3.2~3.4)/ 4.0+0.5	(3.4~3.8)/ 4.5+0.7	(4.0~4.2)/ 5.0+0.7	(4~4.5)/ 5.0+0.7	(4.5~5.0)/ 5.5+0.7
80	N	(3.4~3.8)/ 4.5+0.7 (慎用)				

左侧纵向表头：消融功率(瓦)

(N,暂无资料)

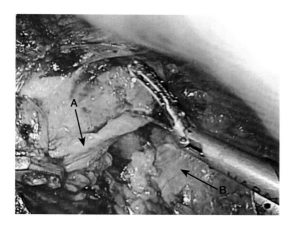

图 16-10　图中所示为后腹腔镜下,腹膜后
腔的解剖
A. 为腹膜外脂肪;B. 为 Gerota 筋膜

4. 剪开肾周脂肪,暴露肿瘤(图 16-12)。

5. 结合术前影像学检查,应用术中超声确定肿瘤范围,确定合适的活检部位和穿刺部位(图 16-13)。

6. 穿刺活检(图 16-14)。

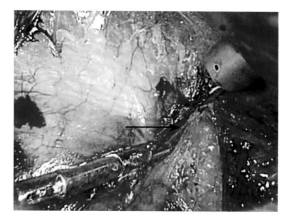

图 16-11　图中箭头所示为剪开的 Gerota 筋膜

7. 微波消融针穿刺、肿瘤消融治疗(图 16-14);在退出皮肤时应用 40 瓦功率、做功下、缓慢撤出消融针,以保护针道周围组织。

8. 按照腹腔镜手术结束流程,降低气腹压确定手术区域无出血,检查各穿刺通道无出血,结束手术,一般不需要留置引流管。应用创可贴覆盖伤口。

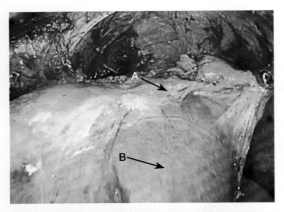

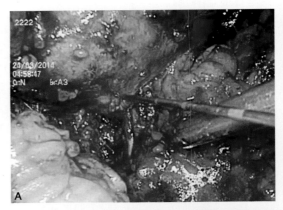

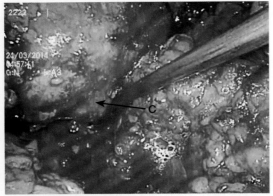

图 16-12　剪开肾周脂肪,暴露肿瘤

A. 箭头所示为肾周脂肪;B. 为肾;
C. 为肾肿瘤

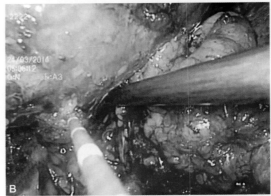

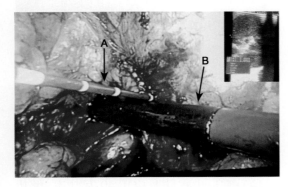

图 16-13　应用术中超声确定肿瘤范围,确
定合适的活检部位和穿刺部位非常重要

A. 箭头所示为穿刺活检针;B. 为超声探头,
右上角为超声图像

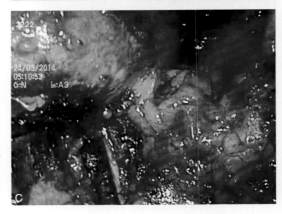

图 16-14　穿刺及微波消融肾肿瘤

A. 为穿刺活检;B. 为开始消融;C. 为消融后肿
瘤萎缩、干燥的情况

9. 术毕、送检标本,患者回恢复室观察。

（三）腹腔镜下肿瘤消融联合肾部分切除术

1. 患者麻醉、体位、消毒、铺无菌巾、建立后腹膜腔等同经后腹膜腔、腹腔镜肾手术;

2. 清除腹膜外脂肪,暴露 Gerota 筋膜;剪开 Gerota 筋膜,暴露肾周脂肪;剪开肾周脂肪,暴露肿瘤;

3. 游离显露肾动脉,备用,如果整个操作过程无出血,则不需要阻断肾动脉(图 16-15);

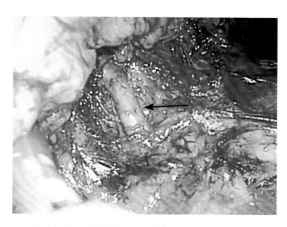

图 16-15　显露左肾动脉备用,如肿瘤消融、肾部分切除过程中无出血,则不需要阻断肾蒂(箭头所示为肾动脉)

4. 结合术前影像学检查,应用术中超声确定肿瘤范围,确定合适微波消融穿刺部位,距离肿瘤边缘 0.5cm 应用微波消融针穿刺,40 瓦,30 秒,建立无血供平面;也可以直接消融肿瘤彻底后,直接行肾部分切除术(图 16-16);

5. 用剪刀沿肿瘤周围无血管平面将肿瘤剪除(图 16-17),一般情况下,连续缝合切缘更安全;

6. 按照腹腔镜手术结束流程,降低气腹压确定手术区域无出血,取出标本;检查各穿刺通道无出血,留置引流管,结束手术;

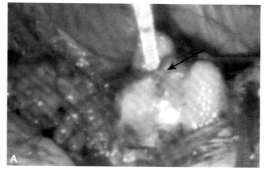

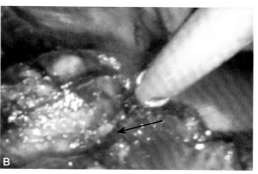

图 16-16　微波消融肿瘤建立无血管平面
A. 为消融肿瘤;B. 中箭头所示为无血管平面

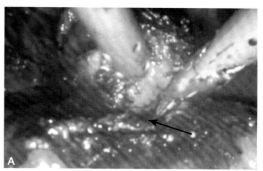

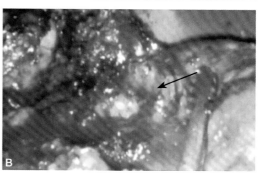

图 16-17　不阻断肾蒂情况下行肾部分切除术
A. 箭头所示为剪开的无血管平面;B. 箭头所示为切除肿瘤后,在不阻断肾蒂情况下肾的切缘

7. 术毕、送检标本,患者回恢复室观察。

五、术后处理

1. 一般情况差、肿瘤晚期患者酌情监测生命指征;

2. 完全清醒后可以酌情口服流质饮食,对症补液,一般不需要应用抗生素;

3. 术后第一天可以下地活动;

4. 留置尿管,观察尿液颜色,微波消融联合肾部分切除者需要观察引流管引流情况;

5. 疼痛严重者可酌情应用镇痛剂;

6. 注意患者体温变化;

7. 术后常规复查血常规、尿常规、生化全项。

六、主要并发症及防治

根据文献报道,微波消融治疗肾肿瘤的并发症少见,主要包括血尿、腰胁部疼痛、术后发热、损伤周围器官(如肾盂、输尿管、肠道)、肿瘤细胞种植等。据 Castle 等报道,穿刺过程中还可能会导致肾周血肿和脾包膜的损伤。上述并发症均与误穿刺、能量作用范围控制不佳有关。这也是今后微波消融治疗肾癌中需要注意并且努力改进的问题之一。

1. 血尿(hematuresis)　即使距离肾集合系较远、肾集合系统并没有损伤的患者,术后也可能出现血尿,对于症状轻、不伴发热的镜下血尿患者,可以观察病情变化,一般不需要积极处理。但如血尿严重,则需要留置尿管,注意血压等生命指征的变化,必要时行血管造影、介入栓塞等干预治疗。

2. 发热(fever)　患者接受微波消融治疗后,由于肿瘤组织坏死,产生内源性致热源,可能会导致术后发热。其温度从低热至高热不等,一般不需特殊处理,观察数日后可以恢复正常体温。如温度高于 38.5℃,或者患者一般状态差,不耐受发热,可以对症解热治疗。但如果患者术后先腰痛,后发热,则需

要行超声检查,以除外尿瘘或肾周脏器损伤。对于尿瘘者,需要及时引流。其实,对于肿瘤邻近肾集合系统,术中可能造成其损伤的患者,术前留置输尿管支架管,以便于术后引流是非常必要的。

3. 腰痛(flank pain)　可以由肿瘤消融引起的组织坏死、尿瘘、肾周脏器损伤、穿刺误损伤等引起。如患者腰痛严重和(或)伴随高热不退,则需要进一步行影像学检查,在除外周围脏器损伤、尿瘘等严重并发症后,可以对症应用镇痛药物治疗,以缓解疼痛。

4. 肿瘤种植转移(implantation metastasis)　发生率很低,一般是由于穿刺活检所致,由于在热消融治疗过程中,治疗针周温度很高,一般不会因为消融针种植肿瘤。在撤针过程中同时做功消融的主要目的是减少穿刺道的出血。如果出现,可以根据具体情况切除、再次消融治疗或者是等待观察治疗。

5. 肾周血肿(perirenal hematoma)　多由于穿刺过程中损伤血管所致,所以在单独应用超声定位时,先行多普勒超声检查预穿刺部位是否存在重要血管,先行避开十分必要。出现肾周血肿后,如循环稳定,可以观察病情变化。如果循环不稳定或者血红蛋白持续下降等情况,可以及时行血管造影和介入栓塞治疗。

6. 其他　如肾功能不全者术后肾功能进一步受损、动静脉瘘、穿刺针折断等也有报道。此外,由于微波消融时,组织内温度升高快,如果在局麻下,患者疼痛重易产生迷走神经反射,导致心率减慢、心跳、呼吸骤停等严重并发症。所以需要尽量在全麻下进行,减少此类并发症的发生。

七、疗效评估及随访

根据目前有限的随访研究显示,应用微波消融治疗肿瘤短期效果良好,应用微波消融治疗对于经过选择的肾癌患者有效率很高、肿瘤复发率和并发症发生率均低。但是由于微波消融治疗更适合于一般状态差、手

术切除可能性低、肾功能不全、或者遗传性肾癌患者的治疗。所以除肿瘤学效果评估外，我们还需要评估患者的术后恢复时间、严重并发症发生率、肿瘤无进展生存时间和无透析生存时间等。

一般接受以微波消融治疗为主的肾癌患者，术后 12～36 小时即可出院。严重并发症发生率低，术后 24～48 小时，尿检可能会出现镜下血尿，血液中性粒细胞可能会轻度升高，血肌酐也可能会有轻度升高。一周后复查这些指标，大部分会完全恢复正常。为此我们将患者的评估分为术后早期评估，术后 3 个月内的一般状态评估和术后长期肿瘤学随访。

术后早期评估包括术后 1 周之内患者的血常规、尿常规、生化全项的检查，以明确患者的血红蛋白是否正常，是否存在术后潜在的感染、是否存在血尿、肝、肾功能等与术前状态有否变化，术后必要时可以行消融区域超声、腹平片检查，以明确是否存在相关脏器损伤并发症。

术后 3 个月内，除检查上述相关项目外，需要进一步胸片检查除外肺脏肿瘤转移、腹部平扫及增强 CT 检查明确局部肿瘤消融后的范围是否足够，穿刺局部皮肤是否有转移瘤出现等。在进行 CT 检查时需要注意，并不是所有肾肿瘤消融后肿瘤坏死部分都出现钙化（图 16-18），部分肿瘤仅仅出现缺血性改变（图 16-19），不要与肿瘤复发相混淆。另外，由于在消融肿瘤后、撤除消融针过程中，部分学者会常规消融针道，所以 CT 影像学会表现出针道部分的缺血性改变（图 16-20），不要与肿瘤局部浸润复发相混淆。CT 影像学检查时，穿刺针道以及皮肤出现的种植肿瘤，其特点同样会表现为肿瘤部分的不均与增强，同时可以观察或者触摸到肿瘤的存在可以鉴别。

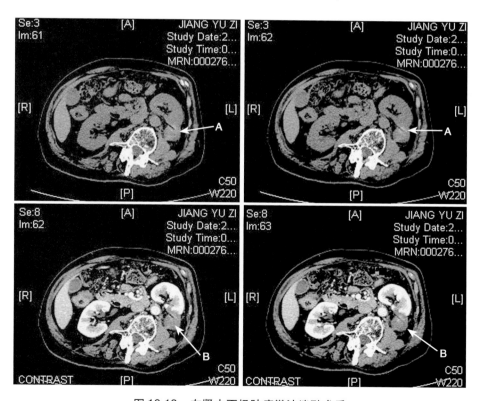

图 16-18 左肾中下极肿瘤微波消融术后
A. CT 平扫所示，可见左肾肿物穿刺通道及穿刺通道周围钙化形成；
B. 增强 CT 扫描所示，肿物呈缺血性改变

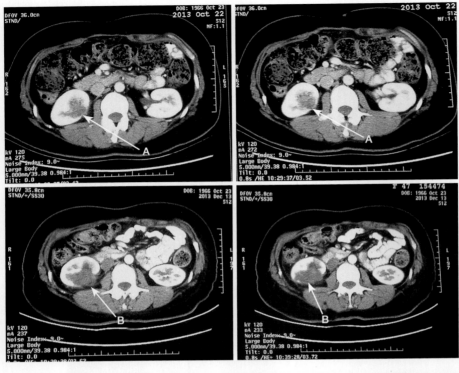

图 16-19　右肾中下极直肠腺癌转移行肿瘤微波消融术后
A. 为术前右肾不均匀增强肿物；B. 为微波消融术后肿物仅呈缺血性改变

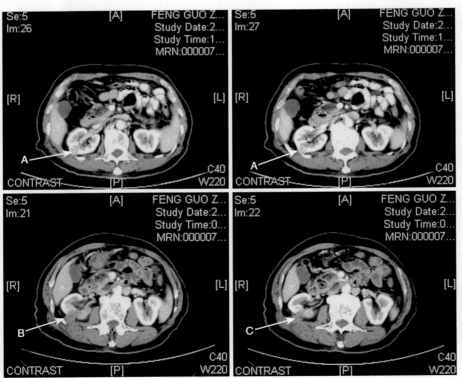

图 16-20　右肾中部肿瘤
A. 为术前右肾不均匀增强肿物；B. 为微波消融术后肿物呈缺血性改变；C. 为微波消融针道后，肾周脂肪、肌肉与肿瘤均形成缺血性表现的图像，需要与肿瘤外侵相鉴别

患者接受微波消融治疗后,即使短期效果良好,并且没有证据表明肿瘤持续存在,我们也需要对患者进行终生的肿瘤学随访。图16-21是患者在外院行肿瘤热消融治疗3年后、在肿瘤坏死、钙化灶旁出现的肿瘤复发。

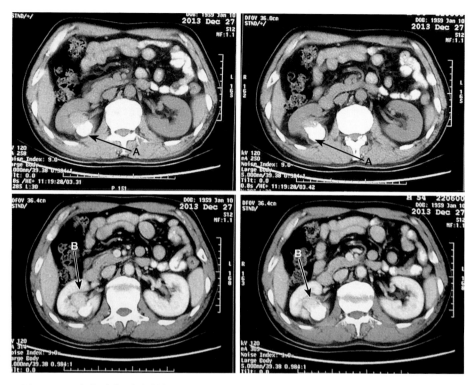

图16-21　右肾中部肿瘤射频消融术后3年,在肿瘤坏死、钙化灶旁出现的肿瘤复发,
肿物凸向肾盂
A. 为CT平扫钙化灶;B. 为CT增强扫描显示的肿物增强性改变

这例患者是在外院肿瘤消融治疗3年后局部复发的影像,我们可以看到在原穿刺针道周围,出现显著的钙化表现,但是在钙化部位与肾盂之间出现了不均匀增强的肿物,经重新穿刺证明,仍为肾透明细胞癌。

第五节　微波消融治疗肾肿瘤的展望

肿瘤能量消融技术以其安全性、微创性和有效性,逐渐成为肿瘤微创治疗领域的热点。但是目前,在其应用过程中仍然存在一些需要完善的地方。

首先,按照规范化步骤,在微波消融治疗肿瘤前,一定要尽可能行穿刺活检,明确肿瘤的病理特点,然后再应用微波消融针消融肿瘤。但肿瘤穿刺活检可能是肿瘤种植转移的重要一步。因为应用微波消融肿瘤,由于消融针周围组织温度最高,细胞均已变性、坏死,所以由于消融针穿刺所引起穿刺道肿瘤种植实际上很少见。所以如果今后能够将穿刺活检针与消融针技术融合在一起,制成两用的穿刺针,将会简化步骤,并降低肿瘤种植播散的可能。

其次,由于微波消融术治疗肾癌应用时间尚短,其具体的肿瘤学作用仍然需要进行长期的观察。而且需要进一步研究微波消融治疗后肾肿瘤复发的原因:是因为肿瘤边缘消融不全、还是由于消融范围内的组织中残余有活性的肿瘤细胞继续生长?抑或是其他原因。所以我们目前仍需要进行深入的动物实验和临床观察,以期明确微波消融治疗后部分患者肿瘤学预后的影响因素。

再次,由于微波消融治疗针型固定,在一定的频率、功率、作用时间下,其消融的形状和范围基本相似。但是肿瘤的形状千差万别。所以,如何确切的微波消融所有可疑的组织仍然是我们下一步的研究热点之一。如果通过提高功率和延长消融时间、或者是单针反复穿刺和多针联合穿刺来改善消融的范围,那么则意味着更多正常组织的破坏。如果能够设计出不同的针形以便于不同形状和位置的肿瘤消融,使其消融范围能够更加可靠、能保存更多的正常组织,则有可能获得更佳的微创治疗效果。或者利用目前一些荧光染料对肿瘤的高选择性,在监视下对荧光染料区域进行消融等。

最后,由于热疗后全身抗肿瘤免疫相关的炎症介质也会发生相关变化。所以我们在微波治疗中是否可以通过放大或抑制相关的肿瘤免疫,从而帮助微波消融治疗的效果也有待进一步研究。

总之,微波消融治疗肾肿瘤仍处于初步阶段,其应用前景良好,但是也存在许多我们需要解决的问题。如何扬长避短,联合多种方式、方法以发挥它的优势,仍需要我们进行不懈的努力。

（张宁 多尔坤·沙依热木 毕新刚）

参 考 文 献

1. Venkatesan A M, Wood B J, Gervais D A. Percutaneous ablation in the kidney [J]. Radiology, 2011, 261 (2): 375-391.
2. Kim S P, Thompson R H, Boorjian S A, et al. Comparative effectiveness for survival and renal function of partial and radical nephrectomy for localized renal tumors: a systematic review and meta-analysis [J]. J Urol, 2012, 188 (1): 51-57.
3. Lubner M G, Brace C L, Hinshaw J L, et al. Microwave tumor ablation: mechanism of action, clinical results, and devices [J]. J Vasc Interv Radiol, 2010, 21 (8 Suppl): S192-203.
4. Prakash P. Theoretical modeling for hepatic microwave ablation [J]. Open Biomed Eng J, 2010, 4 (4): 27-38.
5. Hope W W, Schmelzer T M, Newcomb W L, et al. Guidelines for power and time variables for microwave ablation in an in vivo porcine kidney [J]. J Surg Res, 2009, 153 (2): 263-267.
6. Sommer C M, Koch V, Pap B, et al. Effect of tissue perfusion on microwave ablation: experimental in vivo study in porcine kidneys [J]. J Vasc Interv Radiol, 2011, 22 (12): 1751-1757.
7. Carrafiello G, Mangini M, Fontana F, et al. Single-antenna microwave ablation under contrast-enhanced ultrasound guidance for treatment of small renal cell carcinoma: preliminary experience [J]. Cardiovasc Intervent Radiol, 2010, 33 (2): 367-374.
8. Castle S M, Salas N, Leveillee R J. Initial experience using microwave ablation therapy for renal tumor treatment: 18-month follow-up [J]. Urology, 2011, 77 (4): 792-797.
9. Muto G, Castelli E, Migliari R, et al. Laparoscopic microwave ablation and enucleation of small renal masses: preliminary experience [J]. Eur Urol, 2011, 60 (1): 173-176.
10. Shah D R, Green S, Elliot A, et al. Current oncologic applications of radiofrequency ablation therapies [J]. World J Gastrointest Oncol, 2013, 5 (4): 71-80.

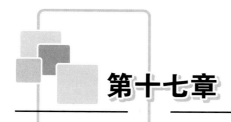

第十七章

肾癌的栓塞治疗

肾肿瘤种类很多,简单的分为良性肿瘤和恶性肿瘤,恶性肿瘤常见的有肾细胞癌、肾母细胞瘤(Wilms 瘤)及移行细胞癌,其中肾细胞癌占肾恶性肿瘤的 85% ~ 90%。因此,本文主要叙述肾细胞癌(以下简称为肾癌)。肾癌的首选治疗是外科根治性肾切除术,全身化疗和放疗对肾癌疗效较差。对无法进行根治手术或者肿块体积较大的患者,最早在 20 世纪 60 年代应用了肾动脉灌注化疗(renal arterial infusion chemotherapy)治疗,但没有比全身化疗提高疗效。70 年代,Lang 首次将选择性肾动脉化疗栓塞应用于肾癌的治疗上,此后,该法广泛应用于临床。

第一节　肾的血管解剖

一、肾　动　脉

肾动脉(renal artery)多平第 1 ~ 2 腰椎间盘高度起自腹主动脉,于肾静脉(renal vein)的后上方横行向外,经肾门(renal hilus)入肾。由于腹主动脉位置偏左,故右肾动脉较左肾动脉稍长,并经下腔静脉的后面右行入肾。肾动脉起始部的外径平均为 0.77cm,肾动脉的支数多为 1 支(85.5%),2 支(12.57%)或 3 ~ 5 支者(1.63%)少见。

肾动脉(一级支)进入肾门之前,多分为前、后两干(二级支),由前、后干分出段动脉(三级支)。在肾窦内,前干走行在肾盂的前方,分出上段动脉、上前段动脉、下前段动脉和下段动脉。后干走行在肾盂的后方,入肾后延续为后段动脉。每条段动脉均有独立的供血区域,上段动脉分布于肾上端;上前段动脉至肾前面中上部及肾后面外缘;下前段动脉至肾前面中下部及肾后面外缘;下段动脉至肾下端;后段动脉至肾后面的中间部分。每一段动脉分布的肾实质区域,称为肾段。因此肾段共有五个:上段、上前段、下前段、下段和后段。肾各段动脉之间彼此没有吻合,若某一段动脉血流受阻时,其相应供血区的肾实质即可发生坏死。

肾动脉的变异比较常见。不经肾门而在肾上端或下端入肾的动脉,分别称为上极动脉(upper pole artery of kidney)或下极动脉(lower pole artery of kidney)。据统计,上极、下极动脉的出现率约为 28.7%,上极动脉比下极动脉多见。上极和下极动脉可直接起自肾动脉(63%)、腹主动脉(30.6%)或腹主动脉与肾动脉起始部的交角处。上极和下极动脉与上段和下段动脉相比较,二者在肾内的供血区域一致,只是起点、行程和入肾的部位不同(图 17-1,图 17-2)。

二、肾　静　脉

肾内的静脉与肾内动脉不同,无节段性,但有广泛吻合,栓塞单支不影响血液回流。

肾内静脉在肾窦内汇成 2 支或 3 支，出肾门后则合为一干，走行于肾动脉的前方，横行汇入下腔静脉。肾静脉多为 1 支，少数有 2 支或 3 支，多见于右侧。肾静脉的平均长度，左侧为 6.47cm；右侧为 2.75cm。其外径两侧亦不同，左侧为 1.4cm；右侧为 1.1cm。右肾静脉通常无肾外属支汇入；左肾静脉收纳左肾上腺静脉（adrenal vein），左睾丸（卵巢）静

脉（left testicle（ovary）vein），其属支还与周围的静脉有吻合。左肾静脉约有半数以上与左侧腰升静脉（venae lumbalis ascenden）相连，经腰静脉（venae lumbales）与椎内静脉丛、颅内静脉窦相通。

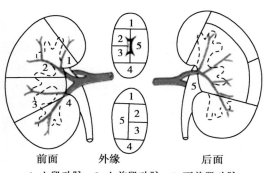

1. 上段动脉　2. 上前段动脉　3. 下前段动脉
4. 下段动脉　5. 后段动脉

图 17-1　肾动脉分支

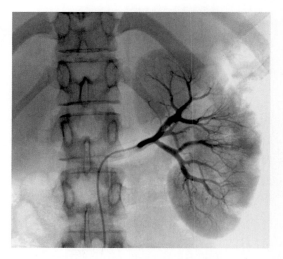

图 17-2　正常肾动脉血管造影

第二节　适应证和禁忌证

一、适　应　证

（一）外科术前肾动脉栓塞

肾癌术前的肾动脉栓塞术（embolization of renal artery）是一种极有效的术前辅助治疗方法。对肿瘤较小、周围无粘连、活动较大、估计手术切除困难不大者，最好不要行肾癌根治术前肾动脉栓塞，而应选择肿瘤较大、与周围粘连较紧密而手术切除困难者，尤其是有肾静脉癌栓或肿瘤侵犯肾蒂的病例。大多数观点认为肾动脉的完全栓塞可配合外科手术更好地切除侵及大静脉的肿瘤。作为术前的一种辅助方法，它具有以下几个特点：能减少肿瘤的血供，使肿瘤相对缩小，并引起肾组织反应性水肿，便于手术时剥离，缩短手术时间，减少术中出血口。

（二）姑息治疗

已有广泛转移或肿瘤已侵犯周围组织不能手术切除，或因患者合并有全身其他器官的严重疾病而不适于手术治疗的肾癌患者，可行永久性肾动脉栓塞术（permanent renal artery embolization）或栓塞化疗术（chemoembolization）。肾动脉栓塞术将肿瘤血管阻塞，使肿瘤细胞坏死，产生抗原，刺激机体产生免疫反应，延长肿瘤的复发与转移时间，延长患者的生命，同时可减轻肿瘤所造成出血、疼痛、高钙血症、高血压等症状，最大限度地保留肾功能，缓解和控制症状，提高患者的生活质量。

二、禁　忌　证

1. 造影剂过敏。

2. 泌尿系严重感染者。

3. 心、肺、肝等重要器官功能严重障碍者。

4. 全身状况差或恶病质。

5. 严重凝血功能障碍。

第三节　肾动脉栓塞技术和方法

一、肾动脉栓塞术的原理

肾癌95%以上血供来源于肾动脉,另外还有肾包膜动脉、副肾动脉等。因此栓塞阻断病变侧供血的肾动脉,使肿瘤供血动脉发生闭塞,肿瘤区域发生严重缺血、坏死、萎缩致使肿瘤缩小,同时可刺激机体产生免疫反应。由于肿瘤血供丰富,血管壁缺乏弹力纤维层,细胞间隙加大,有利于药物透过细胞间隙进入肿瘤组织内。因此,栓塞同时可以经动脉内给药,肿瘤组织内的药物浓度较其他任何给药方式都高,药物不仅能直接达至肿瘤局部,同时又能达到周围的淋巴结,而且用药量也明显少于全身用药,从而减少副作用。

二、肾动脉插管技术

局麻后,采用 Seldinger 技术（seldinger technology）经股动脉穿刺引入鞘管。如果股动脉、髂动脉、肾动脉水平下的腹主动脉有闭塞或重度狭窄,或者肾动脉与腹主动脉呈现明显的锐角,通过股动脉途径无法入路者,可以通过肱动脉或桡动脉穿刺途径。经鞘管引入导管及导丝,在透视监视下利用导丝将导管引导至腹主动脉内,利用 Pigtail 导管插至胸椎 T_{12} 水平行腹主动脉造影,以 15～20ml/s 速率注入造影剂 30～40ml,腹主动脉造影可显示患侧肾动脉发出部位,明确有无变异、侧支循环或副动脉情况,并可同时显示对侧肾动脉的情况。利用导丝将 Pigtail 导管撤出后,引入肾动脉导管或 Cobra 导管,在透视下将导管送至肾门区,将导丝撤出导管后,使导管尖端恢复原有形状,导管尖端沿目标侧主动脉侧壁滑行。多数情况下,导管可弹进肾动脉内,如果导管不能挂住肾动脉,结合

前述的腹主动脉造影图,利用导丝辅助将导管送入肾动脉内。插管至患侧肾动脉内行选择性肾动脉造影,以 5～7ml/s 速度注入造影剂 20～30ml,进一步明确肿瘤染色,动静脉瘘等。

肾癌异常供血动脉有腰动脉、肋间动脉、膈下动脉、输尿管动脉、睾丸动脉等,常规肾动脉造影显示肿瘤染色不全时,应尝试其他动脉造影。如果肿瘤为少血供肿瘤,染色不满意,可以采用药物血管造影,将 5～10μg 的肾上腺素溶于 10ml 的生理盐水里,经导管注入肾动脉内,20 秒内重复进行血管造影,可以将肿瘤血管得到良好显示。

单纯肾动脉造影显示肾静脉和下腔静脉的分辨率、清晰度不甚理想,即使隐约显影,对血管内的癌栓或回流途径仍与实际形态差异甚大。采用下腔静脉造影能全面的观察下腔静脉内癌栓的长度,肾静脉及下腔静脉受侵等情况。

三、肾癌血管造影表现

（一）肿瘤血管

肿瘤内血管增多、迂曲扩张、形态不规则、排列紊乱或交织成网状。此种改变多由于在肿瘤细胞增殖同时,即有新生血管形成,肿瘤细胞增殖不均衡,肿瘤团块不规则的增大,使大多数肿瘤新生血管不规则,呈窦状扩张,壁薄,仅排列一层内皮细胞即肿瘤血管由高度扭曲扩张的毛细血管团构成,新生血管内皮连接开放,出现裂隙,血管周围的细胞甚至可直接与管腔相通（图 17-3）。

（二）肿瘤染色

动脉晚期和毛细血管期肿瘤区密度增高,肿瘤染色一般不均匀,中心密度较高,周

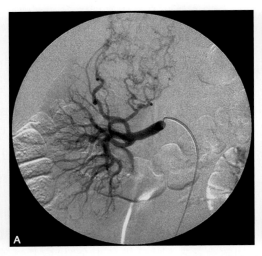 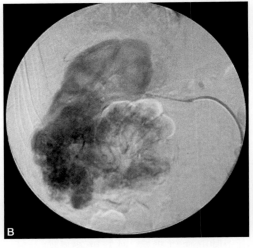

图 17-3　右肾癌（右肾动脉造影）
A. 右肾上极可见形态不规则的肿瘤血管,肿瘤血管末端交织成网状;B. 动脉晚期显示右肾下极可见形态
不规则的肿瘤染色,染色不均匀,中心密度较高,边缘不规则

围密度逐渐减低,边缘不规则,肿瘤坏死区表现为染色内充盈缺损影。常见的征象有小动脉瘤样改变、"血池征（pool of blood syndrome）"、"绒线球征（wool ball sign）"及"轮辐征（spoke syndrome）"。小动脉瘤样改变是由于新生肿瘤血管壁薄而不全,局部压力增高,使其梭形扩张,也可由于多条毛细血管吻合而成囊状,此为肾癌的特征表现之一;"血池征"为肿块内的造影剂堆积,形成大小不等的均质致密影;"绒线球征"是肾癌的特征性表现,表现为细小的动脉在肿瘤内聚集成团;"轮辐征"表现为肿瘤血管在病变区域内自外向内集中,形似车轮的辐条。

（三）动脉受侵及移位

肿瘤侵犯肾动脉可以引起血管包绕征象,表现为血管狭窄或闭塞,边缘不规则,走行迂曲。当肿瘤较大或靠近肾门时可使肾动脉及其分支移位。

（四）瘤边透光带

是由于少数肾癌引起邻近的组织发生较多的纤维组织增生,在肿瘤边缘形成结缔组织,也称为包膜或假包膜。

（五）肾静脉或下腔静脉癌栓

因为有供应癌栓的穿支动脉,动脉显影形成典型的栅栏样改变。动脉造影晚期显示肾静脉呈现局限性增宽,腔内呈不规则充盈缺损,可见侧支循环形成。

第四节　栓塞剂的选择及使用方法

一、常用的栓塞剂

目前用于栓塞肾动脉的栓塞剂种类很多,临床常见有无水乙醇、微球、吸收性明胶海绵、碘油乳剂等。

（一）吸收性明胶海绵

是一种多孔、柔韧的由多种氨基酸组成的动物蛋白基质海绵,能被组织吸收,优点是无抗原性、来源充沛,价格低廉,制备简单,摩擦系数低,易于注射,具有较好的可压缩性和再膨胀性,被压缩后能通过直径较小的导管,到血管后再膨胀复原,完成栓塞。

吸收性明胶海绵颗粒注入血管后在与其直径相当的血管内停留,形成机械性栓塞,其海绵状框架由红细胞填充,并引起血小板和纤维蛋白原沉积,促进其周围血栓形成,使靶血管栓塞。实验研究表明其在血管内 7 ~ 21 天被吸收,血管可再通,因而被认为是中期栓塞剂。但如前述影响血管再通的因素很多,如大量吸收性明胶海绵颗粒栓塞一长段靶动脉后,其难以被吸收,亦难再通,如仅少量颗粒栓塞,则易被吸收和再通。

吸收性明胶海绵颗粒可在术中应用时制备,根据需要剪成约 1 ~ 2mm³ 大小颗粒,装入 2 ~ 5ml 注射器中,抽入适量的对比剂,经导管在透视下注入靶动脉。栓塞较粗的动脉时常需制备明胶条,处理时必须保持手与器械的干燥,将明胶片剪成直径为 2mm,长约 1.5cm 的长条,然后用手指裹一纱布在桌面上将其搓紧成直径约 1mm 的圆条,装入盛有对比剂的注射器接口内,与导管连接,快速加压推入(图 17-4)。

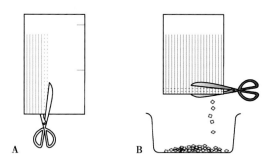

图 17-4 吸收性明胶海绵颗粒的制备

(二)聚乙烯醇

聚乙烯醇为合成材料,用泡沫剂使之成海绵样物质,可以制成块状、球和颗粒,目前临床多应用的是已制备好的颗粒(150 ~ 2000μm)。聚乙烯醇干燥时成压缩状态,具有多孔结构,弹性好,吸收性强,血液浸泡后被压缩的聚乙烯醇膨胀,恢复到压缩前的大小和形态。使用时将聚乙烯醇颗粒悬浮于对比剂中,将造影剂与聚乙烯醇充分混匀,用 2 ~ 5ml 注射器推送,注入时必须在透视下进行监视,防止反流。聚乙烯醇可通过普通造影导管或同轴导管注入,栓塞过程中应不时地使用等渗盐水冲管,防止聚乙烯醇颗粒留滞于导管内。

(三)碘化油

包括 40% 的碘化油,碘苯酯和超液化碘油,常用的为超液化碘油。碘油快速注入正常小动脉后,形成油珠或油柱,对血管有短暂的栓塞作用几分钟后即可见被栓塞的血管很快再通。如注射速度很慢可不产生血管栓塞。经动脉注入碘油后,由于肿瘤新生血管缺乏肌细胞层,不能收缩且血流缓慢,因此碘油在肾实质肿瘤内可选择性地贮留在新生血管内。在细胞组织中,新生血管有相当可观的渗漏以及缺乏复原机制导致碘油易沉积在毛细血管外的间隙内。所以碘油在肿瘤毛细血管内外的选择性贮留是新生血管的特性(如血管结构、血流形式)以及碘化油黏度和表面张力共同作用的结果。

碘油与博来霉素、丝裂霉素等具有强烈血管内皮损伤作用的化疗药物混合制成乳剂或混悬剂可作为血管栓塞剂使用,其栓塞作用的特点为:迟发渐进性,只对滞留区的小血管发生栓塞,对排空较快的正常血管和大血管的影响可恢复,有选择性。应用时可用造影剂溶解化疗药物,再以一定比例与碘油混合,用 2 个注射器抽吸后分别与同一个三通开关相连,反复来回推注可充分混匀。

栓塞时一般通过普通造影导管或同轴微导管输送,用同轴微导管输送可引起节段致密性栓塞,疗效明显提高。栓塞前可经导管注入少量利多卡因,以减轻栓塞过程中患者的疼痛。栓塞应在透视下采用脉冲式注入,速度宜慢,在透视下见碘油乳剂进入肿瘤,肿瘤逐渐显影,待碘油停滞不前时即可停止注入。

（四）弹簧圈

弹簧圈属于机械性栓子,目前肾动脉栓塞常用的弹簧圈由不锈钢缠绕成与导丝相似的弹簧状,再将其淬火制成不同直径并绕以羊毛或涤纶纤维,预装在小导引管内,当其出导管后自动卷曲复原,弹簧圈释放后的形状可有柱状、塔状、海螺状等,直径不等,可栓塞相应直径的血管。如单个钢圈不足以阻断血流可追加数个,直至血流中断。其栓塞原理在于弹簧圈上的羊毛或纤维引起的血栓形成而栓塞血管。使用时先将导管选择性地进入靶血管,把装有弹簧圈的导引管插入导管尾端,用导丝硬端通过导引管将弹簧圈推入导管内,退出导丝和导引管,用导丝软端插入导管内继续推送弹簧圈,透视下将弹簧圈推出导管栓塞靶血管,栓塞结束后造影复查。弹簧圈的大小必须根据靶血管直径的大小而选择,太大时弹簧圈不能在靶血管内完全盘曲,太小则容易进入分支。推送导丝的大小需与导管大小相适应,若导丝太细,弹簧圈容易嵌顿在导管和导丝之间(图 17-5)。

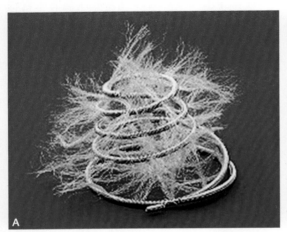
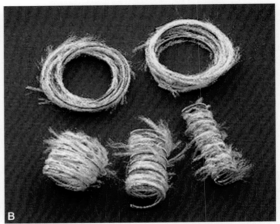

图 17-5　Gianturco 弹簧圈

（五）无水乙醇

是广泛应用的液体栓塞剂,可造成血管永久性闭塞和器官、肿瘤的梗死。无水乙醇注入血管后利用其强烈的蛋白凝固作用造成注入部分血管内皮细胞和中层肌组织的坏死、血液中的蛋白凝固和细胞崩解成泥样淤塞毛细血管,并继发局部血管内血栓形成,造成血管的继发性闭塞。无水乙醇所造成的栓塞是永久性的。

无水乙醇的栓塞能力与到达靶血管内的瞬间浓度有关,因多数情况下在注射无水酒精时靶血管仍存在血流,其一出导管即被稀释,故必须以一定的速度注入才能保证其起到栓塞作用。注射速度则应根据靶血管的血液流速而定,而且影响因素复杂,所以临床上往往根据术者的经验决定。应用球囊导管时可暂时阻断血流,延长了无水乙醇对血管壁的作用时间,增加了作用效果。根据已有的实验结果,如在肾动脉注射时速度为 2 ～ 5ml/s 左右,注后暂停 10 ～ 15 分钟,再试注对比剂观察效果,满意则可停止,否则可追加注射,总量一般在 10 ～ 20ml 左右即可。总的注入原则是先快后慢,越到手术后期越要小心,即使注完后剩余在导管内的少量(约 0.5 ～ 1.0ml)无水乙醇亦不能轻易注入,而应抽出或令其流出后方可再做造影复查。在前端动脉已阻塞的情况下,少量的无水乙醇反流出靶动脉即可造成严重并发症。其注射时可产生局部剧痛。注射前局部应注射2%利多卡因5ml，并预先告知患者。其注射速度较难掌握，应在有经验的术者指导下使用。由于无水乙醇在透视下不显影，可以在无水乙醇中混入少量碘化油（无水乙醇：碘化油=3：1）可增加栓塞效果，有效阻断不能手术肾癌的血供，又能示踪防止反流。

二、栓塞剂的选择

肾动脉栓塞剂的选择应根据栓塞目的和病变范围而定。吸收性明胶海绵可以在血管内以网架形式混合血细胞形成栓子，产生毛细血管周围坏死，使肾动脉迅速栓塞，具有经济易得、操作简单、易于推广等优点，但其所形成的栓塞是散在的且不广泛，属暂时性栓塞。弹簧钢丝圈可永久栓塞肾动脉主干，但要完全性栓塞还需注入吸收性明胶海绵。碘化油可以栓塞小动脉水平。

如为术前栓塞，应首选吸收性明胶海绵颗粒，因其取材和使用极为方便、安全、刺激性小、末梢栓塞效果较好，一般不使用弹簧钢丝圈，如果使用则必须确保栓塞部位与肾动脉开口间有足够距离以给手术结扎处理肾蒂留有余地。

对无法进行手术切除的肾癌进行姑息性栓塞治疗可将化疗药物、碘油和吸收性明胶海绵三者有机结合。吸收性明胶海绵可栓塞肾动脉干及分支，碘油可使肾动脉分支及肿瘤内微血管栓塞，且在栓塞过程中碘油可视性良好，能在X线下示踪，有利于监控栓塞过程及栓塞后跟踪随诊。无水酒精能使肿瘤组织完全坏死，动脉呈现持久性闭塞，这种闭塞一直延伸到肾小球，可将无水乙醇可与碘油按比例混合后使用，便于透视下监视操作，应用于肾癌的姑息性治疗（图17-6，图17-7）。

三、肾动脉栓塞术注意事项

肾癌多富血型，能否达到完全栓塞对于疗效至关重要。大量实验和临床应用结果表明，肾内和肾外存在侧支循环通路，单纯行肾动脉近端栓塞并不产生整个血流中断，肾癌更是如此。肾癌50%以上存在各种形式的寄生动脉供血，即使肿瘤完全在包膜内，也可以有来自肾周循环的血液供应，因而应尽可能地行远端栓塞，否则单纯的近端栓塞后肿瘤组织很可能会通过侧支循环获得血液供应。

栓塞剂的用量非常重要，注入太少，起不到栓塞效果；注入过多会引起栓塞剂的反流，引起严重的并发症。理想的栓塞剂量应根据肿瘤血管床的容量决定。例如注入吸收性明胶海绵颗粒直至血流缓慢、血管铸型。

若选择性肾动脉造影示有较明显的动静脉瘘口，必须先用吸收性明胶海绵条等大的栓塞剂栓塞瘘口后再行灌注化疗和栓塞，以防止肺动脉栓塞的发生。

应用无水乙醇进行栓塞时尤其要注意将导管头端尽可能插至肾门区动脉干，一是防止酒精反流至腹主动脉引起严重后果，二是保证肾动脉主干一定长度不受栓塞损害。最好使用球囊栓塞导管，充盈球囊阻断血流后注入无水乙醇，可防止反流。

四、栓塞术与肾癌切除术间隔时间

栓塞后根据局部病理改变，以及对预后的影响，如何选择一个最佳手术时机，在临床上尤为重要。文献报道栓塞术与肾癌切除术时间间隔的选择差异很大。一般认为肾动脉栓塞后3～7天肿瘤明显缩小，血流量显著减少，在肿瘤组织和正常组织间形成明显的水肿带，界限清楚，分离容易，有利于手术操作，缩短手术时间，增加肿瘤切除率，为最佳手术时期；同时可减少因手术挤压而引起的血行转移和种植。超过7天，随着侧支循环的建立和纤维组织的形成，水肿逐渐减轻，瘤周组织粘连而增加手术的难度，若超过2周吸收性明胶海绵仍可再通，肿瘤血供恢复。

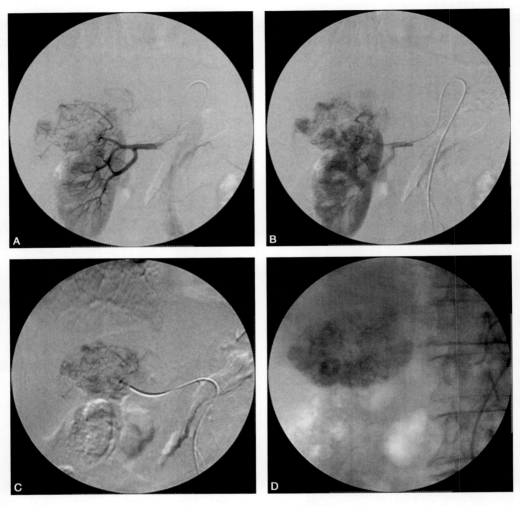

图 17-6 肾动脉化疗栓塞术

A. 动脉造影显示右肾上极肿瘤区血管增多、迂曲、扩张、排列不规则；B. 实质期可见明显的肿瘤染色，密度不均；C. 超选择超管至肿瘤供血动脉内，经导管灌注碘油与化疗药混悬液；D. 透视下见碘油均匀明显，肿瘤形态完整

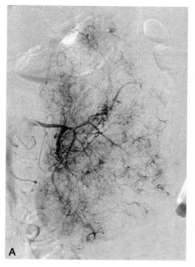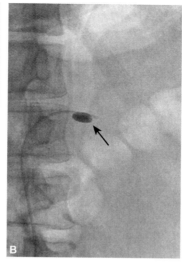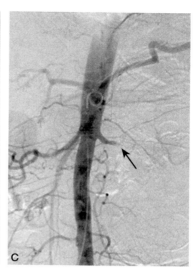

图 17-7　外科肾切除术前肾动脉栓塞

A. 左肾动脉造影显示左肾正常动脉形态消失,可见新生的多发肿瘤血管形成,肿瘤血管扭曲紊乱,形态不规则,部分呈现动脉瘤样改变;B. 透视下插入闭塞球囊导管,总共注入 9ml 的无水乙醇;C. 栓塞后复查造影显示左肾动脉仅近端主干显影,远端动脉闭塞

第五节　栓塞术后不良反应、并发症及其处理

肾动脉栓塞是相对安全的微创手术,总体的并发症发生率在 2% ~ 10% ,常见的不良反应及并发症如下:

栓塞后综合征:表现为腰痛、恶心、呕吐、发热等症状,主要是由于栓塞区域组织缺血、水肿及非特异性炎症反应和肿瘤变性坏死所致,且栓塞越完全,范围越广,反应越重。绝大多数患者疼痛为轻至中度,在栓塞过程中经导管注入 2% 利多卡因溶液 3 ~ 5ml,可控制疼痛,使疼痛明显减轻,疼痛在 6 ~ 12 小时减轻,持续 3 ~ 5 天症状逐渐消失,应密切观察病情变化,给予对症治疗。发热多为低热,系肿瘤坏死组织被机体重吸收而引起的吸收热,一般不需要特殊处理,可采用物理降温,必要时采用药物治疗;若持续 3 天高热,需除外局部坏死并感染存在,应给予相应的抗感染治疗。

穿刺部位血肿:与拔管后局部压迫止血不当、压迫时间过短、患者凝血功能差、过早下床活动等因素有关,拔管后用无菌纱布按压穿刺部位 10 ~ 15 分钟,观察局部无出血后再用绷带加压包扎,患者返回病房后,观察足背动脉搏动情况,若搏动良好,嘱患者术侧下肢制动 8 小时,24 小时内避免剧烈活动、下蹲,以免引起穿刺部位出血。一旦穿刺部位出血,立即压迫穿刺点上方股动脉 15 ~ 20 分钟进行压迫止血。

股动脉血栓形成:与动脉插管损伤血管内膜、化疗药刺激血管壁、术中置管时间过长、抗凝药用量不足、砂袋过度压迫等因素有关,应注意正确使用砂袋,密切观察足背动脉搏动和下肢皮肤温度、感觉等。若出现趾端苍白、小腿剧烈疼痛、皮温下降、足背动脉搏动消失,提示股动脉栓塞,应立即采用溶栓治疗。

异位栓塞:如下肢动脉栓塞、肠系膜上、

下动脉栓塞等,主要是注射时栓塞物反流所致,避免的方法是导管头端位置正确,注射压力适当,用力要均匀,混入造影剂或碘油作为示踪剂。必要时使用球囊导管暂时阻断肾动脉血流后再注入栓塞剂,以免栓塞剂的反流引起异位栓塞。当存在动静脉瘘时,如未给予瘘口栓塞,有可能导致栓塞材料通过下腔静脉进入肺动脉内,造成肺动脉栓塞。

其他并发症:如急性肾衰竭,使用大量造影剂可导致急性肾衰竭,对此,术前要了解健侧肾功能,尽量减少造影剂的用量,术后 24 ~ 72 小时给予补液以利于造影剂及肿瘤坏死物的排泄;一过性高血压,通常出现于栓塞后 2 ~ 4 小时,不需要处理可自行缓解;肾周脓肿及腹膜后脓肿较少见,严格无菌操作是避免感染的重要方法;对于有反复尿路感染的患者,栓塞前应严格进行抗感染治疗。

第六节　疗效观察

关于肾动脉栓塞术后的远期疗效报道不一,邹英华报道Ⅲ期肾癌术前栓塞能明显提高生存率,晚期不能手术患者栓塞的近期疗效较好。Zielinski 为了研究外科术前肾动脉栓塞是否能提高患者生存率进行一个对照研究,118 例肾癌术前接受肾动脉栓塞患者 5 年和 10 年生存率分别为 62% 和 47%,而与之相对照的 116 例单纯接受肾切除术的肾癌患者,其 5 年和 10 年生存率分别为 35% 和 23%。但也有研究显示肾动脉栓塞治疗并未明显的延长肾癌患者期生存率。

现有的许多研究表明肾动脉栓塞能明显减轻患者的临床症状,尤其对于出血及疼痛的控制,可以达到 70% ~ 100%,但也有研究表明肾动脉对控制患者症状无明显的作用。总体来讲大多数学者认为肾动脉栓塞可以作为肾癌治疗的一种手段,能改善或消除症状,提高生存质量,但仍需要进一步的前瞻性和对照研究去评估其是否能延长患者的生存期。

（王剑锋）

参 考 文 献

1. 李天晓,樊青霞,王瑞林. 恶性肿瘤介入治疗学. 郑州:郑州大学出版社,2000.
2. Daniel T. Ginat, Wael E. A. Saad, Ulku C. Turba. Transcatheter Renal Artery Embolization for Management of Renal and Adrenal Tumors. Techniques in Vascular and Interventional Radiology, 2010, 13 (2):75-88.
3. Steven Sauk, Darryl A. Zuckerman. Renal Artery Embolization. Semin Intervent Radiol. 2011,28(4): 396-406.
4. John A. Kaufman, Michael J. Lee. Vascular and Interventional Radiology: The Requisites. 2nd ed. Philadelphia:Elsevier Health Sciences,2013.
5. 邹英华,谢晨,蒋学群,等. 57 例肾癌术前肾动脉栓塞术和治疗性栓塞的疗效评价. 中华放射学杂志,1998,32(5):297-299.
6. Zielinski H, Szmigielski S, Petrovich Z. Comparison of preoperative embolization followed by radical nephrectomy with radical nephrectomy alone for renal cell carcinoma. Am J Clin Oncol, 2000, 23 (1):6-12.

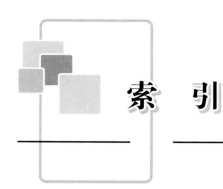

索 引

R

S

T

V

W

X

Y